U0344557

临床分子生物学检验技术要求

主　审　庄俊华

主　编　黄宪章　徐建华　熊玉娟

副主编　孙世珺　邱　峰　何　敏　王丽娜
　　　　王　意　龙炫辉

编　委（以姓氏笔画为序）

王　意　王红梅　王丽娜　龙炫辉　刘　丹
刘冬冬　孙世珺　邱　峰　何　敏　沙燕华
宋　霖　赵　娟　柯培锋　晁　艳　徐建华
黄宪章　梁荣良　熊玉娟　潘小平　操龙斌

人民卫生出版社

图书在版编目（CIP）数据

临床分子生物学检验技术要求 / 黄宪章，徐建华，
熊玉娟主编 . —北京：人民卫生出版社，2019
ISBN 978-7-117-28489-9

Ⅰ.①临…　Ⅱ.①黄…②徐…③熊…　Ⅲ.①分子生
物学－医学检验　Ⅳ.①R446.1

中国版本图书馆 CIP 数据核字（2019）第 087686 号

人卫智网	www.ipmph.com	医学教育、学术、考试、健康， 购书智慧智能综合服务平台
人卫官网	www.pmph.com	人卫官方资讯发布平台

临床分子生物学检验技术要求

主　　编：黄宪章　徐建华　熊玉娟
出版发行：人民卫生出版社（中继线 010-59780011）
地　　址：北京市朝阳区潘家园南里 19 号
邮　　编：100021
E - mail：pmph @ pmph.com
购书热线：010-5978759201　0-5978758401　0-65264830
印　　刷：北京铭成印刷有限公司
经　　销：新华书店
开　　本：787×1092　1/16　印张：19　插页：4
字　　数：462 千字
版　　次：2019 年 6 月第 1 版　2019 年 6 月第 1 版第 1 次印刷
标准书号：ISBN 978-7-117-28489- 9
定　　价：75.00 元
打击盗版举报电话：**010-59787491　E-mail：WQ @ pmph.com**
（凡属印装质量问题请与本社市场营销中心联系退换）

内容摘要

　　本书以 CNAS-CL02 及其在分子诊断领域的应用说明为主线，综合我国法律法规、国家标准、行业标准、中国合格评定国家认可委员会（CNAS）相关文件、行业技术规范和指南，以"知识链接"框插入美国临床实验室标准化协会、美国病理学家协会、美国遗传学会及其他相关要求，介绍临床分子生物学检验的技术要求。全书概要介绍了 CNAS-CL02 通用管理要求和管理要素中的重点内容，并按照技术要素 5.1 至 5.10 的顺序，介绍了各技术要素在临床分子诊断学检验领域的实际应用要求，并对临床分子诊断学检验领域质量体系运行过程中常见的不符合项进行了介绍。全书以附录形式展示了广东省中医院临床实验室实际使用的相关质量体系文件，如程序文件、作业指导书、表格等。

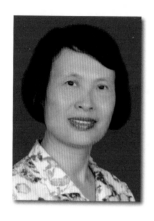

    庄俊华 研究员，主任技师，博士生导师，广东省中医院（广州中医药大学第二附属医院）检验医学部学术带头人、主任导师。

    全国卫生产业企业管理协会实验医学专业委员会副主任委员，中华中医药学会检验医学分会名誉主任委员，中国医学装备协会检验分会常务委员，中国合格评定国家认可委员会医学实验室认可主任评审员；广东省中西医结合学会检验医学专业委员会名誉主任委员，广东省中医药学会检验医学专业委员会名誉主任委员，广东省医学会检验分会顾问，广东省医院管理学会临床检验管理专业委员会副主任委员，广东省优生优育协会新生儿疾病筛查专业委员会副主任委员，广东省临床检验质量控制中心专家组专家，广东省医疗器械审评专家，广东省医学会医学鉴定专家库专家；《检验医学》杂志编委会顾问。

    获广东省科技进步二等奖 2 项（第 1、第 1）、三等奖 1 项（第 1），广州中医药大学科技一等奖 1 项（第 1）、二等奖 1 项（第 1），中华中医药学会科学技术二等奖 1 项（第 9）；国家发明专利 1 项（第 1）；国家食品药品监督管理局医疗器械（诊断试剂）生产批文 1 项（第 1）。主持和主要完成国家级（包括"863"计划、"十一五"重大专项）、省级和厅局级等课题 10 多项；主编出版专著 7 部，副主编 / 参编专著多部。以第一作者和通讯作者发表论文 60 余篇，其中 SCI 收录论文 9 篇。

    研究方向：临床检验标准化与实验室管理，临床生化检验。

    通讯地址：广东省广州市越秀区大德路 111 号，邮编：510120

    邮箱：zjh2208@163.com

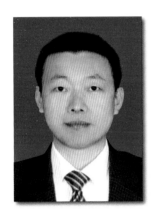

黄宪章 博士，教授，主任技师，博士生导师，广东省中医院（广州中医药大学第二附属医院）检验医学部主任，广州中医药大学第二临床医学院检验教研室主任。

中华医学会检验分会委员、临床生化学组委员，中国医师协会检验医师分会常务委员，中国医院协会临床检验管理专业委员会委员，全国临床医学计量技术委员会委员，中国合格评定国家认可委员会医学专业委员会委员、医学实验室认可主任评审员、医学参考实验室认可技术评审员；广东省医学会检验分会副主任委员；《中华检验医学杂志》《临床检验杂志》编委，《中华临床实验室管理电子杂志》特邀编委，JPBA、*Spandidos Publications* 等杂志审稿人。

1992 年 6 月湖北中医药大学临床检验专业毕业，2001 年 6 月武汉大学临床检验诊断学专业硕士研究生毕业，2008 年 6 月南方医科大学生物化学与分子生物学专业博士研究生毕业，2012 年 3—9 月在美国纽约州 Wadsworth 中心做访问学者。参加工作以来，一直从事临床生化检验与质量管理工作。

获省科技进步一等奖 1 项（第 7）、二等奖 2 项（第 2 和第 3）、三等奖 3 项（第 3、第 2、第 2）；负责制定国家计量标准 3 项，参与制定国家卫生标准 15 项；主持国家自然科学基金面上项目 1 项、国家重点研发计划重点专项课题子课题 1 项、国家"十二五"课题华南分中心课题 1 项、国家"十一五"课题子课题 1 项、省自然科学基金 3 项、省科技计划项目 4 项；副主编教材 1 部，参编教材 1 部，主编专著 6 部，副主编专著 5 部，参编专著 5 部；以第一作者和通讯作者发表论文 86 篇，其中在 *Clinical Chemistry* 等 SCI 杂志发表论文 26 篇。

研究方向：临床检验标准化；代谢性疾病的发病机制与早期实验诊断；疾病实验室风险评估及个体化分子诊断。

通讯地址：广东省广州市越秀区大德路 111 号，邮编：510120

邮箱：huangxz020@163.com

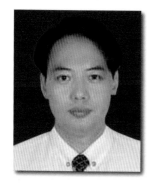

徐建华 医学博士，主任技师，广州中医药大学博士研究生导师。

中国合格评定国家认可委员会医学实验室技术评审员；广东省保健协会检验分会副主任委员，广东省健康管理学会检验医学专业委员会副主任委员，广东省医疗器械管理学会体外诊断产品（IVD）专业委员会副主任委员，广东省医学会检验医学分会信息与工程学组副组长，广东省中西医结合学会医学实验室自动化专业委员会常务委员，广东省中西医结合学会实验医学专业委员会常务委员，广东省精准医学应用学会精准检测分会常务委员，广东省肝脏病学会检验诊断专业委员会常务委员，中国医药生物技术协会组织生物样本库分会中医药学组委员，广东省医学会检验分会生化学组委员；《临床检验杂志》和《热带医学杂志》编委，*Journal of Cellular Biochemistry*、《中华检验医学杂志》、《中国组织工程研究》审稿专家；广东省和广州市科技项目评审专家。

1998 年 7 月河北医科大学医学检验专业毕业，2005 年 7 月广东医科大学临床检验诊断学专业硕士研究生毕业，2013 年 7 月南方医科大学病原生物学专业博士研究生毕业。在广东省中医院检验医学部、广州中医药大学顺德医院工作中，一直从事临床生化与分子生物学以及质量管理工作。

主持和参与国家及省部级课题 20 余项；近年在 *Clinical Chemistry*、*Clinical laboratory*、*Molecular BioSystems*、《中华医学杂志》、《中华检验医学杂志》、《中华医院管理杂志》等 SCI 收录和专业期刊发表论文 50 余篇，参编专著 8 部，获得省和市科技进步奖 5 项（主要完成人），国家授权专利 1 项。

研究方向：临床检验标准化与质量管理，肿瘤分子机制及标志物筛选。

通讯地址：广东省广州市越秀区大德路 111 号，邮编：510120

邮箱：449204080@qq.com

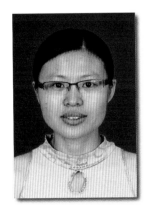

　　熊玉娟　遗传学博士，广东省中医院（广州中医药大学第二附属医院）检验医学部副主任技师，分子诊断专业组大组长。中国医师协会检验医师分会性病诊断检验医学专家委员会委员，广东省医学会医学遗传学分会委员，广东省医学会检验医学分会分子诊断专业专家，广东省肝脏病学会检验诊断专业委员会委员，广东省中医药学会检验医学专业委员会委员。

　　主持国家自然科学基金、广东省科技计划等各级课题 7 项，以第一作者发表 SCI 论文 2 篇。副主编专著《医学实验室质量体系文件范例》，参编人民卫生出版社专著《医学实验室质量体系文件编写指南》、《输血：从蒙昧到科学》、广东科技出版社专著《临床分子诊断学》等。

　　研究方向：临床分子诊断标准化，心血管疾病标志物的实验诊断。

　　通讯地址：广东省广州市越秀区大德路 111 号，邮编：510120

　　邮箱：yujuanxiong@163.com

我国从 1993 年开始开展实验室认可活动，已历二十六载，取得了丰硕的成果。ISO15189《医学实验室——质量和能力的专用要求》的发布和国际实验室认可合作组织（ILAC）推行 ISO15189 医学实验室认可政策的出台，促进了我国在医学实验室领域认可活动的开展。

广东省中医院二沙岛医院检验科于 2004 年 5 月成为我国第一家通过中国实验室国家认可委员会（CNAL）ISO/IEC17025 认可的医院检验科；2005 年 6 月广东省中医院二沙岛医院检验科、大德路总院检验科、芳村医院检验科同时通过 ISO15189 实验室认可现场评审；广东省中医院检验医学部医学校准实验室于 2013 年 4 月通过中国合格评定国家认可委员会（CNAS）的 ISO/IEC17025 校准实验室和 ISO15195 医学参考实验室认可，2015 年 6 月进入国际检验医学溯源联合委员会（JCTLM）参考测量服务目录，在医学实验室的质量管理和临床检验标准化方面有较好基础。

广东省中医院检验医学部有中国合格评定国家认可委员会（CNAS）实验室专门委员会医学技术专业委员会委员 1 名；CNAS 主任评审员、评审组长 5 名，技术评审员 14 名；并作为评审员讲师，多次受邀参加 CNAS 组织的医学实验室评审员培训。

广东省中医院检验医学部通过对 2003 年以来实验室质量管理工作的总结，特别是在临床分子诊断学检验专业领域的实践经验沉淀，组织技术骨干梳理《医学实验室质量和能力认可准则》及其在分子诊断检验领域的应用说明、组织病理学领域及细胞病理学领域的分子病理的应用说明等内容，同时参阅我国相关法律法规、国家标准和行业标准，以及美国病理学家协会（CAP）的相关要求等资料，以及最新版美国临床实验室标准化协会（CLSI）的相关标准，精心编写了这部《临床分子生物学检验技术要求》，介绍《医学实验室质量和能力认可准则》的技术要素在临床分子诊断学检验领域的应用经验和注意事项，具有较高的实用价值。但应注意，每个实验室都具有自身的特色和文化，在质量管理中并不存在标准化的模板。

我们期待该书的出版有助于医学实验室，特别是临床分子诊断实验室在质量管理水平方面的提高，有助于临床分子诊断检验人员技术能力的提高，有助于临床分子诊断学检验学科的发展。

广东省中医院检验医学部

庄俊华

2019 年 5 月于广州

　　随着人类基因组学和个体化医疗技术的快速发展，分子生物学技术的临床应用得到极大的普及和推广，临床分子诊断学检验成为临床检验诊断学中最具发展潜力的组成部分之一。学科和技术的快速发展使得临床分子诊断学检验的技术要求不断提高，医学实验室必须加强自身质量和能力水平，以适应学科发展的新形式和新要求。

　　ISO15189：2007《医学实验室——质量和能力的专用要求》国际标准为医学实验室加强质量管理和能力水平提供了一个科学的方法。中国合格评定国家认可委员会（CNAS）近年来出台了一系列指南和说明性文件，规定了医学实验室质量和能力认可的专用要求，包含了医学实验室为证明其按质量管理体系运行、具有相应技术能力并能提供正确的技术结果所必须满足的要求。国家卫生和计划生育委员会（现国家卫生健康委员会）也发布了一系列卫生行业标准和指南，供实验室在日常技术工作中进行参考；美国临床实验室标准化协会的实验室相关标准化文件也在近年有了部分更新。

　　广东省中医院检验医学部作为国内最早开展医学实验室认可工作的医院检验科之一，从2004年5月首次通过中国实验室国家认可委员会（CNAL）ISO/IEC17025认可后的15年来，不断总结认可工作开展和质量体系有效维持运行的经验，于2006年1月在人民卫生出版社出版了第一版《医学实验室质量体系文件编写指南》和《医学实验室质量体系文件范例》两部专著，并于2015年6月更新为第二版，得到广大检验同行们的认同与鼓励。

　　通过结合分子生物学技术特点和医学实验室质量管理体系的要求，以及总结我们在多年的临床分子诊断学检验和实验室质量管理工作中累积的实践经验，广东省中医院检验医学部精心编写了这本《临床分子生物学检验技术要求》。本书以临床分子诊断学检验专业为基础，以CNAS-CL02及分子诊断领域应用说明、组织病理学领域及细胞病理学领域的分子病理的应用说明为主线，综合我国法律法规、国家标准、行业标准、CNAS相关文件、行业技术规范和指南，并以"知识链接"形式插入美国临床实验室标准协会、美国病理学家协会、美国遗传学会及其他相关要求，介绍分子诊断学检验的技术要求。本书共分十二章，第一章介绍了通用管理要求和管理要素中的重点内容；第二章至第十一章按照技术要素5.1至5.10的顺序，介绍了各技术要素在临床分子诊断学检验领域的实际应用要求；第十二章介绍了临床分子诊断学检验领域质量体系运行过程中常见的不符合项。全书以附录的形式展示了在广东省中医院临床实验室实际使用的、与各节内容对应的质量体系文件，如程序文件、作业指导书、表格等，这些示例因篇幅原因进行了一些删减，仅供同行参考。

　　黄宪章主编负责"临床分子生物学检验不符合项"等章节编写，以及本书的编写框架、全部章节的审稿与定稿；徐建华主编负责"临床分子诊断实验室通用管理要求"、"临床分子诊断实验室人员管理要求"、"实验室信息管理"等章节的编写以及全书的审稿；熊玉娟主编负责"临床分子诊断检验过程要求"、"临床分子诊断检验结果质量的保证"等章节的编写、统稿和审稿；孙世珺副主编负责"临床分子诊断检验后过程"、"临床分子诊断检验前过程"等章节的编写；邱峰副主编负责"设施和环境条件"等章节的编写；何敏副主编、王丽娜副主编负责"设备、试剂和耗材"、"临床分子诊断检验结果报告"等章节的编写；王意副主编负责"临床分子诊断检验结果发布"等章节的编写和统稿；龙炫辉副主编负责部分章节的编写；何敏副主编、王丽娜副主编、王意副主编参与了全部章节的统稿。本书所有编者均参与不同章节的编写。全书由庄俊华研究员进行了审阅。

　　本书编者除孙世珺（中山大学附属中山医院）、宋霖（武汉大学人民医院）、邱峰和操龙斌（南方医科大学南海医院）、赵娟和潘小平（南方医科大学附属花都医院）外，其他编者均来自广东省中医院（广州中医药大学第二附属医院）检验医学部。

　　部分附录的书稿是在科室以往的质量体系文件基础上改编的，其中包含了一些没有被列为编者的同事们的智慧，在此对他们的辛勤劳动和贡献致谢！有的资料得益于国内外专家发表的论文、出版的著作和取得的成果，编者对本书引用的国内外科学家们的业绩表示深深敬意，对他们提供的资料表示感谢！

　　由于时间紧迫，对标准的理解不一，本书难免存在错误和不足，恳请读者批评指正。

编者

2019 年 5 月

目 录

第一章 临床分子诊断实验室通用管理要求

临床分子诊断实验室检测包括病原体核酸和人体基因等领域的核酸扩增实验、杂交实验（包括原位杂交试验）、核酸电泳分析、核酸测序等。临床分子诊断实验室应按照国家和相应的地方法律法规规定，在开展临床检测前通过省级卫生行政部门负责的医疗机构临床基因扩增检验实验室技术审核。本章介绍了 ISO15189 实验室认可中的一些通用要求（如实验室安全、沟通和咨询服务、实验室文件的管理等），还提供了一些相关的国家卫生标准、行业标准、国内外相关技术规范和指南以供参考。

第一节 临床分子诊断实验室设置和技术审核要求

一、总则

根据《医疗机构临床基因扩增检验实验室管理办法》（卫办医政发〔2010〕194 号），临床分子诊断实验室的设置需通过省级卫生行政部门负责的医疗机构临床基因扩增检验实验室的技术审核。临床分子诊断实验室的设置应符合《医疗机构临床基因扩增检验实验室工作导则》（卫办医政发〔2010〕194 号）相关规定。ISO15189 认可实验室还需符合CNAS-CL02《医学实验室质量和能力认可准则》及 CNAS-CL02-A009：2018《医学实验室质量和能力认可准则在分子诊断领域的应用说明》等相关应用说明中的管理和技术要求。临床分子诊断实验室设置和技术要求还可参考核酸检测相关指南规范。

二、实验室资质要求

医学实验室或其所在的医疗机构应是能为其活动承担法律责任的实体。

《医疗机构临床基因扩增检验实验室管理办法》（卫办医政发〔2010〕194 号）规定，临床分子诊断实验室或其所属医疗机构应持有《医疗机构执业许可证》，并具有临床基因扩增检验实验室资质。

《国家卫生和计划生育委员会办公厅关于规范有序开展孕妇外周血胎儿游离 DNA 产前筛查与诊断工作的通知》（国卫办妇幼发〔2016〕45 号）中规定，开展孕妇外周血胎儿游离 DNA 产前筛查与诊断的医疗机构除应持有《医疗机构执业许可证》、具备临床基因扩增检验实验室资质外，还应当获得产前诊断技术类《母婴保健技术服务执业许可证》。

分子诊断领域的应用说明规定，若临床分子诊断实验室为独立法人单位的，应有卫生行政管理部门颁发的《医疗机构执业许可证》；实验室为非独立法人单位的，其所属医疗机构应持有《医疗机构执业许可证》，执业证书的诊疗科目中应有医学实验室；自获准执业之日起，开展分子诊断工作至少 2 年。

三、临床分子诊断实验室设置要求

临床分子诊断实验室的设置应包括工作空间设置、设施和环境、设备、检验项目、人员等多个方面。

1. 工作空间　《医疗机构临床基因扩增检验工作导则》（卫办医政发〔2010〕194 号）规定，临床基因扩增实验室的工作空间设置应分为四个独立区域：试剂储存和准备区、标本制备区、扩增区、扩增产物分析区。四个工作区在空间上必须完全隔离，不可有空气相通。

2. 设施和环境　临床基因扩增检验实验室的空气流向可按照试剂储存和准备区→标本制备区→扩增区→扩增产物分析区进行，防止扩增产物顺空气气流进入扩增前的区域。实验室空气压力可按照从试剂储存和准备区→标本制备区→扩增区→扩增产物分析区方向递减的方式进行，扩增区和产物分析区可根据需要合并。

临床基因扩增检验实验室环境的消毒和清洁要求详见第八章临床分子诊断检验后过程。

3. 设备　临床分子诊断实验室对设备的要求详见第四章设备、试剂和耗材。

4. 检验项目

（1）临床分子诊断检验项目根据检验目的大致分为以下几类：

1）病原体相关检测：分子生物学技术在病原体相关检测中的应用主要包括病原体核酸定量 / 定性检测、分子分型检测、耐药基因检测等，详细应用可参考《感染性疾病相关个体化医学分子检测技术指南》（国卫办医函〔2017〕1190 号）。

2）遗传病相关基因检测：遗传病是指由于基因突变或染色体数目或结构变异导致的疾病，其分子分类大致可分为染色体病、单基因遗传病、多基因遗传病、线粒体遗传病和体细胞遗传病（即遗传性肿瘤）。根据检测目的的不同应选择合适的检测技术，常用技术有荧光 PCR、高通量测序（next-generation sequencing，NGS）、核酸杂交、细胞遗传学技术等，详细内容可参考《遗传病相关个体化医学检测技术指南（试行）》（原国家卫生和计划生育委员会医政医管局 2015 年印发）。

3）药物代谢酶和药物作用靶点相关基因检测：药物基因组生物标志物主要包括药物代谢酶基因和药物作用靶点基因，通过检测这些基因的变异或多态性，指导临床药物的选择和给药剂量，可促进药物疗效，增加用药安全，降低不良反应。药物基因组生物标志物检测指导个体化用药的检测项目可分为两类：一类是根据个体的遗传信息调整用药剂量，以增加药物疗效，减少不良反应；二类是根据个体的遗传信息确定用药的种类，避免使用对特定基因型个体无效或可能有产生严重不良反应的药物。常见的药物代谢酶和作用靶点相关基因检测项目详见《药物代谢酶和药物作用靶点基因检测技术指南（试行）》（国卫医医护便函〔2015〕240 号）。

4）肿瘤个体化治疗相关基因检测：肿瘤个体化治疗以疾病靶点基因检测信息为基础，以循证医学研究结果为依据，通过检测肿瘤患者生物样本中靶分子的基因突变、基因SNP分型、基因表达状态、表观遗传学改变来预测药物疗效和评价预后，指导临床个体化治疗，促进医疗资源的合理利用。肿瘤个体化治疗检测项目分为基因突变、基因表达、融合基因、基因甲基化检测四个类型，详细可参考《肿瘤个体化治疗检测技术指南（试行）》（国卫医医护便函〔2015〕240号）。

5）NIPT：无创产前基因检测（non-invasive prenatal testing，NIPT）目前的主要应用是通过高通量测序的技术检测孕妇外周血胎儿游离DNA，以筛查胎儿染色体非整倍体异常。

其他临床分子诊断领域项目还包括人类白细胞抗原（human leukocyte antigen，HLA）分子分型、人类胚胎植入前遗传学诊断（pre-implantation genetics diagnosis，PGD）、胚胎植入前遗传学筛查（pre-implantation genetics screening，PGS）等。

（2）临床分子诊断检验项目根据使用的技术方法大致分为实时荧光PCR、数字PCR、核酸杂交、基因芯片、核酸电泳、Sanger测序、高通量测序（如二代测序）等。

5. 人员　临床分子诊断实验室对人员设置的要求详见第二章临床分子诊断实验室人员管理要求。

四、临床基因扩增实验室技术审核

《医疗机构临床基因扩增检验实验室管理办法》（卫办医政发〔2010〕194号）规定，医疗机构设置临床分子诊断实验室和开展项目需经过设置申请和技术审核。

（一）临床分子诊断实验室设置申请

医疗机构在设置临床分子诊断实验室前，应向省级卫生行政部门提出临床基因扩增实验室设置申请，并提交相关材料，包括：

1.《医疗机构执业许可证》复印件。

2. 医疗机构基本情况，拟设置的实验室场地平面设计图、拟开展的检验项目、设备、设施和有关技术人员资料。

3. 对临床分子诊断工作的需求以及实验室运行的预测分析。

（二）技术审核

临床分子诊断实验室的技术审核由省级临床检验中心或省级卫生行政部门指定的其他机构负责和组织。指定机构通过制定医疗机构临床分子诊断实验室技术审核办法，组建各相关专业专家库，经省级卫生行政部门批准同意后，依照《医疗机构临床基因扩增检验工作导则》对医疗机构进行技术审核。

（三）检验项目登记

医疗机构或独立法人临床实验室通过技术审核后，开展检验项目需在《医疗机构执业证书》的相应诊疗科目项（即医学实验室）下的检验项目登记备案。医疗机构临床分子诊断项目登记工作由省级卫生行政部门负责，依照《医疗机构临床实验室管理办法》（卫医发〔2006〕73号）和《医疗机构临床检验项目目录》（卫医发〔2007〕108号）开展。

本章提供广东省目前正在使用的临床基因扩增实验室技术审核和复审相关表格（附录1-2、附录1-3、附录1-4）以供参考，其他各省、市医疗单位申请临床基因扩增实验室技术审核所需表格或材料应以相应省级卫生行政部门发布为准。

> **相关法规**
>
> 根据《医疗技术临床应用管理办法》（中华人民共和国国家卫生健康委员会令第1号）
>
> "第十条　省级卫生行政部门可以结合本行政区域实际情况，在国家限制类技术目录基础上增补省级限制类技术相关项目，制定发布相关技术临床应用管理规范，并报国家卫生健康委备案。
>
> 第十一条　对限制类技术实施备案管理。
>
> 第十二条　未纳入禁止类技术和限制类技术目录的医疗技术，医疗机构可以根据自身功能、任务、技术能力等自行决定开展临床应用，并应当对开展的医疗技术临床应用实施严格管理。
>
> 第四十八条　省级卫生行政部门可以根据本办法，结合地方实际制定具体实施办法。"
>
> ［编者注］：临床基因扩增技术是否属于限制类医疗技术，医疗单位开展临床基因扩增技术是否实行备案管理制度应根据相应省级卫生行政部门具体规定实施。

五、伦理要求

根据 CNAS-CL02《医学实验室质量和能力认可准则》规定，实验室管理层应作出适当安排以确保：

1. 不卷入任何可能降低实验室在能力、公正性、判断力或诚信性等方面的可信度的活动。

2. 管理层和员工不受任何可能对其工作质量产生不利的不正当的商业、财务或其他压力和影响。

3. 利益竞争中可能存在潜在冲突时，应公开且适宜地作出声明。

4. 有适当的程序确保员工按照相关法规要求处理人类样品、组织或剩余物。

5. 维护信息的保密性。

六、临床分子诊断实验室风险管理与风险评估

风险是影响检验全过程的潜在危害，临床分子诊断实验室风险可能来自实验室设施与环境的安全风险、生物安全风险、检验过程对检验结果影响的风险以及信息系统安全风险等多个方面。

风险管理是在风险方面指导和控制组织的协调活动。临床分子诊断实验室应建立风险管理程序，寻找发生不良事件的风险来源，评估风险等级/风险的可接受性，记录处理风险的过程，并采取处理风险的措施。

风险评估是评估风险大小以及确定是否可接受的全过程。风险评估应以国家法律、法规、标准、规范，以及权威机构发布的指南、数据等为依据。对已识别的风险进行分析，形成风险评估报告。

附录 1-1 临床分子诊断实验室设置和工作总则

1 目的

为了防止样品之间的污染和避免基因扩增产物污染新的基因扩增体系，使本临床基因扩增检验实验室满足国家颁布的《医疗机构临床基因扩增检验工作导则》的要求。本程序是临床基因扩增检验室设置及管理的核心内容。

2 适用范围

PCR 实验室的设备、设施、工作流程及日常工作的管理。

3 职责

由 PCR 实验室制定程序文件，实验室专业技术人员执行，检验科主任负责检查实施。

4 设置规程

4.1 PCR 实验室的工作人员必须遵守本实验室的规则，非本室人员参观或进行科研活动等需要进入临床基因扩增检验实验室，必须经实验室负责人允许，并严格遵守本规程的各项规定。

4.2 PCR 验实验室分为四个分隔开的工作区域：试剂准备区、标本制备区、扩增区和产物分析区。

4.3 PCR 实验室的各个分区有专用的实验设备、仪器，有明显的标识或颜色标识，不得混用。

4.4 进入各工作区域必须严格按照单一方向进行，即试剂准备区→标本制备区→扩增区→产物分析区，避免发生交叉污染，在各工作区域使用不同颜色的工作服。

5 工作总则

5.1 PCR 实验室工作人员应具备医学、分子生物学背景，并接受过 PCR 实验的基本知识和技能培训。

5.2 PCR 实验室各区的实验物品（含加样器、枪头等）不得混用，须贴上标签予以区别。

5.3 实验室技术人员必须严格按照 PCR 实验室操作程序进行，包括实验室擦洗、台面消毒、离心管与吸头灭菌、仪器使用和废弃物处理等。

5.4 工作人员进入实验室前必须更换本区所用的工作服，不得混用，当工作者离开工作区时，不得将各区特定的工作服带出，勤换洗工作服。

5.5 实验过程中使用过的废弃枪头和离心管应立即浸泡于装有 10% 次氯酸钠的容器中过夜，第二日早晨再倒入盛有污染性物品的垃圾桶中，由专人定期交市医用垃圾处理中心处理。工作结束后，对该区的工作台面用 10% 次氯酸钠溶液（或其他按比例配制的消毒液）进行消毒，然后用 75% 乙醇清洁，再用移动紫外线灯照射 60 分钟；地面用 10% 次氯酸钠溶液（或其他按比例配制的消毒液）进行消毒清洁；打开固定紫外线灯消毒 60 分钟，每天下班前应关好水、电、门、窗。

5.6 实验室的清洁应按试剂准备区→标本制备区→扩增区→产物分析区的方向进行，不同的实验区域应有其各自的清洁用具以防止交叉污染。

5.7 实验中若发生标本破裂或外泄时，应立即停止工作，将破裂标本放入医用垃圾桶，用10%次氯酸钠溶液消毒污染处，再用75%乙醇擦拭干净，用紫外线灯照射30分钟后再开始工作。

5.8 定期校准和维修仪器设备。

5.9 实验室严禁吸烟、进食以及化妆等，不得将私人物品带入。

5.10 实习及进修人员须在带教老师的指导下，才能在本区进行实验操作。

附录 1-2 广东省临床基因扩增检验实验室技术验收申请表

一、基因扩增检验实验室基本情况

（一）实验室所属法人单位名称：

地址：　　　　　　　　　　　　邮编：

法定代表人：　　　　　　　　　实验室负责人：

联系人：　　　　　　　　　　　E-mail：

电话：　　　　　　　　　　　　传真：

（二）实验室总人数：　　名

（其中初级职称人员＿＿＿名，占＿％；中级职称人员＿＿＿名，占＿％；副高级职称人员＿＿＿名，占＿％；高级职称人员＿＿＿名，占＿％。）

二、提供资料状况

（一）《医疗机构执业许可证》复印件；

（二）拟设置基因扩增检验实验室医院的医疗卫生资源状况、对临床基因扩增检验的需求情况以及实验室运行的预测分析；

（三）拟设基因扩增检验实验室的设置平面图；

（四）实验室主要负责人简历表（表1-1）；

（五）实验室工作人员一览表（表1-2）；

（六）主要仪器设备表（表1-3）；

（七）拟开展的临床基因扩增检验项目（表1-4）；

（八）实验室相关程序文件和标准操作程序（SOP）（附件1）；

（九）检验报告样单＿＿＿份；

（十）其他有关质量文件名称或证明材料。

三、希望验收时间为＿＿＿＿年＿＿月＿＿日至＿＿＿＿年＿＿月＿＿日

四、声明

本实验室自愿申请卫生部临床检验中心组织技术验收，并愿承担下列义务：

（一）遵守《临床基因扩增检验实验室管理暂行办法》和《临床基因扩增检验实验室工作规范》及有关规定；

（二）不论能否获准验收，预付验收阶段所需费用。

申请单位法定代表人（签名）：

申请单位（盖章）：

_____年___月__日

表 1-1 实验室主要负责人简历表

姓名		性别		出生年月		年龄	
学历学位		职务			职称		
所学专业		毕业院校			毕业年月		
工作简历：							
主要著作及成果：							

表 1-2 拟开展的临床基因扩增检验项目

项目	方法	备注

表 1-3 主要仪器设备一览表

序号	仪器设备名称及编号	型号规格	数量	生产厂家	购买日期	备注

表1-4 实验室工作人员一览表

序号	姓名	性别	年龄	学历（学位）	职务	职称	所学专业	毕业时间	从事本专业时间	培训合格证书号	备注

附件1 需准备的标准操作程序（最低要求）

1. 仪器设备的维护保养程序；

2. 仪器设备的校准程序；

3. 仪器设备的操作程序；

4. 临床标本的收集程序；

5. 临床标本的处理（核酸纯化）程序；

6. 临床标本的保存程序；

7. 核酸扩增及产物分析检测的操作程序；

8. 试剂的质检操作程序；

9. 实验室消耗品购买、验收和贮存程序；

10. 实验室废弃物的处理程序；

11. 实验室的清洁程序；

12. 室内质量控制程序；

13. 抱怨处理程序。

附录1-3 广东省临床基因扩增检验实验室技术验收报告

一、基因扩增检验实验室基本情况

（一）实验室所属法人单位名称：

地址： 邮编：

法定代表人： 实验室负责人：

联系人： E-mail：

电话： 传真：

（二）接受现场技术验收的实验室代表姓名及职务：

二、验收依据：卫生部下发文《临床基因扩增检验实验室管理暂行办法》和《临床基因扩增检验实验室工作规范》。

三、验收时间：

四、验收评审地点：

五、技术验收结论：

□ 合格，建议授予验收合格证书；

□ 基本合格，尚存在部分缺陷，缺陷为____项，限期改进，改进后授予验收合格证书；

□ 不合格，停止验收，实验室改进后需重新申请。

（一）验收中发现的问题及意见：

表 1-5：临床基因扩增检验实验室技术验收表；

表 1-6：临床基因扩增检验实验室技术验收意见汇总表；

表 1-7：整改要求。

（二）需要说明的其他问题：□ 有（如果有的话见表 1-8），□ 无。

（三）验收评审员姓名及签名：

主评审员姓名：　　　　　　　　　　签名：

评审员姓名：　　　　　　　　　　　签名：

协调员姓名：　　　　　　　　　　　签名：

签字时间：　　　　　　　　　　　　签字地点：

（四）验收评审组意见：

表 1-5　临床基因扩增检验实验室技术验收表

序号	验收内容	验收意见					
		符合	基本符合但有缺陷	不符合	缺此项	暂不需考核	评论与说明
1	实验室设置和设备						
1.1	实验室的规范化分区：原则上应分为四个区，但如使用全自动扩增检测仪，区域可适当合并						
1.2	各工作区的明确标记						
1.3	实验室应配备开展临床基因扩增检测所需的所有仪器设备（包括质控物）。保证《临床基因扩增检验实验室管理暂行办法》和《临床基因扩增检验实验室工作规范》的有关要求得到满足。						
1.4	试剂贮存和准备区						
	（a）冰箱						
	（b）混匀器						
	（c）微量加样器						
	（d）可移动紫外线灯						
	（e）专用工作服和工作鞋						
	（f）消耗品（带滤芯吸头、一次性手套等）						
	（g）专用实验记录本、记号笔等						

续表

序号	验收内容	验收意见					
		符合	基本符合但有缺陷	不符合	缺此项	暂不需考核	评论与说明
1.5	标本制备区						
	（a）冰箱（2~8℃和 –20℃或 –80℃）						
	（b）高速台式冷冻离心机						
	（c）水浴箱和（或）加热模块						
	（d）超净工作台或防污染罩						
	（e）混匀器						
	（f）微量加样器						
	（g）可移动紫外线灯						
	（h）专用工作服和工作鞋						
	（i）消耗品（带滤芯吸头、一次性手套等）						
	（j）专用实验记录本、记号笔等						
1.6	扩增区						
	（a）核酸扩增仪						
	（b）微量加样器						
	（c）可移动紫外线灯						
	（d）专用工作服和工作鞋						
	（e）消耗品（带滤芯吸头、一次性手套等）						
	（f）专用实验记录本、记号笔等						
1.7	扩增产物分析区						
	（a）微量加样器						
	（b）可移动紫外线灯						
	（c）专用工作服和工作鞋						
	（d）消耗品（带滤芯吸头、一次性手套等）						
	（e）专用实验记录本、记号笔等						
2	设施和环境						
2.1	实验室的设施、工作区域、能源、照明、采暖、通风等应便于检测工作的正常进行						

续表

序号	验收内容	验收意见					
		符合	基本符合但有缺陷	不符合	缺此项	暂不需考核	评论与说明
2.2	实验室应配备温度湿度计、稳压电源等						
2.3	进入和使用实验室各区域应有明确的限制和控制						
2.4	应有实验室"内务管理"（如人员流动、清洁等）制度						
2.5	实验室应有关化学试剂管理、废弃血清处理、生物防护等的措施						
3	人员						
3.1	实验室应配备足够数量的人员；这些人员必须经过培训，并取得上岗证						
3.2	实验室应有培训计划和措施，保证技术人员得到及时培训						
3.3	实验室应保存其技术人员有关资格证书（如上岗证）、培训、技能和经历、发表论文、科研成果等技术业绩档案						
4	设备管理和质控物						
4.1	所有设备应有维护程序文件						
*	如果任一设备有问题应立即停止使用，并加上明显标识，如可能应将其贮存在规定的地方直至修复						
*	修复的设备必须经校准、检定（验证）或检测满足要求后方能再次投入使用						
*	实验室应检查由于上述缺陷对以前所进行的检测工作的影响						
4.2	加样器、温度计、扩增仪和酶标仪等应有明显的标识表明其校准状态						
4.3	应保存扩增仪、酶标仪等设备的档案，档案内容应包括：						
	（a）设备的名称						
	（b）制造商名称、型号、序号或其他唯一性标识						
	（c）接收日期和启用日期						
	（d）目前放置地点						

序号	验收内容	验收意见					
		符合	基本符合但有缺陷	不符合	缺此项	暂不需考核	评论与说明
	（e）接收时的状态（例如全新的、经改装的）						
	（f）仪器使用说明书复印件						
	（g）校准和（或）检定（验证）的日期和结果以及下次校准和（或）检定（验证）的日期						
	（h）迄今所进行的维护和今后维护计划的细节						
	（i）损坏、故障、改装或修理的历史						
5	检测方法						
5.1	实验室应制定以下标准操作程序：有关仪器设备操作、维护和校准程序；有关扩增检测的工作程序						
	所有上述标准操作程序都应现行有效并便于工作人员使用						
5.2	实验室有仪器、试剂、消耗品选购、验收、贮存和质检程序						
5.3	对计算和数据换算应进行适当的校核						
6	标本管理						
6.1	实验室应建立对拟检测标本的唯一编号识别系统						
6.2	实验室应制定有关标本收集、处理、贮存或安全处置的程序，包括为维护实验室诚实性所采取的必要措施						
6.3	在接收标本时应有其状态的详细记录，包括是否异常或是否与相应的检测方法中所描述的标准状态有所偏离						
6.4	如果对标本是否适用于检测有任何疑问，或者标本与所要求的不符，或检测的要求规定不完全，实验室应该在工作开始之前询问相关临床科室，要求进一步予以说明。实验室应确定标本是否已经完成了所有必要的准备						
6.5	如标本必须在特定环境条件下（如 4℃、−20℃和 −70℃低温）贮存或处置，则应对这些条件加以维持、监控和记录						

序号	验收内容	验收意见					
		符合	基本符合但有缺陷	不符合	缺此项	暂不需考核	评论与说明
7	记录						
7.1	实验室应有适合自身实际情况又符合现行规章制度的记录管理制度						
7.2	所有的原始检测记录、计算和导出数据均应归档并保存。每次校准和检测的记录应包括足够的信息以保证其能够再现。记录应有参与标本收集、标本准备和处理、检测的人员签字						
7.3	所有记录和报告都应安全贮存、妥善保管并保密						
8	报告						
8.1	检测结果的报告应准确、清晰和客观 定性测定报告"阴性"或"阳性";定量测定则以拷贝数/ml 或 IU/ml 报告						
8.2	每份报告应包括以下信息: (a)标题,例如"检测报告" (b)报告唯一标识(如序号) (c)检测标本的特性和状态 (d)检测标本的接收日期和进行检测的日期 (e)采用的检测方法 (f)实验操作及校核人员的签字,以及签发日期 (g)检测报告中应给出参考结果或范围						
8.3	当报告的有效性发生疑问时,实验室应立即通知临床相关科室予以改正						
8.4	当临床科室或患者要求用电话、图文传真或其他电子和电磁设备传送结果时,实验室应保证工作人员遵循文件化的程序,并为对方保密						
9	质量控制						
9.1	实验室应有室内质量控制标准操作程序文件						
9.2	实验室应参加室间质量评价						

序号	验收内容	验收意见					
		符合	基本符合但有缺陷	不符合	缺此项	暂不需考核	评论与说明
10	抱怨						
10.1	实验室应制定抱怨及其处理的标准操作程序；应将抱怨资料及处理抱怨所采取的措施及结果记录归档保存						
10.2	当抱怨或其他任何事项是对实验室是否符合其现行程序、或者是否符合《临床基因扩增实验室管理暂行办法》和《临床基因扩增实验室工作规范》、或是对其他有关实验室校准或检测质量提出疑问时，则实验室应立即对这些范围的工作和有关职责进行审核						

注：请在验收所选项打"√"

表 1-6 临床基因诊断实验室技术验收评审意见汇总表

序号	章号与（条号）	评审内容	评审结果	整改要求（指出需整改的章条款（项）号；具体整改要求见附件3）
1	1（1.1~1.7）	实验室设置和设备		
2	2（2.1~2.5）	设施和环境		
3	3（3.1~3.3）	人员		
4	4（4.1~4.3）	设备管理和质控物		
5	5（5.1~5.3）	检测方法		
6	6（6.1~6.5）	标本管理		
7	7（7.1~7.3）	记录		
8	8（8.1~8.4）	报告		
9	9（9.1~9.2）	质量控制		
10	10（10.1~10.2）	抱怨		

表 1-7 整改要求

序号	需整改章条号	具体整改要求

表 1-8　需要说明的其他问题

| |
| |

附录 1-4　广东省临床基因扩增检验实验室复审申请表

一、基因扩增检验实验室基本情况

（一）实验室所属法人单位名称：

地址：　　　　　　　　　　　　　　邮编：

法定代表人：　　　　　　　　　　　实验室负责人：

联系人：　　　　　　　　　　　　　E-mail：

电话：　　　　　　　　　　　　　　传真：

（二）实验室总人数：＿＿＿名（其中初级职称人员＿＿＿名，占＿＿＿%；中级职称人员＿＿＿名，占＿＿＿%；副高级职称人员＿＿＿名，占＿＿＿%；高级职称人员＿＿＿名，占＿＿＿%），其中已获培训上岗证人员＿＿＿人。

（三）上次验收时间：＿＿＿年＿＿＿月＿＿＿日

上次验收合格证书编号：

原证书有效期至：＿＿＿年＿＿＿月＿＿＿日

二、希望验收时间为＿＿＿年＿＿＿月＿＿＿日至＿＿＿年＿＿＿月＿＿＿日

三、声明

本实验室自愿申请广东省临床检验中心组织的临床基因扩增检验实验室复审，并愿承担下列义务：遵守《临床基因扩增检验实验室管理暂行办法》和《临床基因扩增检验实验室工作规范》及有关规定；不论能否获准验收，预付验收阶段所需的全部费用。

申请单位法定代表人（签名）：

申请单位（盖章）

　　年　月　日

临床基因扩增检验实验室复审表见表1-9。

表 1-9　临床基因扩增检验实验室复审表

序号	评审标准及细则	标准分	得分	评论与说明
1	人员	5		
1.1	实验室主管应为本科学历、中级以上职称，从事本专业3年以上	1		
1.2	实验室应配备2名以上工作人员，并经过培训取得上岗证	1		
1.3	实验室应保证其技术人员得到及时培训，有培训计划和措施以及相关记录，完成医学继续教育学分	2		

续表

序号	评审标准及细则	标准分	得分	评论与说明
1.4	技术人员应熟练掌握实验室制度、生物安全知识、专业理论知识和技能、质量控制知识等	1		
2	仪器设备	10		
2.1	所有仪器设备应有状态标识和校准标识	2		
2.2	加样器、温度计、扩增仪和水（金属）浴仪等应进行定期校准，并有相关技术参数测试报告	3		
2.3	所有仪器设备应有维护程序文件，有效的维护及记录，保持设备整洁无污染	3		
2.4	仪器设备建有技术档案	2		
	（a）制造商名称、型号、序号或其他唯一性标识			
	（b）仪器使用说明书或其复印件			
	（c）校准和（或）检测的日期和结果以及下次校准和（或）检测的日期			
	（d）迄今所进行的维护和今后维护计划的细节			
	（e）损坏、故障、改装或修理的历史			
3	试剂	10		
3.1	必须使用经SDA批准的试剂和消耗品，相应区域使用滤芯滴头	4		
3.2	试剂和消耗品按规定贮存，在有效期内使用	2		
3.3	实验室执行试剂和消耗品的选购、验收和质检程序并保存有关资料及记录	4		
4	检测方法			
4.1	应有相应的仪器标准操作程序和各项目的工作程序	2		
4.2	所有上述标准操作程序都应现行有效并便于工作人员使用	1		
4.3	更换检测方法应有评价和实验验证，操作程序及时更新	2		
5	标本管理	10		
5.1	采用真空采血管采血，建立并在实验过程中维持标本的唯一编号识别系统	2		
5.2	实验室严格执行有关标本收集、处理、贮存和安全处置的程序，包括为维护实验室诚实性所采取的必要措施	2		
5.3	在接收标本时应有其状态的详细记录，拒收不合格标本并记录及通知临床	2		

序号	评审标准及细则	标准分	得分	评论与说明
5.4	标本应在规定的时间内检测，未检、已检标本应有明显标示以区别	2		
5.5	标本应在规定时间内、在特定的环境条件下（如2~8℃、-20℃和-70℃低温）贮存，则应对这些条件加以维持、监控和记录	1		
5.6	标本销毁应有交接手续	1		
6	生物安全	15		
6.1	安全设施	8		
6.1.1	实验室出入口应有警示标志，人员进出有限制	1		
6.1.2	实验室内污染区与清洁区分开；各区域有固定的清洁用具及核酸清洁液、消毒液	2		
6.1.3	配备经SDA测试合格的生物安全柜，物品摆放、操作符合规定，定期校准或测试安全性能	2		
6.1.4	洗手池设脚踏或感应水龙头以及洗眼装置	2		
6.1.5	消毒后的耗品应在有效期内使用	1		
6.2	个人防护	4		
6.2.1	工作时应穿工作服，戴工作帽，戴一次性无粉手套，必要时戴口罩，防护镜	2		
6.2.2	如发生感染性材料的溢出或溅出，应有应急程序处理	1		
6.2.3	离开实验室时，工作服必须留在实验室、不得戴手套出实验室	1		
6.3	废弃物处理	3		
6.3.1	废弃物应分类搜集、分类处理	1		
6.3.2	废弃物管理有制度，丢弃物有交接记录	1		
6.3.3	锐器物（注射针头等）使用有规定，销毁按院内感染规定处理	1		
7	记录	15		
7.1	有现行有效记录管理制度和程序	3		
7.2	记录对实验结果有影响的环境、设施设备、检测操作、实验流程等监控	4		
7.3	所有的原始检测记录、计算和导出数据、质控记录等均应归档并保存。记录应有参与标本收集、标本准备和处理、检测的人员签字	5		
7.4	所有记录和报告都应安全贮存、妥善保管并保密	3		

序号	评审标准及细则	标准分	得分	评论与说明
8	报告	5		
8.1	有现行有效的检验报告管理制度和程序	1		
8.2	检验报告格式符合《病历书写规范》要求，检验结果报告准确、清晰、客观	1		
8.3	每份报告含有以下信息：报告的识别、标本接收时间及性状、所用仪器及方法、操作与审核人签字、签发时间、检测下限、复检结果等	1		
8.4	当报告的有效性发生疑问时，实验室应立即通知临床相关科室予以改正	1		
8.5	当临床科室或患者要求用电话、图文传真或其他电子和电磁设备传送结果时，实验室应保证工作人员遵循文件化的程序，并为对方保密	1		
9	质量控制	20		
9.1	应有室内质量控制标准操作程序文件，确保实际工作中正确应用	10		
	（a）质控物的合理性	3		
	（b）质控方法的有效性	3		
	（c）失控的判断	2		
	（d）失控的措施	2		
9.2	实验室应参加室间质量评价	10		
	（a）参加部或省临床检验中心组织的室间质评证明文件，成绩合格	5		
	（b）有室间质评结果分析和纠偏措施及记录	5		
10	抱怨	5		
10.1	实验室应制定抱怨及其处理的标准操作程序；应将抱怨资料及处理抱怨所采取的措施及结果记录归档保存	2		
10.2	当临床和患者对检测结果的准确性提出疑问或实验室内部对工作提出疑问时，则实验室应立即对这些范围的工作和有关职责进行审核，检查	3		
合计100分				

检查项目：共十章（三十六款+22小项）
评分情况：（总分100分）
人员管理 5分 设备管理 10分 试剂管理 10分 检测方法 5分
标本管理 10分 生物安全 15分 记录 15分 报告 5分
质量控制 20分 抱怨 5分

附录 1-5 临床分子诊断实验室风险管理与评估程序

1 目的

针对检验全程中可能出现的一些不确定的干扰因素，采取一定的措施进行识别、评估、管理、监控和审查的全过程，使得实验质量风险降低到可以接受的程度，并将其控制在某一可以接受的水平之上。

2 适用范围

适用于检验科分子诊断组。

3 职责

3.1 科室管理层组织策划风险评估计划，明确管理流程，监控风险管理的实施和检查，持续改进。

3.2 专业组组长和各关键岗位人员发现和识别风险信息，制定控制与规避风险的预防措施。

4 风险管理过程

4.1 安全领导

确定一位有足够经验的实验室安全负责人领导安全事宜。应给其充足的时间从事此工作。在小型实验室，需要的时间可能很少，但也可能会因实验室的复杂性而增加。

4.2 风险识别

安全负责人应与实验室资深人员一起列出实验室存在的、可能存在的以及可因工作而致的危险。列出那些不是直接由实验室引起的（如与建筑结构或外部环境有关的）风险亦很重要。

4.3 风险评估

安全负责人应与实验室资深人员密切配合，评估每一危险的风险等级，包括危险本身固有的以及作为一组相关危险组成部分的风险。风险评估要求评价工作特有的和环境的危险。应记录认识到的风险等级、受影响的对象、后果以及严重程度。

对已识别的风险进行评估后应形成风险评估报告。风险评估报告有以下要求：①报告内容应至少包括实验活动（项目计划）简介、评估目的、评估依据、评估方法/程序、评估内容、评估结论；②风险评估报告应注明评估时间及编审人员；③风险评估报告应经实验室设立单位批准。

4.4 风险排序

安全负责人应与实验室资深人员合作，按照要求当前、短期或长期降低风险的策略对风险进行排序。排序应基于潜在的伤害，而非经济因素，虽然经济因素不容忽视。在有些情况下，当风险超过任何潜在收益时，将不得不作出停止某专项活动的决定。

4.5 风险降低

医学实验室不可能完全没有风险。目的是考虑涉及的所有因素，尽可能降低风险。应制订并执行行动计划以将风险程度降低到有关各方（包括实验室内部以及受实验室工作影响的其他方）协议目标可接受的水平。实验室资深人员应在安全负责人的建议和协助下，负责行动的计划与实施。应仔细记录所做的决定及计划的行动，以及为何采取该行动的支持性资料。

4.6 风险策略评审

认真监督执行行动计划是降低风险策略的一部分。计划应在降低风险的过程中不断改进。尽管计划的实施取决于实验室资深人员的正确领导和安全负责人的称职指挥，但全体实验室人员均应参与。

4.7 实验室建立的安全体系的保持

建议定期对实验室人员进行安全意识培训，应保存培训的出勤和内容记录。建议定期对工作场所（包括实验区和非实验区）进行程序性的安全审核和（或）检查，至少每年一次，对风险增加的区域，应提高检查频率。应保持详细记录。指导手册、方法及操作指南文件中应包括相应的实用且完全可操作的安全信息。该信息应保持现行有效。所有新的设备和过程在运行前后均应进行风险评估，并实施适当的降低风险的策略。应对不利事件和事故彻底调查、形成文件并采取后续措施以减少再次发生的可能性。应鼓励所有人员识别潜在的危险并且工作方式不应使自己或他人置于风险中。

5 风险评估报告

实验室安全风险评估报告，见表1-10。

表1-10 实验室安全风险评估报告

实验室安全风险评估报告			
部门：		文件编号：	
审核人：		批准人：	
表格启用日期：			
评估项目：			
项目简介：			
评估依据：			
评估程序：			
评估内容：			
评估结论：			
改进措施：			
评估人： 审核人：		评估时间： 审核时间：	

第二节　临床分子诊断实验室安全管理

一、总则

分子诊断实验室安全管理是恰当地保护员工、患者和来访者的健康和安全的重要环节，实验室应当加强安全管理、生物安全管理及风险评估，严格执行相关法规和条例的规定，建立并落实相关规章制度和工作规范，以保证分子诊断实验室各项工作的安全有序运作，最大限度地预防和减少安全事故的发生。

二、临床分子诊断实验室安全管理要求

实验室安全包括生物安全、消防安全、电器安全、化学品安全、气体、辐射、环境安全和其他危害。参考 CNAS-CL36《医学实验室安全认可准则》相关要求，本部分主要介绍临床分子诊断实验室的安全管理要求，实验室生物安全管理和实验室防污染要求详见第三章设施和环境条件。

（一）管理要求

实验室或其所在的机构应有明确的法律地位和从事相关活动的资格。实验室管理层负责安全管理体系的设计、实施、维持和改进，应对所有员工和实验室来访者的安全负责。管理责任应由实验室负责人或指定的与其职位相当者承担。所有人员应有证明文件，表明其接受过使用医学（临床）实验室设施的潜在风险的相关培训。

（二）安全设计

1. 预先考虑　在考虑新建实验室或计划对已建的实验室进行结构改造时，应遵守相应的国家、地方建筑法规，包括对实验室的专用建筑安全标准。

2. 通用设计要求　分子诊断实验室的设计应保证对技术工作区域中微生物、化学、放射和物理危害的防护水平控制与经过评估的风险程度相适应，并为关联的办公区域和邻近的公共空间提供安全的工作环境，以降低周围社区的风险。

3. 物理环境　分子诊断实验室的物理环境如照明、温度、通风、噪声、工效学因素等方面应保证人员的安全与舒适，应有专门的设计适用于防护对个体有中度到高度风险的微生物。实验室的每个出口和入口应可分辨，有安全设置和出入权限设置，紧急出口应有标记以和普通出口区别开来。

三、临床分子诊断实验室安全管理文件

（一）实验室安全负责人

应任命一名有适当资格和经验的实验室安全负责人协助管理层负责安全事务。安全负责人应制订有效的实验室安全计划，并维护和监督。有效的实验室安全计划应包括教育、指导和培训、审核和评价以及促进实验室安全行为的程序。实验室安全负责人的资质和职责应有文件详细规定。

（二）程序文件

实验室的标准操作程序应包括对涉及的任何危险以及如何在风险最小的情况下开展工作的详细指导书。指导书应包括以下内容：安全责任、安全计划、安全手册、安全培训、

安全工作、生物安全、化学品安全、放射安全、防火、紧急撤离、电气设备、标本运送、事件记录/报告、临床废物处置程序等。负责工作区活动的管理责任人每年应对这些程序至少评审和更新一次。

（三）安全手册

要求所有员工阅读的安全手册应在工作区便于得到。手册应针对实验室的需要，主要包括（但不限于）以下几方面：①消防；②电气安全；③化学品安全；④辐射；⑤微生物危险；⑥危险废物处置。安全手册应包括从工作区撤离和事件处理方案的详细说明。实验室管理层每年至少应对安全手册评审和更新一次。实验室中其他可用的信息来源还包括（但不限于）实验室涉及的所有化学品和制剂的材料安全数据单（MSDS），其他的参考资料包括教科书和权威性杂志文献。

（四）危险标识

应系统而清晰地标识出危险区，且适用于相应的危险。在某些情况下，宜同时使用标记和物理屏障标识出危险区。使用危险标识的区域和物品应包括：工作区的所有进出口提示存在的危险的标识、在实验室或实验室设备上使用的具体危险材料、火险以及易燃、有毒、放射、有害和生物危险材料标识。实验室管理者应负责定期评审和更新危险标识系统，以确保其适用现有已知的危险。该活动每年应至少进行一次。

（五）培训

实验室负责人应保证实验室所有相关人员（包括运输和清洁人员）安全培训计划的实施。应当强调对安全工作行为的培训。全面的培训计划始于书面的规划，应包括对新员工的指导以及对有经验员工的周期性再培训。应要求所有员工在某一领域工作前阅读适用的安全手册。应书面确认员工已接受适当的培训和阅读、理解了安全手册，包括上述活动的执行日期。安全培训计划至少应有消防及其预备状态、化学和放射安全、生物危险和感染预防。课程应按照岗位制定，应适当考虑怀孕、免疫缺陷和身体残障情况。应有一套系统以评价每个员工对提供给其信息的理解情况。

（六）安全计划的审核及检查

安全负责人应对安全计划每年至少审核和评审一次，并确保完成审核中提出的需要采取的全部措施。

实验室安全负责人负责确保执行安全检查。每年应对工作场所至少调查/检查一次，检查工作应包括：火灾应急装备、警报系统、撤离程序、危险品管理程序和物品、去污染和废物处理程序的状态和使用正常。安全委员会参与安全调查是良好行为。

（七）事件、伤害、事故和职业性疾病的报告

实验室应有报告实验室事件、伤害、事故、职业性疾病以及潜在危险的程序。所有事件（包括伤害）报告应形成档案文件，报告应包括事件的详细描述、原因评估、预防类似事件发生的建议以及所采取的措施。事件报告（包括补救措施）应经高层管理者、安全委员会或实验室安全负责人评审。

（八）记录

主要包括（但不限于）以下几方面：

1. 职业性疾病、伤害和不利事件记录 应有机制记录并报告职业性疾病、伤害、不利事件或事故以及采取的相应措施，同时应尊重个人隐私。应保持人员培训记录，包括对

每一员工的安全指导和安全预备状态的年度更新资料。

2. 风险评估记录　应有正式的风险评估体系。除所要求的对工作场所的正式风险评估之外，应用安全核查表也是记录和将评审计划文件化的适宜方法。

注：安全审核和事件趋势分析记录机制有助于确保补救措施的实施。

3. 危险废物记录　危险废物处置记录应是安全计划的组成部分。危险废物处置、风险评估、安全调查记录和所采取行动的记录应可查阅，并按国家或地方法规要求的期限保存。

附录 1-6　临床分子诊断实验室安全管理程序

1　目的

建立实验室安全管理程序，对实验室的防火、防盗、用电等安全问题进行管理，确保实验室的人身安全和财产安全。

2　范围

适用于检验科分子诊断组。

3　职责

3.1　安全管理小组分为生物安全管理人员、实验室安全管理员（含消防安全管理员）、信息系统管理人员，分别管理检验科的生物安全、实验室日常安全以及计算机网络安全。安全管理小组成员由组长提议，检验科主任批准。

3.2　检验科主任每年评审安全管理小组人员工作，审核批准安全管理工作报告。

3.3　质量负责人监督安全管理小组日常工作。

3.4　分子诊断组工作人员严格执行安全制度及相关操作规程。

4　安全管理程序

4.1　实验室安全管理制度

4.1.1　要严格执行医疗管理法律法规、医院安全管理规定，加强实验室安全的监督和管理，对可能影响检验工作的安全隐患进行控制。

4.1.2　实验室和通道内必须配置足够的安全防火设施。消防设备要符合要求，定期检查保养，大型精密仪器室应安装烟火自动报警装置。

4.1.3　走廊、楼梯、出口等部位和消防安全设施周边要保持畅通，严禁堆放物品，并不得随意移位、损坏和挪用消防器材。

4.1.4　易燃、易爆物品专人专柜存放保管，并符合危险品的管理要求。剧毒药品应由双人保管，双锁控制，存放于保险箱内。建立易燃、易爆、剧毒药品的使用登记制度。

4.1.5　普通化学试剂库设在检验科内，由专人负责，并建立试剂使用登记制度。领用时应符合审批手续，详细登记领用日期、领用量、剩余量，并由领用人签字。

4.1.6　凡使用高压、燃气、电热设备或易燃、易爆、剧毒药品试剂时，操作人员不得离开岗位。

4.1.7 各种电器设备，如电炉、干燥箱、保温箱等仪器，以实验室为单位由专人保管，并建立仪器卡片。

4.1.8 做好电脑网络安全工作，防止病毒入侵，防止信息泄露。

4.1.9 每天下班前各实验室应检查水、电安全，并关好门窗。确保无安全隐患后，方可锁门离开。值班人员要做好节假日安全检查工作。

4.1.10 检验过程中产生的废物、废液、废气、有毒有害的包装容器和微生物污染物均应按属性分别妥善处理，以保证环境和实验室人员的安全和健康。

4.1.11 任何人发现有不安全的情况，均应及时报告，并迅速处理。

4.1.12 科主任要定期检查安全制度的执行情况，并经常对员工进行安全教育。每月召开一次安全工作全员会议，总结排查安全隐患或安全事故，提出并实施整改措施。

4.2 安全培训

实验室应当对实验人员进行其所从事工作及实验室全部设施中潜在风险的安全培训，培训标准参照国家标准 GB 19489—2008《实验室生物安全通用要求》，培训内容包括但不限于下列要素：

4.2.1 安全和健康规定；

4.2.2 书面的工作程序包括安全工作行为；

4.2.3 教育及培训；

4.2.4 对工作人员的监督；

4.2.5 常规检查；

4.2.6 危险材料和物质；

4.2.7 健康监护；

4.2.8 急救服务及设备；

4.2.9 事故及病情调查；

4.2.10 健康和安全委员会评审；

4.2.11 记录及统计；

4.2.12 确保落实审核中提出需要采取的全部措施的计划；

4.2.13 为每个领域特制的检查表可有效地协助审核工作。

4.3 安全检查

实验室管理层有责任确保安全检查的执行。每年应对工作场所至少检查一次，以保证：

4.3.1 应急装备、警报系统和撤离程序功能及状态正常；

4.3.2 用于危险物质泄漏控制的程序和物品状态，包括紧急淋浴；

4.3.3 对可燃易燃性、可传染性、放射性和有毒物质的存放进行适当的防护和控制；

4.3.4 去污染和废弃物处理程序的状态；

4.3.5 实验室设施、设备、人员的安全状态。

4.4 实验室其他安全

4.4.1 为确保实验室和个人安全，实验室应采取电子门禁等方式限制外来人员的进入。非本科室人员未经许可不得随意进出实验室。允许进入者，需接受我科工作人员的指引，注意安全、避免生物污染，必要时穿上干净的防护服，并在《外来人员登记表》上登记。

4.4.2 加强科室物品和资料的保密工作。未经许可,任何人不得将检验科内部资料和文件(包括检测报告、原始数据等)提供给无关人员,不得将科室物品随意带出或借出实验室。

5 相关表格

《外来人员登记表》
《实验室安全巡查登记表》

附录 1-7 临床分子诊断实验室应急处理程序

1 目的

适用于临床分子诊断工作中对突发事件立刻进行的应急处理。

2 适用范围

临床分子诊断实验室工作人员应对各突发事件时。

3 职责

实验室工作人员在职责范围内均有责任熟悉各种仪器和相关设备的性能、要求、维护和保养、常见故障的排除,尤其要严格按照操作规程操作,同时均有责任有意识地注意以求及时发现并报告仪器设备和试剂的异常情况。实验室负责人负责在第一时间检查核实应急措施的有效性。

4 工作程序

4.1 仪器设备故障

4.1.1 实验室负责人接到异常情况报警后,立即现场确认异常情况的性质:观察有误、误操作、偶发现象或确属不能立即排除的故障。

4.1.2 用红牌故障标志标示故障仪器,以防被错误使用。

4.1.3 有满足要求的替用设备时,启用替用设备(准用仪器)。借用其他部门仪器设备时,及时联系借用并核实该设备的使用状态。替用、借用或备用设备的使用在满足质量要求的同时,必须同时满足实验室管理措施(特别是防污染)的要求。

4.1.4 不能解决的问题,应及时与供应方会同解决。根据双方合同约定,及时通知供应方。供应方技术支持人员将在规定的时间内随身携带备用设备到达现场。

4.1.5 仪器维修后,必须经验收合格并供需双方签字,调试实验通过后才能重新启用。取下红色故障标示(暂停使用),换上绿色正常标示(正常使用)。

4.1.6 实验室主任须检查并随时跟踪所采取措施的有效性。

4.1.7 对未能及时排除故障时,必须及时上报科室,在科主任批准下,应积极联系附近的其他已得到国家卫生健康委临床检验中心认证的临床基因扩增检验实验室检验,以满足患者和临床或科研需求。

4.1.8 试剂盒质量发生问题,经核实后,及时通知供货商并迅速更换另一批次试剂,使用前需先行质量检测，合格后方可使用。

4.1.9 仪器设备故障或试剂质量问题不能得到解决，预期将会影响到检测报告的及时发出，可将标本送至其他已得到卫生部临床检验中心认证的临床基因扩增检验实验室检测；如已影响到报告的及时发出，应在门诊取报告处向患者公告及向相关管理部门如医务部通报。

4.1.10 影响到检测报告发出的情况，应在应急处理记录表作记录。

4.2 意外事故应对方案和应急程序

4.2.1 潜在危害性气溶胶的释放（在生物安全柜以外）：所有人员必须立即撤离相关区域，任何暴露人员都应接受医学咨询。立即通知实验室负责人和科室安全主管。为了使气溶胶排出和使较大的粒子沉降，1 小时内严禁人员入内。如果实验室没有中央通风系统，则 24 小时内严禁人员进入实验室。应张贴"禁止进入"的标志。过了相应时间后，在生物安全主管的指导下清除污染。应穿戴适当的防护服和呼吸保护装备。

4.2.2 容器破碎及感染性物质的溢出：立即用布或纸巾覆盖受感染性物质污染或受感染性物质溢洒的破碎物品。然后在上面倒上消毒剂，并使其作用适当时间。然后将布、纸巾以及破碎物品清理掉；玻璃碎片应用镊子清理。然后再用消毒剂擦拭污染区域。如果用簸箕清理破碎物，应当对他们进行高压灭菌或放在有效的消毒液内浸泡。用于清理的布、纸巾和抹布等应当放在盛放污染性废弃物的容器内。在所有这些操作过程中都应戴手套。如果实验表格或其他打印或手写材料被污染，将这些信息复制，并将原件置于盛放污染性废弃物的容器内。

4.2.3 火灾和自然灾害：事先告知消防人员和其他服务人员哪些房间有潜在的感染性物质。要安排这些人员参观实验室，让他们熟悉实验室的布局和设备。发生自然灾害时，应就实验室建筑内和（或）附近建筑物的潜在危险向当地或国家紧急救助人员提出警告。只有在受过训练的实验室工作人员的陪同下，他们才能进入这些地区。感染性物质应收集在防漏的盒子内或结实的一次性袋子中。由生物安全人员依据当地的规定决定继续利用或是最终丢弃。

附录 1-8 实验室腐蚀性、易燃、易爆物、毒性试剂保管使用程序

1 目的

分子诊断实验室有许多腐蚀性、易燃、易爆物和毒性试剂，属化学危险物品。规范实验室化学危险物品的保管和使用，防止紧急事故的发生，正确应对已发生事故，保证实验室人员与设施的安全。

2 适用范围

适用于检验科分子诊断组。

3 职责

3.1 科室管理层组织编写和发布危险品保管和使用程序，监控程序的实施和检查，

持续改进。

3.2　专业组组长和各关键岗位人员发现和识别程序中的不足，并积极反馈，提出整改意见。

3.3　实验室管理人员有责任向工作人员介绍化学危险物品，实验室技术人员有责任熟悉并向同事介绍化学危险物品和遵照安全操作。

4　化学危险物品分类（根据本院检验科实际使用情况）

4.1　腐蚀品

腐蚀品是接触人体后给人造成可见损伤和不可逆改变的物质。腐蚀性化学废弃物是指pH 小于 2.1 或 pH 大于 12.5 或对钢（SAE1020）的腐蚀力超过 0.635cm/ 年（55℃）的物质。例如：盐酸。

4.2　毒性试剂

毒害品是吸入、食入或少量接触即可引起严重生物效应的物质，例如溴化乙锭（EB），焦碳酸二乙酯（DEPC）等。

4.3　可燃烧物

可燃烧物指任何可燃烧的化学物品，包括可燃物和易燃物，如无水乙醇。

4.3.1　易燃液体（燃点低于 38℃）可分为以下几个级别：

1A 级：燃点低于 22℃；沸点低于 18℃

1B 级：燃点低于 22℃；沸点高于 18℃

1C 级：燃点高于 21℃低于 38℃

4.3.2　可燃液体（燃点高于 38℃低于 60℃）可分为以下几个级别：

ⅢA 级：燃点高于 60℃低于 94℃

ⅢB 级：燃点高于 94℃

4.4　易爆物

易爆化学物品是指能迅速发生剧烈化学变化的不稳定物质。爆炸性分解可在正常温度和压力下发生。例如：肼。

5　腐蚀性、易燃、易爆物和毒性试剂的储存

5.1　腐蚀性物和毒性试剂的保管储存

5.1.1　实验室应指定专人协调和负责实验室腐蚀性物和毒性试剂，记录出入库量，分类存放，存储处必须上锁，专人保管钥匙。

5.1.2　储存：远离热源，干燥、通风、阴凉处存储，在近离地面处储存以减小掉下的危险。

5.1.3　酸性试剂瓶的搬运：搬运体积超过 500ml 的浓酸试剂时，必须用运载拖车。

5.1.4　个人防护装备：使用腐蚀性物品场所的工作人员应该穿戴手套和其他个人防护装备。

5.1.5　溅溢：使用任何化学物品之前，应安排好处理容易破碎或溢出的物品的容器。

5.1.6　急救设备：使用腐蚀性物品的场所，应设有合适的急救沐浴设施。

5.2 易燃、易爆物的储存

5.2.1　实验室应指定专人协调和负责处理实验室的易燃、易爆物，记录出入库量，分类存放，存储处必须上锁，专人保管钥匙。

5.2.2　储存：易燃易爆液体应在合格的容器里储存，远离热源，干燥、通风、阴凉处存储，分装时应有明确的易燃和可燃性标记，工作储备量控制在最低限度。

5.2.3　储存柜：储存可燃性液体的仓库应远离明火和其他热源。

5.2.4　冰箱：可燃性液体如需要在冰箱内存放，该冰箱的设计必须符合避免产生蒸汽燃烧的要求。实验室所有的冰箱门都应标明可否用于存放易燃、可燃性液体。禁止用冰箱储存易燃液体。如果确实需要，应存放在专门的防爆冰箱内，冰箱应远离火源。

6　腐蚀性、易燃、易爆物和毒性试剂的使用

6.1　使用时必须穿戴手套和其他必要的个人防护装置（防护口罩、帽子和眼镜等）。

6.2　拿取、存放时必须遵守保管人员的安排，做好出入库记录。

6.3　易燃性液体的供应量应控制在有效并安全进行实验的最小量。待处理的用过的可燃性液体也应计算在内。瓶装的氧气和可燃气的供应，应控制在最小需求量，通常不超过一罐。

6.4　从储藏装置倒出易燃液体，应在专门的储藏室或通风橱内进行。

6.5　加热易燃易爆液体（燃点低于94℃）必须在通风橱进行，不能用明火加热。

6.6　腐蚀性和毒性试剂使用时操作小心必须防止溅出，挥发性试剂必须戴口罩在通风橱中进行操作。

7　紧急处理

检验科必须重视发生化学危险品溅溢的可能性。有关工作人员都应接受培训，以掌握处理突发事故的知识。培训应包括化学危险物品溅溢的识别，熟悉向管理部门通报的方法和保护自身安全应采取的措施。在多数溅溢事故中，实验室可以决定撤离的区域，并通知有关专业部门处理。如果由外部专门机构处理溅溢物，则实验室就必须中断工作，直到隐患排除。

8　废弃化学物品处理

所有废弃化学物品都应按危险物品处理，除非能够确定它们的性质。清洁溅溢有害物质的所用材料，包括吸附物和中和物，都被认为是有害废弃物。

8.1　专职人员
实验室应指定专人协调和负责处理实验室有害化学废弃物。

8.2　容器
化学废弃物应放置在密闭、有盖的容器中。

8.3　标签
化学废弃物的包装应有标记（结合医疗废物的处理）。

8.4　运输
实验室应指定专责人员负责废弃物的转运，在指定的废弃物堆放场所存放处理。

9　相关表格

《化学危险品出入库记录》

附录 1-9　非药品类易制毒化学品管理程序

1　目的

建立非药品类易制毒化学品采购、使用、储存和报废规定。

2　范围

适用于本单位非药品类易制毒化学品规范管理。

3　管理责任人

保卫处、设备处、医教处、科研处、使用科室负责人。

4　采购

4.1　要严格按照《中华人民共和国禁毒法》和《易制毒化学品的管理条例》的规定进行采购。

4.2　易制毒化学品的采购由我院设备处采购部门指派专人持证统一购买，任何部门及个人不得擅自购买。

院内流程如下：

申请科室提交易制毒化学品申请经科室负责人审批，各课题组向科研公共实验室上报易制毒化学品采购申请，由科研公共实验室统一汇总采购计划，再提交主管部门（医教处、科研处）审批后交设备处采购部门，设备处采购部门采购员汇总后向越秀区公安局申报，按规定在公安局指定信息系统上提交申请，经流程审批同意后，设备处采购员上网打印"易制毒化学品购买备案证明"，向具有供货资质的供应商出示相关证明执行采购，并由具有配送资质的配送商按公安局规定要求配送。

4.3　购买易制毒化学品的，应当在购买前将所需购买的品种、数量，向当地公安局备案。

4.4　对易制毒化学品的供货商和配送商要查验供货方资质及配送资质，并向供货方出具我院购买证明。

4.5　相关的易制毒化学品的采购证明材料复印件要保存 1 年备查。

4.6　要求供货方送货到我院指定验收场所。

4.7　采购人员应掌握易制毒化学品的有关知识。

5　保管

5.1　易制毒化学品由使用科室储存保管，专柜储存，专人管理。

5.2　易制毒化学品专用仓库，应当符合有关安全、防火规定，并根据物品的种类、性质，设置相应的通风、防爆、泄压、防火、防雷、灭火、防晒、消除静电等安全设施。

5.3　保管员要全面掌握易制毒化学品的有关知识，了解易制毒化学品的物理性质和化学性质及安全保管要求。

5.4　要随时了解易制毒化学品库的库存、实物的情况；物品摆放要符合规定，做到分类安全合理、摆放整齐，并配备消防器材。

5.5　要建立专门的易制毒化学品进出登记台账，如实记录日常进出的品种、数量、日期、领用人、保管人等情况，并保存 1 年备查。

5.6　人员进出仓库必须严格管理，禁止领用人单独进入易制毒化学品库，库门要随开随锁。

5.7　如发现易制毒化学品丢失、被盗、被抢或者其他流入非法渠道的情形，要立即向上级和保卫处汇报，采取必要的控制措施，由保卫处立即向当地公安机关报告，同时由院办向药监局和卫生局报告。

6　领用

6.1　领用人须熟知易制毒化学品的有关知识。

6.2　领用人进出库房须在保管人员带领下领取，不得私自进出易制毒化学品库。

6.3　易制毒化学品的领用量应尽量满足教学科研单次使用量，不应大批量领取积压。

6.4　领用人应按照保管人员的要求在相关的领用凭证上签字。

6.5　领用人在易制毒化学品的领用、运输过程中要注意使用安全盛器盛放运输，确保安全。

7　使用

7.1　使用部门及个人应认真学习关于易制毒化学品的知识，掌握危险物品的安全防护知识，严格遵守各项安全操作规程。

7.2　性质相抵触的生产备料不得放在同一区域，必须隔离清楚。

7.3　盛装腐蚀性物品的容器应认真选择，具有氧化性、酸性类物品不能与易燃液体、易燃固体、自燃物品和遇湿燃烧物品装，酸类物品严禁与氰化物相遇。

7.4　使用剧毒物品场所及其操作人员，必须加强安全技术措施和个人防护措施。个人防护措施有：

7.4.1　配备专用的劳动防护用具和器具，专人保管，定期检修，保持完好。

7.4.2　严禁直接接触剧毒物品，不准在使用剧毒物品的场所饮食。

7.4.3　正确穿戴劳动防护用品，工作结束后必须更换工作服，清洗后方可离开作业场所。

7.4.4　盛装易制毒化学品的容器，使用前后，必须进行检查，消险隐患，防止火灾、爆炸、中毒等事故发生。

7.4.5　化学危险物品的包装与标志必须符合国家的有关规定，包装必须坚固、完整、严密不漏，外表面清洁，不粘附有害的危险品。危险品的标志清晰。

7.4.6　在使用过程中，轻拿轻放，如发生破损、泄漏情况，启动科室应急预案，迅速撤离泄漏污染区人员至安全区，并进行隔离，严格限制出入。建议应急处理人员戴自给正压式呼吸器，穿防静电防毒工作服。不要直接接触泄漏物。尽可能切断泄漏源。按照品种、泄漏量进行对应处理，并立即向科室负责人、保卫处和设备处上报。

8 报废

8.1 易制毒化学品的废弃处理，必须制定周密的安全保障措施，并经主管部门（医教处、科研处）批准后方可处理。

8.2 使用过程中产生的易制毒化学品，如废水、废气、废渣等必须经处理，符合国家有关规定后方可排放，凡能互相起化学反应成新的危害的废物不能混在一起排放。

8.3 易制毒化学品用后的包装箱、纸、袋、瓶、桶等必须严加管理，由医院后勤总务处统一收集，后报市环保局集中处理。

8.4 凡拆除的容器、设备和管道内带有易制毒化学品的，必须清洗干净，验收合格后方可报废。

9 易制毒化学品目录

9.1 第一类

1- 苯基 -2- 丙酮、3，4- 亚甲基二氧苯基 -2- 丙酮、胡椒醛、黄樟素、黄樟油、异黄樟素、N- 乙酰邻氨基苯酸、邻氨基苯甲酸、麦角酸*、麦角胺*、麦角新碱*、麻黄素、伪麻黄素、消旋麻黄素、去甲麻黄素、甲基麻黄素、麻黄浸膏、麻黄浸膏粉等麻黄素类物质*。

9.2 第二类

苯乙酸、醋酸酐、三氯甲烷、乙醚、哌啶。

9.3 第三类

甲苯、丙酮、甲基乙基酮、高锰酸钾、硫酸、盐酸。

9.4 说明

9.4.1 第一类、第二类所列物质可能存在的盐类，也纳入管制。

9.4.2 带有 * 标记的品种为第一类中的药品类易制毒化学品，第一类中的药品类易制毒化学品包括原料药及其单方制剂。

第三节 临床分子诊断实验室文件控制管理要求

一、总则

实验室应将质量管理体系要求文件化，并规范文件控制的管理，确保质量管理体系文件的有效使用，及时对文件进行更新，并防止意外使用废止文件。

二、文件及文件控制程序

文件是指所有信息或指令，包括政策声明、使用说明、流程图、程序、规程、表格、校准表、生物参考区间及其来源、图表、海报、公告、备忘录、软件、画图、计划书、协议和外源性文件如法规、标准和提供检验程序的教科书等。

实验室质量管理体系文件按照来源分为内源性受控文件和外源性受控文件两大类。内源性受控文件是指实验室内部编写、制定与批准的质量体系文件，包括质量手册、程序文件、作业指导书、各类质量记录和技术记录等。外源性受控文件是指与检测工作有关的外来技术性文件，例如正式出版的技术标准、规范、法规、试剂说明书、仪器说明书、操作指引等。

实验室应建立文件控制管理程序，对所有内部文件的编写、审核、批准发布、标识、保存、修订、废止等进行详细规定，对构成质量管理体系文件的所有文件和信息（来自内部或外部的）进行控制，从而保证文件的正确性和有效性。

三、文件控制管理的要求

1. 组成质量管理体系的所有文件，包括计算机系统中维护的电子文件，均应按受控文件管理，在发布前经授权人员审核并批准。

2. 所有与质量管理体系有关的文件均应唯一识别，包括：标题、每页均有的唯一文件识别号、当前版本的日期和（或）版本号、页码和总页数、授权发布等。

3. 实验室应建立一个现行文件版本的有效性控制记录，包括文件的审批记录、发放记录及现行受控文件清单，以方便检索和管理。

4. 所有受控文件应有一份副本存档，由实验室主任规定其保存期限，至少保留一份废止文件。这些受控文件可以以适当的形式保存，不限定为纸张，如硬盘、光盘、磁带、胶片等。文件的保存期限和方式还应遵循国家、地区和当地有关文件的规定。

5. 在相关使用场所，只有经审核与批准的现行文件版本方可使用。无效或已废止的文件应立即撤离使用场所，或加以明确标识以确保不被误用。任何部门和个人不得继续使用无效或废止的文件。存留或归档的已废止文件，也必须有明显标识，如红色的"作废文件"字样，但不限于该形式。

6. 实验室根据文件的内容和现时的具体情况，定期对文件进行评审、修订，并经授权人员审核和批准后，方可使用。应在文件管理控制程序中对文件的修订和改版作出详细的规定，特别是如需在文件再版之前对文件进行手写修改，则应确定修改的程序和权限，修改之处应有清晰的标注、签名并注明日期，修订的文件应尽快正式重新发布。

附录 1-10　临床分子诊断实验室文件控制管理程序

1　目的

本程序对临床分子诊断实验室各种受控文件的编写、审核、批准及发布进行规范化的管理和控制，保证实验室现场和各部门使用现行有效的文件，防止误用失效或作废的文件。

2　适用范围

适用于临床分子诊断实验室所有受控文件。

3　职责

3.1　专业组组长负责组织实验室人员编写作业指导书，负责审核作业指导书；若编写者为组长，则由技术主管审核。

3.2　文档管理员负责相关文件的收发、归档和管理。

4　管理程序

4.1　文件编写

组长组织本组人员编写作业指导书及相关记录表格，内容也应符合实验室管理层确定的质量方针和质量目标、认可准则、应用说明、质量管理标准文件和相关法规或技术规范等要求，还应该遵从仪器制造商的建议。

4.2　文件审核

专业组组长及技术主管对作业指导书和相关记录表格进行审核，审核后的意见返回给编写人员进行修改。

4.3　文件的批准与发布

作业指导书、表格编写审核完成后，由检验科主任批准、签署发布。

4.4　文件修改和改版

使用人员或内审员发现不符合的地方时，可提出对文件修改的建议，由该文件的批准人确认是否进行修改。一般情况下，批准人应指定原编写者修改。修改之处应有清晰的标注、签名并注明日期。手写修改应在适当时间内修订成正规文件，收回原文件并加盖作废标识（但不局限于盖作废章，可通过销毁、回收至档案室等方法防止使用作废文件）。

4.5　受控文件管理要求

组成质量管理体系的所有文件，包括计算机系统中维护的电子文件，均应按受控文件管理，在发布前经授权人员审核并批准。

受控文件应有唯一性标识和（或）加盖受控章，受控标识由文档管理员负责处理。

（1）内部编写的受控文件一份作为副本（不限于纸质版）保存在实验室档案库中，另一份为现行文本发放至相关岗位。各组内的受控文件由组长负责管理，并保证在工作现场易于取阅。外来受控文件一般保存在档案库中，由文档管理员负责管理。

（2）内源性受控文件的分发应在《文件分发管理登记表》上进行登记，记录分发号，适用时加盖受控标识。

（3）外来文件须由检验科主任确认是否受控，如需受控则在《外来文件受控登记表》上登记。

（4）文档管理员应建立现行受控文件清单，登记《受控文件一览表》，以方便检索和管理。

（5）受控文件的副本和现行文本应安全保管，保证不变质、不涂抹，不破损、不丢失。

（6）受控文件未经检验科主任批准不得复制、外借、外传。文件和资料的借阅由文档管理员在《文件借阅登记表》上登记，并限期归还。

（7）本实验室人员离职或离岗时应交回所持有的受控文件。

4.6　作废文件的处理和销毁

（1）监督员应监督该组使用的文件是否有效，如发现存在已经作废的文件，应尽快通知文档管理员予以处理。

（2）文档管理员负责收回旧版本文件或无效文件，并做好记录。

（3）未被销毁的作废文件，由文档管理员标注上红色的"作废"标识和（或）放置在非使用场所，以防止误用。

（4）对需要销毁的文件，由文档管理员填写《文件销毁申请表》，经检验科主任审核批准后，由文档管理员组织至少两名科室人员负责销毁。

5　支持性文件

LAB-PF-***《实验室信息管理程序》

LAB-PF-***《记录控制和管理程序》

6　质量记录

《文件分发管理登记表》

《受控文件一览表》

《文件借阅登记表》

《外来文件受控登记表》

《文件更改申请表》

《归档记录控制清单》

《文件销毁申请表》

《文件销毁记录表》

《文件信息表》

第四节　临床分子诊断实验室沟通和咨询服务

一、总则

实验室应有与员工进行沟通的有效方法，实验室应建立与用户沟通的程序，针对实验室所提供服务是否满足用户需求和要求征求用户反馈。

实验室应配置专业的咨询服务人员，提供检测前和检测后的咨询服务并明确其方式和途径，以满足检验项目选择、患者知情同意等的需要。实验室应建立科学、系统的结果解释方案，提供结果的解释意见。

二、沟通

为保证质量管理体系的有效运行，实验室管理层应有与员工进行沟通的有效方法，并应保留在沟通和会议中讨论事项的记录。

实验室管理层应确保在实验室内部及其外部利益方之间建立适宜的沟通程序，并确保对实验室检验前、检验过程、检验后过程以及质量管理体系的有效性进行沟通。

三、咨询服务

咨询服务是指通过沟通交流，为客户提供解决问题帮助的过程。通过咨询服务，为实验室服务对象提供正确信息，给予有效建议，提出解决办法，帮助实验室服务对象作出决定。

咨询服务应由适当的专业人员提供。实验室可以选择适当人员组成咨询服务小组，由实验室主任指定或亲自担任组长，指导、规范小组成员日常咨询服务工作。

咨询服务可以分为主动咨询服务和被动咨询服务，实验室应多提供主动咨询服务。咨询服务内容可包括：①为选择检验和使用服务提供建议，包括所需样品类型、临床指征、检验程序的局限性以及检验的频次；②为临床病例提供建议；③为检验结果解释提供专业判断；④定期与临床医师讨论如何有效利用实验室服务，就学术问题进行咨询，并将其内容形成记录归档；⑤咨询科学和后勤事务，如样品不满足可接受标准的情况；⑥为检验工作中影响服务质量的情况给予合理的解释说明。

四、遗传咨询和个体化用药咨询服务要求

1. 遗传咨询服务《遗传病相关个体化医学检测技术指南（试行）》（原国家卫生和计划生育委员会医政医管局 2015 年印发）关于遗传咨询有如下要求：遗传咨询是产前诊断必需的环节，所有地中海贫血产前诊断的申请必须建立在遗传咨询的基础上。接诊医生或临床遗传咨询医师在遗传咨询过程中，应向要求产前诊断的孕妇和亲属提供诊断和胎儿有关信息，包括遗传规律、胎儿出现各种基因型和罹患地中海贫血的风险率、疾病的严重程度及其危害和预后；并详尽介绍产前诊断的方法、实施过程、成功率和局限性；羊膜腔穿刺术是一种创伤性手术过程，对母亲和胎儿都有可能产生危害和风险，应尽量采用减少并发症的措施等。在遗传咨询中获得的任何信息，若没有当事人的同意，绝对不能透露给他人，以确保当事人的隐私权。产前诊断必须充分尊重孕妇及其亲属的意愿，保证孕妇和亲属的知情同意权。在签署书面知情同意书后，医务人员方可实施产前诊断。

2. 个体化用药咨询根据《肿瘤个体化治疗检测技术指南（试行）》（国卫医医护便函〔2015〕240号）、《药物代谢酶和药物作用靶点基因检测技术指南（试行）》（国卫医医护便函〔2015〕240号），个体化医学分子诊断实验室应配备具有相关资质，并取得原国家卫生和计划生育委员会个体化医学检测培训基地培训合格证的个体化用药咨询人员，对检测项目提供咨询服务，负责对检测报告在临床上出现的各种情况进行解释和检后服务。

附录 1-11　临床分子诊断实验室沟通程序

1　目的

建立并完善分子诊断实验室沟通程序，确保对质量管理体系的有效性进行沟通，以发现和解决相关问题，促进实验室内部及外部的各部门和层次之间人员的信息交流。

2　范围

本程序适用于分子诊断实验室内部的沟通以及与临床、护理、后勤等与质量体系相关

的各个相关方的沟通。

3　职责

3.1　实验室主任负责沟通程序的指导、统筹、规范和组织，并负责改进有关的沟通方式或沟通程序；

3.2　技术主管负责与技术要素相关活动的沟通，发现和解决相关问题；

3.3　质量主管负责与检验质量和服务相关活动的沟通，发现和解决相关问题，并验证所有沟通活动的有效性；

3.4　分子诊断组长、质量监督员、低耗品管理员、青年文明号号长等人员负责具体实施沟通活动，确保沟通工作有序、有效地进行；

3.5　分子诊断实验室所有人员履行沟通程序管理要求，做好相关沟通工作，确保质量管理体系的有效性；

3.6　文档管理员负责沟通工作的记录，交由质量主管审核后归档保存。

4　工作程序

4.1　沟通的内容

4.1.1　内部沟通

4.1.1.1　实验室管理层（包括实验室主任、技术主管、质量主管等）关于分子诊断实验室的发展计划、质量管理、人员管理、教学和科研管理等涉及实验室发展的重要事项在作出决定前应进行充分沟通。

4.1.1.2　实验室管理层与分子诊断组组长、试剂管理员、质量监督员、各级别技术人员、文员等应就科室服务质量和水平的完善及改进进行沟通，对影响质量管理体系的问题及时反馈并改进。

4.1.1.3　分子诊断组组长与组员、组员与组员之间针对本组的质量与服务问题进行沟通，以识别质量与服务等方面的不足并改进。

4.1.1.4　分子诊断实验室人员只要识别到有影响质量体系有效运行的问题，就应主动采取措施与相关方进行沟通，并向质量主管汇报，必要时提交检验科管理层。

4.1.1.5　分子诊断组与其他组之间的沟通，包括咨询服务、科内组间标本转检、对患者结果的跨专业审核与讨论等。

4.1.1.6　分子诊断组定期（一般每周一次）召开例会，实验室全部员工参加，进行内部沟通，传达医院相关资讯，提出需要沟通的问题。

4.1.1.7　实验室人员之间的沟通包括每天的交接班内容（标本、仪器、值班概况描述）、值班人员的换班等，换班需经值班双方人员同意后提出申请，并报科室行政秘书批准后方可执行。

4.1.1.8　沟通的主要内容包括但不限于以下方面：工作制度、人员资质、岗位职责等；考勤制度、值班制度、轮岗制度、奖惩制度、档案管理制度、药品管理制度、消耗品管理制度等；检验报告制度、信息反馈制度、报告单管理制度等；会议制度、质量管理制度、投诉与咨询服务管理制度等；药物临床试验管理制度、科研教学制度、业务学习与继续教育制度等；生物安全制度、卫生管理制度、科室安全制度、消防安全管理制度等。

4.1.2　外部沟通

4.1.2.1　涉及临床医生培训、危急值的报告、检验科检验质量与服务投诉、实习进修生管理等应与医教处和（或）相应临床科室进行沟通。

4.1.2.2　涉及护理人员培训、标本采集等应与护理部和（或）相应科室护士长和护理人员进行沟通。

4.1.2.3　涉及门诊患者关于检验质量与服务的需求、投诉、建议等应与门诊办或患者服务中心进行沟通。

4.1.2.4　涉及外部服务、试剂管理、仪器购置与维修等应与设备处等后勤相关部门进行沟通。

4.1.2.5　涉及实验室安全、生物安全、消防安全管理等问题应与医院感染管理部门、保卫处等进行沟通。

4.2　沟通的准备

4.2.1　沟通的内容分子诊断组应根据质量体系的运行情况，对可能或已经对体系有效性产生影响的问题及时汇总，确定与相关方沟通的内容。

4.2.2　参与沟通的人员分子诊断组根据沟通的内容、涉及的沟通层面等确定需要沟通的人员，并将沟通的时间和地点及时通知相关人员。

4.2.3　沟通的方式应根据沟通的内容和对象确定合适的沟通方式，以确保沟通有效。沟通方式可以多种多样，如科室会、质量例会、工作简报、会议、布告栏、内部刊物、互联网、行政网、谈话、评估和审核、管理评审等。

4.2.4　沟通的实施

4.2.4.1　每月至少召开一次质量管理会议，讨论上一个月质量体系运行情况，如室内质控总结报告，投诉及处理意见等。

4.2.4.2　由技术主管对分子诊断组进行不定期检查督导，发现体系运行中存在的问题，督促整改并由质量主管进行汇总。

4.2.4.3　实验室人员参与医院临床科室的查房或病例讨论，就查房过程中提出的与实验室相关的问题与临床、护理、后勤等人员进行沟通。

4.2.4.4　每年举行一次临床医生和（或）护理人员专题讲座，针对检验前质量控制的薄弱环节进行有针对性的培训，保证检验前过程的质量；传递检验新进展、新信息，以推动临床医生对检验服务的利用水平。也可通过行政网、互联网或内部刊物等方式进行这些培训。

4.2.4.5　需要时，由医教处和（或）护理部、门诊办等相关部门主持召开实验室与临床医护人员和（或）患者联系会议，听取服务对象的建议和意见，讨论如何更进一步提高检验质量和服务水平。

4.3　沟通有效性的验证

由质量主管进行沟通有效性的验证，包括沟通的方式是否合适，是否解决了相关问题，是否取得预期的效果等。

4.4　沟通记录

分子诊断实验室的沟通过程，应由沟通组织者及时记录，记录采用专用记录本或《沟通记录表》，记录内容包括沟通的内容、方式、参加沟通的人员、沟通的结论等。并不是所有沟通都需要记录，当影响面较广或对检验科的服务和质量有影响时，记录才是必需的。

5　支持性文件

LAB-PF-***《咨询服务管理程序》

LAB-PF-***《服务对象投诉处理程序》

LAB-PF-***《评估和审核程序》

LAB-PF-***《质量体系管理评审程序》

（徐建华　王　意　王丽娜　刘　丹　宋　霖）

第二章　临床分子诊断实验室人员管理要求

　　临床分子诊断实验室应对各岗位的职责、权限和相互关系进行规定。应制定文件化程序，对实验室人员进行管理，并保持所有人员记录，以证明满足相关要求。实验室应当有计划地对相关检测人员进行资格确认、培训、考核和监督，以保持和提高检测人员的质量意识、技术水平和业务能力，确保人员的资质满足检测要求。同时须确保实验室人员定期参加专业发展或其他学术交流活动，以适应学科发展对个人能力提出的新要求。

第一节　临床分子诊断实验室岗位设置及资质要求

一、总则

　　实验室管理层应确保对职责、权限和相互关系进行规定、文件化并在实验室内传达。此应包括指定一人或多人负责实验室每项职能，指定关键管理和技术人员的代理人。实验室应对所有人员的岗位进行描述，包括职责、权限和任务。实验室应对每个岗位的资质要求文件化，该资质应反映适当的教育、培训、经历和所需技能证明，并且与所承担的工作相适应。

二、岗位设置

　　实验室应当配备适当数量的人员，并保证所有人员得到适当的岗位职责配置，以保证检测结果的准确性和检测过程的高效率。

　　以遗传病检测实验室为例，遗传病检测实验室根据实验室规模及管理模式，可设置遗传咨询医师、实验室主任、技术负责人/技术主管、专业组长以及普通的技术人员等岗位。根据 CNAS-CL02-A009：2018《医学实验室质量和能力认可准则在分子诊断领域的应用说明》，临床分子诊断实验室应当至少具有 2 名检验/检查人员。

三、资质要求

　　实验室应制定程序，规定实验室管理和技术人员的专业、学术水平、教育培训情况需要符合相应检测项目的要求，规定进行检验结果的专业判断及评价，以及为实验室服务对象提供咨询服务和结果解释的人员，应具备适当的理论知识和实践背景，并应有近期的工作经验。资质要求包括但不限于：教育背景、培训经历、工作经历、工作岗位所需的技能证明如 PCR 上岗证等，而且这些资质要求都应与岗位工作性质相适应。

知识链接

《Director Assessment Checklist》（CAP Checklist，2017）TLC.10100：实验室负责人的资质要求，可因实验室的具体情况不同而异。

《Laboratory General Checklist》（CAP Checklist，2017）GEN.54750：实验室不同亚专业组负责人、主管、检测人员的资质要求，需依据该组所负责检测的复杂程度来制定，以检测人员的资质要求为例：豁免检测的操作人员需满足最低要求，具备培训和能力评估记录，此外无其他特殊要求。而中等复杂程度的检测，要求具有执业证书的医生；或临床检验、化学、物理或生物学博士学位；或医学技术、临床实验室、化学、物理或生物学硕士 /（副）学士学位；满足特定实验室培训 / 经验的高中毕业生（或相等水平）……

特定专业领域主管的资质要求在 CLIA（2003）条文［42CFR 493.1449］中可以找到。

---

1. 临床分子诊断实验室人员通用资质要求　根据 CNAS-CL02-A009：2018《医学实验室质量和能力认可准则在分子诊断领域的应用说明》，临床分子诊断实验室应至少有 1 名具有副高及以上专业技术职务任职资格，从事分子诊断工作至少 5 年的人员。临床分子诊断实验室负责人应至少具有中级专业技术职称、从事分子诊断工作至少 3 年。分子诊断实验室操作人员应经过有资质的培训机构培训合格取得上岗证后方可上岗（如经过省级以上卫生计生行政部门组织的临床基因扩增检验技术培训，并获得培训合格证书）。签发分子病理报告的医师应至少具有中级病理学专业技术职务任职资格，并有从事分子病理工作的经历。认可的授权签字人应至少具有中级专业技术职务任职资格，从事申请认可授权签字领域专业技术工作至少 3 年。

2. 临床分子诊断实验室特定岗位检测人员的资质要求

（1）遗传病个体化检测人员：《遗传病相关个体化医学检测技术指南（试行）》（原国家卫生和计划生育委员会医政医管局 2015 年印发）中提到，不同岗位的工作人员应当分别具备相应的技术及理论能力。我国目前尚无临床医学遗传专业技术职称，不同岗位人员的资质要求可以参考美国医学遗传学会（The American College of Medical Genetics and Genomics，ACMG）的相关文件，并结合实验室和本机构具体情况具体实施。从事分子遗传检测的 PCR 技术人员一般应当经过临床基因扩增检验技术人员上岗培训，取得 PCR 上岗证。从事遗传病产前筛查 / 产前诊断的技术人员，还应当符合《产前诊断技术管理办法》（中华人民共和国卫生部令第 33 号）的相关配套文件，如《从事产前诊断卫生专业技术人员的基本条件》等的相应要求。

根据《孕妇外周血胎儿游离 DNA 产前筛查与诊断技术规范》（国卫办妇幼发〔2016〕45 号），检测人员应当按照《产前诊断技术管理办法》（中华人民共和国卫生部令第 33 号）要求取得相应资质。孕妇外周血胎儿游离 DNA 筛查的临床报告应当由副高以上职称并具备产前诊断资质的临床医师出具发放。

（2）基因芯片诊断检测人员：根据《基因芯片诊断技术管理规范（试行）》（卫办医政发〔2009〕195号），从事基因芯片检验的人员应为检验医学等医学相关专业、大学专科及以上学历的本院在职人员；具有一定的分子生物学知识及3年临床检验操作经历，熟练掌握相关仪器设备的使用操作；经过基因芯片诊断技术相关检测技术系统培训并考核合格。从事基因芯片诊断的人员取得《医师执业证书》、执业范围为开展本技术应用的相关专业的本院在职医师；有8年以上临床诊疗工作经验，具有主治医师及以上专业技术职务任职资格；经过基因芯片诊断技术系统培训并考核合格。经过基因芯片诊断技术的相关专业系统培训并考核合格。

（3）NGS检测人员

1）根据《临床分子病理实验室二代基因测序检测专家共识》（《临床分子病理实验室二代基因测序检测专家共识》编写组，中华病理学杂志，2017），NGS检测技术人员应具备临床病理学、分子生物学的相关专业大专以上学历，并经过NGS技术的理论与技能培训合格，同时具有临床检验中心《临床基因扩增实验室技术人员培训合格证》。数据分析人员应具有临床医学、分子生物学或遗传学知识背景并经生物信息学培训。最终报告应由中级或硕士以上具有病理学背景、经培训合格的本单位执业医师或者授权签字人（高级职称或医学博士学位）审核。

2）根据《测序技术的个体化医学检测应用技术指南（试行）》（原国家卫生和计划生育委员会医政医管局2015年印发），鉴于NGS的操作、检测技术和数据分析流程的复杂性，操作人员需要具备娴熟的基因组学实验技能，持有PCR上岗证，接受NGS技术的理论和实验培训，并经过考核合格后才能上岗；数据分析人员具有编程能力、数据分析和解读能力；对于检测报告中测序结果的医学解释，应具有相关法规及技术要求的工作经验，以及医学检验、病理、药理或遗传相关专业技术职称。

NGS数据分析人员应该参与NGS数据分析培训，并考核合格后方可上岗；或已在NGS技术服务行业从事数据分析3年以上，但需要有详细的接受内部或外部培训的记录或证明资料。

（4）实验室自建分子诊断项目时涉及的人员：根据《实验室自建分子诊断项目基本要求专家共识》（中国医师协会检验医师分会分子诊断专家委员会，中华检验医学杂志，2016），实验室自建分子诊断项目时，应该有相应团队（应至少包括具有检验等相关专业的博士学位并具有相关研究经验和工作基础的研究人员1名，临床相关专业中级以上医师1名，检验相关专业中级以上检验技师1名）。自建分子诊断项目负责人应至少具有副高级以上专业技术职称、博士学位、并从事分子诊断工作至少3年。

第二节　临床分子诊断实验室人员培训、
能力评估与继续教育

一、总则

临床分子诊断实验室应建立人员培训管理程序，为所有人员提供培训和专业发展机会，并对其执行指定工作的能力进行评估。

实验室应对员工提供有计划的继续教育，实验室管理层应定期评估继续教育计划的有效性和执行情况。

二、人员培训及考核、授权

1. 培训及考核　实验室应根据所建立的标准，制定程序，规定每个实验室人员在上岗前必须接受相应的培训，并对其执行指定工作的能力包括管理或技术工作的能力进行评估。如未能通过能力评估，或该岗位对能力有新的要求，或员工在服务用户过程中出现严重不良事件时，应对其再次培训并重新评估。同时，应定期进行再评估。必要时，应进行再培训。

检测技术人员需进行上岗（入职）培训和在岗持续培训，后者包括内部和外部培训。培训者要制订适宜培训考核计划，定期组织操作人员进行内部课程学习及实验技术操作培训并考核。内部培训有专业知识和实验室安全，包括所使用的试剂方法原理、仪器设备操作维护及校准、质量控制、数据分析等，外部培训包括各级临床检验中心和个体化医学检测培训基地等机构组织开展的各种技术培训。每次培训要有详细记录及考核成绩分析。

分子诊断实验室操作人员应经过有资质的培训机构培训合格，定期组织操作人员进行内部课程学习及实验技术操作培训并考核。

2. 授权要求　实验管理层应对从事特定工作的人员进行授权，确保这些需要特定知识、专门技能、相当经验、具备资格等要求才能完成的岗位（临床分子诊断实验室检测人员，关键仪器操作人员，医疗咨询服务小组成员，检验报告签发人员等），由已经取得上级主管部门签发的上岗证书或实验室负责人授权的人员从事这些特定工作。

三、能力评估

实验室应根据所建立的标准，评估每一位员工在适当的培训后，执行所指派的管理或技术工作的能力。应定期进行再评估。必要时，应进行再培训。除技术能力评估外，实验室应确保对员工表现的评估考虑了实验室和个体的需求，以保持和改进对用户的服务质量，激励富有成效的工作关系。

1. 实施评估的员工资质实施评估的员工宜接受适当的培训。

2. 评估的时机及频率应每年评估员工的工作能力。对新进员工在最初 6 个月内应至少进行 2 次能力评审，保存评估记录。当职责变更时，或离岗 6 个月以上再上岗时，或政策、程序、技术有变更时，应对员工进行再培训和再评估，合格后才可继续上岗，并记录。当检测人员发生以下情况时：人员的职责发生改变；实验室的政策、过程、程序、技术方法更改；人员离岗时间达到 6 个月以上等。

3. 能力评估内容可采用以下全部或任意方法组合，在与日常工作环境相同的条件下，对实验室员工的能力进行评估：

（1）直接观察常规工作过程和程序，包括检验前标本的要求和判断、检验中质量控制的执行与失控处理、检验后报告的发放和标本的处理等，同时，还应包括所有适用的安全操作。

（2）直接观察设备维护和功能检查，包括基本维护、校准、普通故障处理、试剂耗材的装载等。

（3）监控检验结果的记录和报告过程。

（4）核查工作记录。

（5）评估解决问题的技能。

（6）检验特定样品，如采用已检验的样品、实验室间比对的物质或分割样品。

（7）可专门设计对专业判断能力的评估并与目的相适应，如临床诊断的符合性、咨询服务有效性等。

（8）员工表现的评估内容还包括医风医德、组织纪律、执行上级主管布置的任务情况、工作态度及责任心、对待患者和医护的态度等。

4. 能力评估的方式　宜对各岗位、各级别员工分别进行评估，如实验室主任对技术主管、质量主管、组长等岗位进行评估，质量主管对质量监督员进行评估，组长对本组内组员进行评估等。

四、继续教育和专业发展

应对从事管理和技术工作的人员提供继续教育计划。员工应参加继续教育。应定期评估继续教育计划的有效性。员工应参加常规专业发展或其他的专业相关活动。

1. 继续教育　实验室应对从事管理和技术工作的人员提供有计划的继续教育，应制订操作性强并能满足不同层次工作人员需求的继续教育培训方案，这些计划能因人制宜，对不同岗位、不同级别的人员均有不同的专业知识要求和培训方案。

2. 专业发展　员工应参加继续教育和常规专业发展或其他的专业相关活动，及时关注专业发展状况，更新自己的专业知识，实验室管理层应定期评估继续教育计划的有效性和执行情况。

附录　临床分子诊断实验室人员管理程序

1　目的

保证临床分子诊断实验室具有足够数量的具备相应资质的实验人员，以及对人员进行培训、评估考核及继续教育。

2　适用范围

适用于临床分子诊断实验室的所有人员。

3　职责

3.1　实验室主任及分子诊断专业组组长共同确定分子诊断专业组的人员岗位设置及资质要求。

3.2　临床教学秘书负责人员培训及继续教育计划的制订，实验室主任负责培训计划的批准，技术主管和专业组长负责跟踪落实。

3.3　技术主管负责培训后的考核，负责提出人员授权建议，实验室主任负责批准人员授权。

4　管理程序

4.1　实验室岗位设置

实验室应根据工作需要配备足够的工作人员，目前实验室设置检测岗位3个，需主管技师2人，技师1人，岗位人员需获得培训合格证。实验室视工作量的增加和业务发展需要，适当增加工作人员。

4.2　人员资质要求

4.2.1　本实验室工作人员应为医学检验专业或相关专业毕业，具有中级以上技术职称或专科以上学历。

4.2.2　实验室工作人员应参加国家卫生健康委员会或省临床检验中心举办的PCR技术培训，并取得合格证。

4.2.3　对于新进入本室的人员，如尚未取得PCR技术培训合格证，应在实验室有培训合格证的上级技术人员的指导下进行实验工作，实验报告由有资格人员出具，并应在最短的时间内取得上岗培训合格证。

4.3　人员培训及考核

4.3.1　实验室负责人或负责人指定人员参加每年国家卫生健康委员会PCR室间质评总结会。

4.3.2　实验室工作人员每1~2年至少参加1次PCR技术的省级或国家级继续教育项目，参加相关学术交流会议。

4.3.3　安排未取得上岗培训合格证的工作人员在合适的时间内参加技术培训。

4.3.4　科室不定期组织实验室内部实验人员学习、更新核酸扩增方面的相关知识，提升自身的理论学习水平。特别是在标本接收区采血、接收标本的人员，需定期对其进行有关核酸扩增技术，标本采集、保存、运输等知识的培训。一些科室的送检标本由该科室的人员送到标本接收区，对这些临床医护人员也要定期进行有关核酸扩增技术，标本采集、保存、运输等知识的培训。

4.3.5　本实验室工作人员每年进行考核一次，考核内容：日常工作质量、室内质控、室间质评、在投诉处理中的表现等。

4.4　继续教育

继续教育是以学习新理论、新知识、新技术、新方法为主的一种终生教育，使科室人员在整个职业生涯中，保持高尚的职业道德，不断提高专业工作能力和业务水平，提高服务质量。

4.4.1　继续教育的内容，应以现代医学科学技术发展中的新理论、新知识、新技术和新方法为重点，注重先进性、针对性和实用性，重视科室人员创新能力的培养。

4.4.2　根据科室培养计划选派科室业务骨干进修、参加短期学习班；科室定期组织业务学习或专题讲座；个人制订自学计划、参加各种在职学历教育；科室开展临床科研、撰写专业论文等。科室对继续医学教育工作给予支持及奖励。

4.5　人员档案

4.5.1　实验室建立所有工作人员的技术档案，包括：学历、任职资格、发表论文、研究成果、培训等相关材料复印件。继续教育档案对科室人员参加继续教育的学习情况及学分进行审核和登记，并将其作为科室人员考核、晋升专业技术职务和职业注册的必备条件之一。

4.5.2 技术档案分文本档案和电子档案，文本档案每年更新 1 次，电子档案随时更新。

5 质量记录

《实验室主要负责人简历表》

《PCR 实验室工作人员一览表》

《培训申请表》

《年度培训计划表》

《培训记录表》

《员工培训履历表》

《人员档案卡》

（徐建华　王丽娜　黄宪章　刘冬冬）

第三章 设施和环境条件

临床分子诊断实验室设施和环境直接影响着检验项目的开展和检测结果的质量，同时实验室设施和环境生物安全的有效管理是对保证工作人员和环境免受感染或污染的关键。如何配置实验室设施和建造适宜的实验室环境，并对其进行标准化管理，是临床分子诊断实验室发展建设的重点。

第一节　临床分子诊断实验室通用设施要求

一、总则

实验室应分配开展工作的空间。其设计应确保用户服务的质量、安全和有效，以及实验室员工、患者和来访者的健康和安全。实验室应评估和确定工作空间的充分性和适宜性。应实施安全风险评估，如果设置了不同的控制区域，应制定针对性的防护措施及合适的警告。

在实验室主场所外的地点进行的原始样品采集和检验，例如，实验室管理下的床旁检验，也应提供类似的条件（适用时）。

二、实验室和办公设施

1. 实验室的设施　实验室的检验设施应便于进行标准的检验操作。这些设施包括但不局限于能源、光源、通风、供水、废弃物处置以及环境条件，还包括各种类型的监控警报系统，便利的应急淋浴和洗眼装置等。固定设施以外的原始样品采集与检验设施也应符合相关要求。

（1）对可能影响检验质量的区域实行进入控制。

注：进入控制宜考虑安全性、保密性、质量和通行做法。

（2）应保护医疗信息、患者样品、实验室资源，防止未经授权访问。

（3）检验设施应保证检验的正确实施。这些设施可包括能源、照明、通风、噪音、供水、废物处理和环境条件；实验室各分区应配置固定和移动紫外线灯，波长为254nm，照射时离实验台的高度一般为60~90cm。

（4）实验室内的通信系统与机构的规模、复杂性相适应，以确保信息的有效传输。

（5）提供安全设施和设备，并定期验证其功能。如样品制备区应配置二级生物安全柜和洗眼器，实验室附近应有喷淋装置。

2. 基因扩增实验室的空间和设计要求　实验室要有足够的空间，合理进行分区，保证顺利开展工作，不影响工作质量、质量控制程序、人员安全和对患者的医疗服务，并让实验室资源持续有效利用。涉及基因扩增检验的实验室原则上分四个独立的工作区域：试剂贮存和准备区、样品制备区、扩增区、扩增产物分析区。

1）试剂贮存和准备区：用于试剂的配制和贮存（包括商业化的试剂），所有试剂的配制与分装。

2）样品制备区：用于样品的前处理，核酸的提取、纯化与贮存，核酸提取质量检查等。样品前处理所用器皿应经过彻底清洗和高压消毒处理，并单独使用。用过的器皿应采取措施消除核酸的污染，否则不可重复使用。

对于进行 RNA 检测的实验室，在此区域内应有专门的 RNA 操作区。

3）扩增区：用于扩增反应体系的配制和模板的加入，核酸扩增。

4）扩增产物分析区：用于扩增产物的检测和确认。

若实验室仅采用全自动分析仪（扩增产物闭管检测），可将核酸扩增区与扩增产物分析区合并为一个区。具体实验室分区应依据其所使用的技术平台及检验项目和工作量而定。

适用时，各分隔的工作区域设置缓冲间，缓冲间的压力为负压，与其相连的工作间为正压，工作间与缓冲间之间宜安装磁性连锁装置。未设置缓冲间的工作区域的压力设计一般遵循试剂准备和贮存区为正压，其他三个工作区域为负压或减压的原则。

上述每个区域应有充足空间以保证：①样品处置符合分析前、后样品分区放置；②仪器放置符合维修和操作要求；③样品制备区放置生物安全柜、离心机和冰箱等仪器设备；④打印检验报告时交叉污染的控制。

所有分子病理实验室均应设置独立的标本前处理区，包括切片区和脱蜡区，用于组织切片、脱蜡、水化、染色等。脱蜡、水化及染色应在通风设施中进行。

3. 高通量测序实验室分区要求　参照《临床分子病理实验室二代基因测序检测专家共识》（《临床分子病理实验室二代基因测序检测专家共识》编写组，中华病理学杂志，2017）要求，原则上 NGS 实验室应当有以下分区：样本前处理区、试剂储存和准备区、样本制备区、文库制备区、杂交捕获区 / 多重 PCR 区域（第一扩增区）、文库扩增区（第二扩增区）、文库检测与质控区、测序区、数据存贮区。各工作区空气及人员流向需要严格按照《医疗机构临床基因扩增检验实验室工作导则》（卫办医政发〔2010〕194 号）。分区可根据实际情况合并，但是在前处理和建库时，血液样本应与组织样本分开。

三、储存设施

储存空间和条件应确保样品材料、文件、设备、试剂、耗材、记录、结果和其他影响检验结果质量的物品的持续完整性。应以防止交叉污染的方式储存检验过程中使用的临床样品和材料。

危险品的储存和处置设施应与物品的危险性相适应，并符合适用要求的规定。

四、员工设施

应有足够的洗手间、饮水处和储存个人防护装备和衣服的设施。实验室还应尽量提供空间以供员工活动，如会议、学习和休息。

五、患者样品采集设施

患者样品采集设施应有隔开的接待/等候和采集区。这些设施应考虑患者的隐私、舒适度及需求（如残疾人通道，盥洗设施），以及在采集期间的适当陪伴人员（如监护人或翻译）。

执行患者样品采集程序（如采血）的设施应保证样品采集方式不会使结果失效或对检验质量有不利影响。

样品采集设施应配备并维护适当的急救物品，以满足患者和员工需求。

注：某些样品采集设施可能需要配备适当的复苏设备。地方法规可适用。

六、设施的维护

所有的实验室设施都要安排专门人员定期进行检查验证其有效性，当出现影响或有可能影响检验质量的变化时要停止检验，及时进行维护和更换。实验室员工在工作中也要密切注意有可能影响检验质量的设施改变，及时向维护人员反映并作出处理。

第二节　临床分子诊断实验室环境控制与监测要求

一、总则

环境控制是指建立对影响检验质量的各种环境因素的限定。环境监测，指通过对影响环境质量因素的代表值的测定，确定环境质量（或污染程度）及其变化趋势。有效的控制实验室的设施和环境条件，是保障检验工作顺利开展、确保检验结果准确可靠、保护实验室和个人安全的前提。

二、环境条件的种类和标识

环境条件主要包括两大类，一类是物理条件，如实验室内的温度、湿度、灰尘、电磁干扰、微生物、有毒有害气体、辐射、声音、振动水平、电力供应状态等。对于物理条件要根据临床分子诊断实验室的需要，建立量化的指标进行标识，并设置合理的范围进行限制。

另一类是实验室内的设施布局、卫生条件、整洁程度和工作流程等人为影响因素。

1. 相邻实验室部门之间如有不相容的业务活动，应有效分隔。分子检验各工作区域应有明确的标记。进入基因扩增实验室各工作区应按照单一方向进行，即试剂贮存和准备区→样品制备区→扩增区→扩增产物分析区。不同的工作区域宜使用不同的工作服（如不同的颜色）。工作人员离开各工作区域时，不应将工作服带出。

2. 在检验过程可能产生危害，或不隔离可能影响工作时，应制定程序防止交叉污染。不同的实验区域应当有其各自的清洁用具以防止交叉污染。工作结束后应立即对工作区进行清洁，必要时进行消毒及去污染。

3. 对于其他人为的环境因素则可参考 5S 的标准进行规范化要求，保持整洁的卫生环境，合理的设施布局和设计科学的工作流程，积极开展精益管理来实现。

三、环境条件的监控和记录

1. 实验室应依据所用分析设备和实验过程对环境温湿度的要求，制定温湿度控制要求并记录。应有温湿度失控时的处理措施并记录。

应依据用途（如：RNA 检测用水），制定适宜的水质标准（如：应除 RNase），并定期检测。CNAS–GL029：2018《基因扩增领域检测实验室认可指南》中要求：分析过程所有实验仅用不含 DNA 酶和 RNA 酶的分析纯或生化试剂，所用的水应符合 GB/T 6682–2008《分析实验室用水国家标准》一级水的要求。

必要时，实验室可配置不间断电源（UPS）和（或）双路电源以保证关键设备（如需要控制温度和连续检测的分析仪、培养箱、冰箱等）的正常工作。

知识链接

《All Common Checklist》（CAP checklist，2017）

对于所有依赖于温度的仪器和环境而言，需要每天用校准后的温度计进行监测。冰箱、孵育箱等设备必须根据作业指导书制定可接受温度范围。环境设置需同时满足所有仪器以及环境的要求。如果温度超过了可接受范围，需要记录所采取的纠正措施，以及评估所产生的不良后果。

《Laboratory General Checklist》（CAP Checklist，2017）

实验室应当规定每种检测程序所需用水的类型，水质至少每年进行一次监测。以下为实验室常用的几种用水：临床实验室试剂级纯水（clinical laboratory reagent water，CLRW），特殊试剂级水（special reagent water，SRW），仪器进水（instrument feed water，IFW）和商品化瓶装水。实验室可以根据不同的实验用途选择合适的水质，并且尽量使用同一种水质。

实验室应该有足够的备用电源满足仪器运行，供冰箱（保存标本和试剂）、培养箱以及数据处理系统的需要。

---

2. 当有关规定要求或当环境因素可能影响检验结果的质量时，实验室应进行监测和控制，记录环境条件并设置警戒限，具体的限制范围需要参照行业标准或仪器试剂说明书。应特别注意微生物、灰尘、电磁干扰、辐射、湿度、电力供应状态、温度和声音及振动水平等。实验室管理层应该创造和利用可能的条件来满足物理环境因素的限制范围，这是检验质量的基本保障。

知识链接

《Laboratory General Checklist》（CAP Checklist，2017）

工作区域要保证灯光、水路、电路以及通风系统正常运行，避免阳光直射。

---

3. 工作区域保持清洁，需采取措施确保实验室良好的内务管理。整洁和清洁的工作区域有利于工作人员的健康和提高工作效率。工作人员应遵守物品放置规定并养成良好的物品使用习惯。

四、防核酸污染

临床分子诊断实验室防核酸污染是保证检测结果质量、预防假阳性的重要过程。防核酸污染措施需要从污染预防、污染监控以及污染后处理三个方面进行。

1. 核酸污染预防　分子诊断实验室应制定防核酸污染的程序，规定实验室场地设置、空气流向控制、物品分区、人员操作、清洁等方面的防污染内容。

2. 核酸污染监控　严格规范的质控程序是监控实验室核酸污染的重要措施，合理的设置阴阳对照、空白对照有助于发现核酸污染。定期检测操作空间是否有污染，如在生物安全柜中放置打开装有 PCR 用水的 EP 管，检测 PCR 用水是否含有目标检测基因，监控实验室环境和检测系统的核酸污染。

3. 核酸污染后处理　当实验室发生核酸污染后，应按照以下顺序进行去污染处理：

（1）查找污染源：常见污染源有试剂污染、环境污染、气溶胶污染，需要对这些污染源进行逐一排查。对于试剂污染，通过合理设置阴阳对照进行试剂成分的污染排查；对于环境污染，通过环境采样检测，排查是否存在污染；对于气溶胶污染，通过设置不含 DNA 样品的空白对照试验进行排查。

（2）污染处理：找到污染源后，按照防污染程序规定的措施进行去污染处理，包括喷洒酒精沉降空气中的核酸、化学物质（如稀酸）浸泡处理、紫外线照射等方式。

（3）污染登记：实验室发生核酸污染后，应对污染事件进行登记，并在污染处理后进行去污染效果的评估，例如通过样本比对、设置空白对照等方式评估污染是否完全去除。

附录 3-1　临床分子诊断实验室设施与环境条件管理程序

1　目的

有效控制实验室的设施和环境条件，保障检测工作顺利开展，确保检测结果的准确可靠，保护实验室和个人的安全。

2　范围

适用于分子诊断实验室。

3　职责

3.1　检验科主任根据工作实际情况，负责组织规划实验室空间安排与设计，审核实验室设施和环境控制的条件。

3.2　分子诊断组长负责本组实验室所在地的环境条件和设施安全管理，安排和落实人员对设施和环境条件进行监管、维护和记录。

3.3 实验室安全管理组成员负责实验室的安全监督和检查。

3.4 工作人员按要求对设施和环境进行监管、记录。

3.5 质量监督员负责监督设施维护和环境条件控制情况。

4 工作程序

4.1 实验室的空间布局

4.1.1 检验科主任根据实验室工作性质，在不影响工作质量、质量控制、人员安全和对患者的医疗服务的情况下，确定工作空间是否充分。应向医院申请足够的空间。

4.1.2 检验科主任组织人员按实验室有效运行的宗旨进行设计，使工作人员感到合理、舒适，同时有措施将危害和职业暴露的风险降到最低，并保护患者、员工和来访者免于受到某些已知危险的伤害。

4.1.3 患者样品采集设施应将接待/等候和采集区隔开，同时实验室的样品采集设施应满足国家法律法规或者医院伦理委员会对患者的隐私保护的要求。

4.1.4 在提供原始样品采集设施的地方，在尽量优化样品采集条件的同时，考虑患者的行动能力、舒适度，尤其是对残障人员、孕妇、儿童、老人的关爱。

4.1.5 分子诊断实验室分为四个独立的工作区域：试剂贮存和准备区；样品制备区；扩增区；扩增产物分析区。各区有效分隔，防止交叉污染。各隔离区域须标识明确。

（1）PCR 试剂贮存和准备区：该实验区主要进行的操作为贮存试剂的制备、试剂的分装和主反应混合液的制备。试剂和用于样品制作的材料应直接运送至该区，不得经过其他区域。试剂原材料必须贮存在本区内，并在本区内制备成所需的贮存试剂。

（2）PCR 标本制备区：该区域主要进行的操作为样本的保存、核酸（RNA、DNA）提取、贮存及其加入至扩增反应管和测定 DNA 的合成。

（3）扩增区：该区域进行的主要操作为 DNA 扩增。此外，已制备的 DNA 模板（来自样本制备区）的加入和主反应混合液（来自试剂贮存和制备区）制备成反应混合液等也可在本区内进行。

（4）扩增产物分析区：该区域主要进行的操作为扩增片段的测定。

4.1.6 在实验室的清洁区、半污染区、污染区以及医疗垃圾和生活垃圾等处贴上醒目标识。

4.1.7 实验室的能源、光照、通风、供水、废弃物处置设施以及环境条件应满足正确检验的要求。

4.1.8 实验室须严格按生物安全要求，在需要的地方配备生物安全柜和洗眼器等防护设备，还应配备消毒用高压蒸汽灭菌锅。

4.2 环境条件的控制

4.2.1 组长根据本室检测项目或仪器的要求建立本室环境控制条件，应按仪器中要求最严格的范围建立控制限，然后由技术主管确认。

4.2.2 实验室空调通风系统及压力控制：实验室并没有严格的净化要求，但是为避免各个实验区域间交叉污染的可能性，宜采用全送全排的气流组织形式。空气流向要求：各实验区与缓冲间应有一定的通风压力差，保证合理的空气流向，防止污染。实验室空气流向可按照试剂储存和准备区→标本制备区→扩增区→扩增产物分析区进行，防止扩增产物顺空气气流进入扩增前的区域。同时，要严格控制送、排风的比例以保证各实验区的压力要求。各区压力要求：试剂储存和准备区 > 标本制备区 > 扩增区 > 扩增产物分析区。

4.2.3　实验室的冰箱温度和室内温湿度，目前采用冷链连续监控系统，进行实时监控，并进行微信报警、现场声音报警。

（1）因系统为实时监控，开关冰箱门或者整理冰箱内的试剂，都有可能超出范围，并触发冰箱等设备的监控记录仪实时鸣叫，提醒尽快关闭。应尽可能减少开关冰箱门的时间和频率，以保持物品保存的环境恒定。为避免正常开关冰箱门使用过程中的假报警，系统延时 10 分钟发送微信提醒和监控服务器电脑声音报警。

（2）温湿度连续超过控制范围，达 10 分钟以上时，工作人员应及时对报警信息进行积极处理，应分析原因、评估严重性、采取措施，并形成相应的记录。

（3）当温湿度值超出规定范围时，系统将报警信息推送给检验科主任和相应设备的负责人，同时监控服务器电脑进行声音报警。科主任和相应设备的负责人收到报警信息后，应指导当班人员对监控报警声进行实时响应。当班人员应实时留意声音报警，无法自行处理时，应求助于空调 / 冰箱维修组、科主任和相应设备所属专业组的组长。正常上班时间，由实验室工作人员负责处理温湿度失控；其他时间由值班人员负责处理。

（4）失控时，应当查明原因，进行对应处理，可针对原因选择的方式有调节中央空调、利用加热器、除湿器、电风扇、转移冰箱内物品到符合要求的冰箱内等。处理者须在《设施与环境监测失控登记表》上登记。若影响到检测结果的准确性，应立即停止检测工作，及时纠正处理。当影响到已发出的报告时，应立即通知检验科服务对象，并报告质量负责人，按"不符合检测处理程序"处理。

（5）保存试剂或样品的冰箱以及水浴箱、恒温箱和培养箱等设备要求放置经校准 / 验证的温度计或温 / 湿度计。

4.2.4　实验室负责实验用水水质的监测和纯水机的维护。当仪器有特殊要求时要遵照生产商要求执行。储水箱及管道清洗液为 0.5% 的过氧乙酸。pH 和细菌检测每月执行一次。实验用水应符合 GB/T 6682–2008《分析实验室用水国家标准》一级水的要求：电导率要求 ≤ 0.1μS/cm（或电阻率 ≥ 10MΩ·cm），纯水中细菌要求 ≤ 10cfu/ml；去离子水的电阻应达到 18.2MΩ·cm。当监测结果不能满足实验要求时，必须立即查明原因，进行纠正，同时做好相应记录。分析过程所有实验仅用不含 DNA 酶和 RNA 酶的分析纯或生化试剂。

4.2.5　工作场地应保持充足的照明，达不到要求时由组长协调解决，以保证工作环境质量。

4.3　内务管理

4.3.1　工作区域要保持整洁。明确有用还是无用的东西，清理去除无用的东西。将有用的东西进行归类，相关区间和柜台进行标识，摆放整齐。

4.3.2　工作人员有责任和义务遵守制度并养成良好习惯，物品用后放置在指定的位置，特别是实验室反复使用的器具。

4.3.3　实验室安排相应的存储空间和条件，以保证样品、文件、手册、设备、试剂、实验室用品、记录以及检验结果等的完整性。

5　质量记录

表 3-1《冷藏冰箱温度记录表》
表 3-2《冷冻冰箱温度记录表》
表 3-3《消防安全检查记录表》
表 3-4《设施与环境监测失控登记表》

表 3-1　冷藏冰箱温度记录表

使用部门：　　　　　　　　设备编号：　　　　　　　　设备名称：

时间：20　　年　月　　　　　　　　　　　　表格编号：

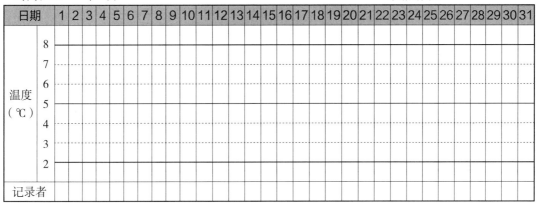

注：用"o"表示温度。

　　温度可接受范围：＿℃至＿℃。

表 3-2　冷冻冰箱温度记录表

使用部门：　　　　　　　　设备编号：　　　　　　　　设备名称：

时间：20　　年　月　　　　　　　　　　　　表格编号：

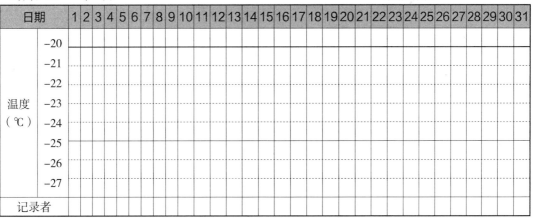

注：用"o"表示温度。

　　温度可接受范围：＿℃至＿℃。

表 3-3 消防安全检查记录表（20 年度）

使用部门： 版本号： 表格编号：

检查部门	灭火器个数	灭火器是否在有效期	是否有电力隐患	备注	签名
		□是□否	□是□否		
		□是□否	□是□否		
		□是□否	□是□否		
消火栓是否完好		□是□否			

表 3-4 设施与环境监测失控登记表（20 年度）

使用部门： 版本号： 表格编号：

日期	失控项	原因	处理	处理结果	签名	备注

附录 3-2 二代测序实验室环境控制与监测管理程序

1 目的

有效控制二代测序实验室的设施和环境条件，保障检测工作顺利开展。

2 范围

适用于二代测序实验室。

3 职责

3.1 分子诊断组长负责二代测序实验室环境条件和设施安全管理，安排和落实人员对设施和环境条件进行监管、维护和记录。

3.2 工作人员按要求对设施和环境进行监管、记录。

4 工作程序

4.1 总体要求

由于 NGS 技术对所检测的核酸模板进行大量扩增，容易出现实验室污染导致检测结果准确性下降；另外 NGS 技术要求高、影响因素多，实验过程处理不当易导致检测结果准确性下降或检测失败。因此临床基因扩增检验实验室技术验收和规范化管理是 NGS 技术本身需要，也是在临床上顺利应用该技术前提。

二代测序实验室应根据检验项目、所采用的二代测序检测技术平台和工作量的多少来决定分区的多少及各区域的空间大小，以"工作有序、互不干扰、防止污染、报告及时"作为基本原则。

4.2　实验室设施

4.2.1　主体结构：主体宜为彩钢板、铝合金等型材。室内所有阴角、阳角均采用铝合金 50 内圆角铝，从而解决容易污染、积尘、不易清扫等问题。结构牢固，线条简明，美观大方，密封性好。

4.2.2　标准的各区分隔和气压调节：二代测序实验室同临床基因扩增实验室，并没有严格的空气净化要求，侧重要求的是"无基因，无核酸"的概念。但是为避免各个实验区域间交叉污染的可能性，宜采用全送全排的气流组织形式。同时，送、排风的比例以及压力要求等同临床基因扩增实验室的基本要求。

原则上 NGS 实验室应当有以下分区：样本前处理区、试剂储存和准备区、样本制备区、文库制备区、杂交捕获区 / 多重 PCR 区域（第一扩增区）、文库扩增区（第二扩增区）、文库检测与质控区、测序区、数据存贮区等独立的实验室。整个区域有一个整体缓冲走廊。每个独立实验区设置有缓冲区，同时各区通过气压调节，使整个检测实验过程中试剂和标本免受气溶胶的污染，并降低扩增产物对人员和环境的污染。

各工作区空气及人员流向需要严格按照《医疗机构临床基因扩增检验实验室工作导则》（卫办医政发〔2010〕194 号）配置。分区可根据实际情况合并，但是在前处理和建库时，血液样本与组织样本宜分开处理。可打开缓冲区和 PCR 扩增区的排风扇往外排气，在实验区的外墙上和各扇门上都安装有风量可调的回风口，空气通过回风口向室内换气。

4.2.3　仪器安置要求：仪器安装的位置必须保证有足够的空间，以确保能够接触电源开关和电源插座，以及进行设备的检修，同时应当保持适当的通风。

（1）仪器的左侧应有足够的空间，以确保实验人员能够控制位于仪器背部电板电源线上的电源开关。

（2）放置仪器以便工作人员可以迅速地从电源插座上断开电源线。

（3）仪器四周能够让实验人员进入操作的空隙不能小于特定数值。

（4）防止震动源：①把仪器安装在坚固牢靠的实验台上。建议使用气压式缓冲系统的防震平台；防震效果宜达到 1Hz 级别。②不要将其他任何可能导致震动的设备放置在同一实验台上，如摇床、涡旋器、离心机，或能引起空气流动的装置。③在测序过程中，不要打开试剂箱门，缓冲液门，右侧的服务面板，或流式细胞门。不要在仪器上放置任何物品。

4.2.4　电气动力控制：二代测序实验室宜按一级负荷、双向电路供电，并应设置 1 500W 不间断电源（UPS），保证在停电换电路的时候，主要设备不小于 30 分钟的电力供应。工作电压：220V，具有 ±10% 的相对误差，50Hz。电路电流 ≤ 2.5A。

4.2.5　照明控制：二代测序实验室实测照明度 ≥ 300LX，净化区照明灯具要选用净化灯具。净化灯具具有便于清洗、不积尘易打理的特点。二代测序实验室应配紫外线灭菌灯，可按 20m^2 配备一支紫外线灯（40W），灯与地面的距离为 2.0m ± 0.1m。疏散指示灯、应急灯、出口指示灯的数量和位置应按消防相关规范设计。正常照明因故障熄灭后，需确保正常工作或活动继续进行的场所，应设置备用照明，正常照明因故障熄灭后，需确保人员安全疏散的出口和通道，应设置疏散照明。

4.3　实验室环境

4.3.1　温度控制：二代测序区应根据不同的测序平台，按照最严格的不同的二代测序平台要求标准执行。运行环境温度：（18±5）℃，建议恒温18℃。

4.3.2　湿度控制实验室内的相对湿度一般应≤80%。

4.3.3　洁净程度：放置在10万级超净间。

4.3.4　污染的预防与消毒控制：二代测序实验室设计的核心问题也是同临床基因扩增实验室一样，就是如何避免核酸污染。整个区域有一个整体缓冲走廊。每个独立实验区设置有缓冲区，同时各区通过气压调节，使整个检测实验过程中试剂和标本免受气溶胶的污染并降低扩增产物对技术人员和环境的污染。

在每个实验区和缓冲区顶部以及传送窗内部安装有紫外线灯，供消毒用。在各区还设置移动紫外线灯，对实验台面进行局部消毒。

二代测序实验室应根据每个月的检测标本质量进行相应的环境评价。环境评价标本使用琼脂糖凝胶电泳检测，在220~290bp范围无目的条带检出或质量浓度小于0.6ng/μl（肉眼观察无明显可见的峰），判定为环境评价合格。如二代测序实验室某采样点不合格，应对不合格采样点严格按照要求清洁后对该采样点重新采样评估，并做好相应的记录，合格后才能继续使用。

附录3-3　临床分子诊断实验室防核酸污染管理程序

1　目的

预防PCR扩增过程中污染的发生，避免假阳性结果的干扰，保证检测质量。

2　范围

适用于临床基因扩增检验实验室的检测报告体系中污染的控制。

3　职责

3.1　科主任按照《临床基因扩增检验实验室基本设置》，提供并确保充足的资源以实现设计实验室的合理分区及硬件设施的配备。

3.2　实验室负责人负责每年回顾并检查（不少于两次）实验室文件，负责制订计划以对操作人员进行岗前培训及定期考核，负责文件的审核和批准。

3.3　分子诊断组组长负责对实验人员进行岗前培训及定期考核，负责组织文件的编写和执行；组员严格进行标准操作。

4　污染的预防

4.1　实验室基本设置

临床基因扩增检验实验室分4个区：①试剂准备区；②标本制备区；③扩增区；④产物分析区。各区相应隔离，有独立缓冲间，并遵循从①→②→③→④区的单方向工作，并有公共缓冲走廊。各区有完善的清洁及消毒措施，并定期清洁和消毒。各区物品严格分开，不能串用。微量移液器应定区使用，定期校准，定时灭菌。

4.2 标本的采集和保存

由专人收集标本或统一医师取材，标本保存方法依据检测项目而定。接收标本在 PCR 4 个工作区以外，根据不同的实验项目要求采集标本。分装标本时依据《标本管理程序》进行，严格禁止将分装的标本又回倒入原始容器。标本根据相应要求进行保存。

4.3 技术人员

技术人员应进行岗前培训及定期考核，以确保熟练掌握 PCR 技术。严格遵循标准操作程序进行检测，操作避免气溶胶的污染。

4.4 实验操作注意事项

4.4.1 戴一次性手套，若不小心溅上反应液，立即更换手套。

4.4.2 使用一次性吸头，吸头不要长时间暴露于空气中，避免气溶胶的污染。

4.4.3 避免反应液飞溅，打开反应管时为避免此种情况，开盖前稍离心收集液体于管底。若不小心溅到手套或桌面上，应立刻更换手套并用 10% 的次氯酸钠溶液擦拭桌面。

4.4.4 使用加样枪加样或吸取模板核酸时要十分小心，吸样要慢，吸样时尽量一次性完成，忌多次抽吸，以免交叉污染或产生气溶胶污染。

4.4.5 在试剂准备区制备反应液，操作多份样品时，制备反应混合液，先将缓冲液和酶等试剂混合好，然后分装。

4.4.6 实验完毕依次以 10% 次氯酸钠溶液、酒精、水彻底消毒清洁工作台，长时间紫外照射消毒实验室空气及工作台面和其他实验设备。

5 污染源的查找

5.1 试剂污染

设立阴阳性对照，有利于监测反应体系各成分的污染情况。选择阳性对照时，应选择扩增弱，且重复性好的样品，因强阳性对照可产生大量不必要的扩增序列，反而可能成为潜在的污染源。每次扩增阴性对照除包括一般阴性对照（阴性血清）外，均应包括 PCR 体系中各试剂的试剂对照，即包括 PCR 反应所需的全部成分，而不加模板 DNA，这对监测试剂中 PCR 产物残留污染是非常有益的。如果扩增结果中试剂对照为阳性结果，就是某一种或数种试剂被污染了。此时，要全部更换一批新的试剂进行扩增，扩增时设立不同的反应管，每一管含有一种被检测试剂，在检出污染试剂后，应马上处理。

5.2 环境污染

在排除试剂污染的可能性外，更换试剂后，若不久又发现试剂被污染了，如果预防措施比较严密，则考虑可能为环境污染。环境污染中常见的污染源主要有：离心机、冰箱门把手、试管架、门把手或实验台面等。可用擦拭实验来查找可疑污染源。用无菌水浸泡过的灭菌棉签擦拭可疑污染源；0.1ml 去离子水浸泡；将浸泡液做 PCR 实验，实时分析。

5.3 气溶胶污染

如果经过上述追踪实验，仍不能查找到确切污染源，则污染可能是由空气中 PCR 产物的气溶胶造成的，此时就应该更换实验场所，若条件不允许，则重新设计新的引物（与原引物无相关性）。

6　污染处理

6.1　环境污染可使用稀酸处理法

对可疑器具用 1mol/L 盐酸擦拭或浸泡，使残余 DNA 脱嘌呤；也可使用紫外照射（UV）法：紫外波长（nm）一般选择 254/300nm，照射 1 小时即可，不过 UV 照射仅对 500bp 以上长片段有效，对短片段效果不大。怀疑气溶胶污染，应对空气喷洒酒精，使空气中的核酸沉降，再使用稀酸处理、紫外照射等方式处理。

6.2　反应液污染

丢弃已污染的反应液。

7　相关表格

《污染报告表》

第三节　临床分子诊断实验室生物安全管理要求

一、总则

医学实验室的特殊环境通常会造成一定程度的生物污染，包括对实验室内工作人员和环境的污染。医疗机构应当加强临床实验室生物安全管理，严格执行《病原微生物实验室生物安全管理条例》（中华人民共和国国务院令第 424 号）、《医疗废物管理条例》（中华人民共和国国务院令第 380 号）等生物安全管理有关规定。

二、实验室生物安全

实验室的生物安全条件和状态应不低于允许水平，可避免实验室人员、来访人员、社区及环境受到不可接受的损害，应符合相关法律法规、标准等对实验室生物安全的要求。

三、生物安全管理程序的建立

临床实验室应当建立并严格遵守生物安全管理制度与安全操作规程。

1. 临床实验室必须具备基本制度　实验室内务管理制度，工作人员安全防护制度，实验室安全防护制度，标本采集运输制度，菌、毒株保管制度，尖锐器具安全使用制度，废弃物处理制度，安全事故应急处理预案等。

2. 临床实验室必须具备安全操作规程　送检标本的前处理及检测中操作规程，病原微生物检测操作规程，各种防护用具的使用规范，各种灭菌器具使用、维护操作规程，各种消毒剂使用操作规程，废弃物处理的操作规程等。

四、生物安全管理要求

1. 医疗机构应当对临床实验室工作人员进行上岗前安全教育，每年进行生物安全防护知识培训，培训情况应有详细记录。

生物安全防护知识培训应包括生物安全防护和医院感染控制的法律法规、标准等基本知识。

2. 临床实验室的建筑设计应当符合有关标准，并与其生物安全防护级别相适应。临床实验室应当分区明确、流程合理，并符合医院感染控制和生物安全要求。涉及基因扩增检验的实验室原则上分四个独立的工作区域：试剂贮存和准备区；样品制备区；扩增区；扩增产物分析区。具体实验室分区应依据其所使用的技术平台及检验项目和工作量而定。安全防护设备齐全、措施到位，清洁区、半污染区、污染区划分明确，有明确的实验室生物安全等级标志，有生物危害标志和限制无关人员进入的提示。

3. 临床实验室应当按照生物安全防护级别，依据《实验室生物安全通用要求》（GB 19489-2008）、《微生物和生物医学实验室安全通用准则》（WS 233-2002）等有关规定配备安全设备及个人防护用品，保证生物安全防护水平达到相应的生物安全防护级别。临床实验室应对实验室工作人员正确使用安全设备和个人防护用品进行必要的培训。实验室对个人防护装备（实验室防护服、面部及身体保护、手套、鞋、呼吸防护等）的选择、使用、维护应有明确的书面规定，并确保所有人员都能正确使用。.

4. 医疗机构病原微生物样本的采集、运输、储存严格按照《病原微生物实验室生物安全管理条例》（中华人民共和国国务院令第 424 号）等有关规定执行。法定传染病源必须按照《中华人民共和国传染病防治法》（中华人民共和国主席令第 17 号）有关规定进行报告和处理。

5. 医疗机构临床实验室应当按照《医疗废物管理条例》（中华人民共和国国务院令第 380 号）和《医疗卫生机构医疗废物管理办法》（卫生部令第 36 号）相关规定妥善处理医疗废物。

6. 临床实验室应当制订生物安全事故和危险品等发生意外事故时的预防措施和应急预案。

附录3-4　临床分子诊断实验室生物安全管理程序

1　目的

有效地针对科室进行全面的生物安全管理，防止生物危害对实验室工作人员的人身危害；防止生物危害对实验室财产造成损害以及有害物质泄漏，保护实验室工作人员的人身安全与实验室财产。

2　范围

适用于检验科分子诊断组全部工作人员。

3　职责

3.1　检验科主任每年评审生物安全相关程序，任命生物安全管理人员。

3.2　生物安全管理人员监督临床分子诊断组工作人员严格遵守此程序。

3.3　临床分子诊断组工作人员严格执行生物安全程序及相关操作规程。

4 生物安全制度细则

4.1 实验室要求

（1）严格划分清洁区和污染区，并明显标识，保证充足的操作空间。

（2）实验室墙面、地面、台面材料应耐酸、碱，易清洁消毒、不渗漏液体。室内防蚊、防蝇、防鼠设备完好。

（3）实验室配备紫外线灯。

（4）备有消毒药品、器材和相应设备。

（5）配备足够的一次性手套、口罩、隔离服和防护眼镜。

（6）个人衣物、用品放置清洁区。

4.2 个人防护

（1）实验室防护服：实验室应确保具备足够的与风险水平相应的洁净的防护服，可供实验室工作人员或来访者使用。当采血者和其他工作人员需要在实验室外接触患者时，应穿清洁的外衣和长罩衣。

（2）面部及身体防护：如果样本和试剂可能发生漏出，应有可供使用的挡溅板或类似的装置。在处理含有潜在微生物样本的过程中如可能产生气溶胶，应在生物安全柜中操作。在处理危险材料时应佩戴经过核准的安全眼镜、面部防护罩或其他眼面部的防护装置。

（3）手套：手套应在佩戴前检查漏损。在佩戴好后完全遮住手及腕部，如适合，可覆盖实验室长罩服或外衣的袖子；在撕破、损坏或怀疑内部受污染时应更换。手套为工作专用，即仅在接触有潜在感染性材料时使用。在工作完成或终止后应摘除并按地方安全规范处置。在接触参考资料、电话和键盘等之前应摘掉污染的手套。

（4）鞋：露趾鞋不适合作为实验室用鞋，在从事可能出现漏出的工作时可穿一次性防水鞋套。在实验室的特殊区域，包括高感染防护等级的区域，可能要求使用专用皮鞋。在接触大量化学品、从事危险活动、日常使用刀或其他利器的组织病理区可能要求使用经过核准的安全鞋。

（5）洗手：实验室人员在实际或可能接触了血液、体液或其他污染材料后，即使戴有手套也应该立即洗手。摘除手套后、使用卫生间前后、离开实验室前、进食或吸烟前、接触每一患者前后应例行洗手。所有实验室工作人员或来访者，无论何时，只要手被污染和离开（半）污染区域之前均应洗手。洗手池不得用于处置血液和体液。

（6）实验室培训：应确保全体人员接受过急救培训。应提供物品和程序以减少对涉及化学品、毒性或潜在污染性材料的实验室内人员的不良事件发生。应有急救指南，需要时，应有与实验室内可能发生的危险相应的紧急医学处理措施。所有员工应熟悉被针刺伤后所应执行的程序。

（7）设备：实验室应保证在实验室内至少有下列用于急救和紧急程序的设备可供使用：急救箱、眼部冲洗设备、实验室所用有毒化学品的解药及其使用说明、实施急救的人员使用的防护服及安全设备、医疗救助呼叫及需要时立即送医的设备。

（8）洗眼器：应在使用酸、碱、腐蚀剂和其他危险化学品的场所附近安装洗眼器。洗眼器应连接有水源或生理盐水的简易喷淋型装置。应每周测试与水供应连接的装置以确保其功能正常并冲掉积水。

（9）紧急喷淋装置：应有可供使用的紧急喷淋装置并安装在使用苛性碱和腐蚀性化学品附近的地方。应定期测试喷淋装置以保证其功能正常，其数量依实验室的复杂程度和规模而定。应尽可能提供舒适的水温。地面排水通常应设在紧急喷淋装置附近。

（10）良好的内务行为：工作区域应时刻保持整洁有序。禁止在工作场所内存放可能导致障碍和绊倒的危险材料。实验室内务行为和材料改变时应通知实验室负责人，以确保避免发生无意识的风险或危险。

4.3　疫苗接种及传染病检查的管理

应要求所有人员根据可能接触的生物接受免疫以预防感染。从事乙肝、艾滋、梅毒血清学检测的人员应每年进行乙肝抗体、艾滋和梅毒抗体的检测并应定期接种乙肝疫苗，并保存免疫记录。

4.4　废弃物品消毒处理

（1）任何检测用的样品和试剂不宜置于实验台和架子的边缘，以防滑落摔破，污染环境。一旦污染，先在污染区外周围倒入消毒液，逐渐向中心消毒处理。

（2）所有用过的实验用品，尤其是血样管和血标本先在实验室内消毒，再移出清洗，待消毒后再用。所有尖锐物品应置于不宜刺破的容器内，消毒后用合适的方法处理。

（3）实验室所有垃圾，包括用过的一次性手套和工作衣，置于专门的污物袋内，经焚烧或有效消毒处理后丢弃，污染的非一次性工作衣应先消毒后洗涤。

4.5　实验室的清洁和消毒

工作完毕应对工作台面、生物安全柜工作台面和仪器表面等用 75% 乙醇消毒。其他污染物料等可用以下消毒液进行消毒：废弃物缸：5 000mg/L 次氯酸钠。溢出物：5 000mg/L 次氯酸钠。污染的台面和器具：2 000mg/L 次氯酸钠。

操作过程中当发生感染性或潜在感染性物质溢出时，应采用下列溢出清除规程：

（1）戴手套，穿防护服，必要时需进行脸和眼睛的防护；

（2）用布或纸巾覆盖并吸收溢出物；

（3）向纸巾上倾倒适当的消毒剂，并立即覆盖周围区域（通常可以使用 5% 漂白剂溶液）；

（4）使用消毒剂时，从溢出区域的外围开始，朝中心进行处理；

（5）消毒剂作用适当时间（例如 30 分钟）后，将所处理物质清理掉。如果含有碎玻璃或其他锐器，则要将它们置于可防刺透的容器中以待处理；

（6）对溢出区域再次清洁并消毒；

（7）将污染材料置于防漏、防穿透的废弃物处理容器中。

4.6　感染性物质的运输

实验室人员必须按照适合的运输规定来运送感染性物质，以减少包装受损和泄漏的可能性；减少可能造成传染的暴露；提高运输效率。

4.6.1　包装要求

在感染性及潜在感染性物质运输中选择使用的三层包装包括：内层，第二层包装以及外层包装。装载标本的内层容器必须防水、防漏并贴上指示内容物的适当标签。内层容器外面要包裹足量的吸收性材料，以便内层容器打破或泄漏时，能吸收溢出的所有液体。使用防水、防漏的第二层包装来包裹并保护内层容器。第三层包装用于保护第二层包装在运输过程中免受物理性损坏。

4.7　不良事故、职业暴露的流程管理

4.7.1　医务人员发生职业暴露后，应当立即实施以下局部处理措施：

（1）用肥皂液和流动水清洗污染的皮肤，用生理盐水冲洗黏膜。

（2）如有伤口，应当在伤口旁近心端轻轻挤压，尽可能挤出损伤处的血液，再用肥皂液和流动水进行冲洗，禁止进行伤口的局部挤压。

（3）受伤部位的伤口冲洗后，应当用消毒液，如75%乙醇或者0.5%碘伏进行消毒，并包扎伤口；被暴露的黏膜，应当反复用生理盐水冲洗干净。

（4）工作人员发生职业暴露后，应及时向上级报告，预防保健部和检验科主任应当对其暴露的级别和暴露源的病毒载量水平进行评估，确定是否应预防性用药或进一步处理，并做好职业暴露个案记录。

4.7.2　艾滋病病毒职业暴露分级

（1）发生以下情形时，确定为一级暴露：

暴露源为体液、血液或者被体液、血液沾染的医疗器械、物品；

暴露类型为暴露源沾染了有损伤的皮肤或者黏膜，暴露量小且暴露时间较短。

（2）发生以下情形时，确定为二级暴露：

暴露源为体液、血液或者含有体液、血液的医疗器械、物品；

暴露类型为暴露源沾染了有损伤的皮肤或者黏膜，暴露量大且暴露时间较长；或者暴露类型为暴露源刺伤或者割伤皮肤，但损伤程度较轻，为表皮擦伤或者针刺伤。

（3）发生以下情形时，确定为三级暴露：

暴露源为体液、血液或者含有体液、血液的医疗器械、物品；

暴露类型为暴露源刺伤或者割伤皮肤，但损伤程度较重，为深部伤口或割伤物有明显可见的血液。

4.7.3　艾滋病病毒职业暴露分型：根据艾滋病病毒暴露源的病毒载量水平分以下三种类型：

（1）暴露源为艾滋病毒阳性，但滴度低、艾滋病病毒感染者无临床症状，CD4计数正常者，为轻度类型。

（2）暴露源为艾滋病毒阳性，但滴度高、艾滋病病毒感染者有临床症状，CD4计数低者，为重度类型。

（3）不能确定暴露源是否为艾滋病病毒阳性者，为暴露源不明型。

4.7.4　职业暴露处理、报告流程

（1）在发生职业暴露后，应当在暴露后的第4周、第8周、第12周及6个月时对艾滋病病毒、乙肝、丙肝等抗体进行检测，对服用药物的毒性进行监控和处理，观察和记录艾滋病病毒感染的早期症状等。

（2）科室应当对职业暴露情况进行登记，上报医院预防保健部。职业暴露处理、报告流程见图3-1。

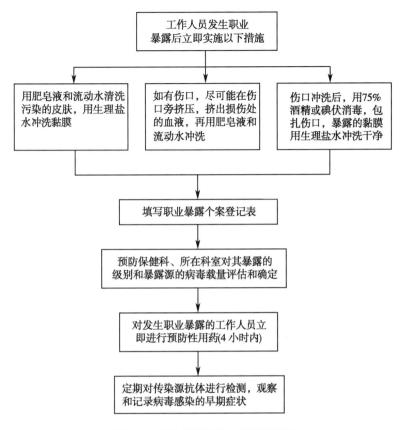

图 3-1 职业暴露处理、报告流程图

4.7.5 发生职业暴露的工作人员预防性用药方案

4.7.5.1 如疑为乙肝、丙肝暴露，应在 24 小时内查乙肝、丙肝抗体，注射乙肝免疫高价蛋白。

4.7.5.2 如疑为艾滋病病毒暴露，预防性用药方案分为基本用药程序和强化用药程序如下：

（1）基本用药程序为两种逆转录酶抑制剂（拉米呋啶，商品名为双汰芝；齐多呋啶，商品名为佳息患胶囊），使用常规治疗剂量，连续使用 28 天。强化用药程序是在基本用药程序的基础上，同时增加一种蛋白酶抑制剂（茚地那韦），使用常规治疗剂量，连续使用 28 天。

（2）预防性用药应当在发生艾滋病病毒职业暴露后尽早开始，最好在 4 小时内实施，最迟不得超过 24 小时，即使超过 24 小时，也应当实施预防性用药。

（3）发生一级暴露且暴露源的病毒载量水平为轻度时，可以不使用预防性用药；发生一级暴露且暴露源的病毒载量水平为重度或者发生二级暴露且暴露源的病毒载量水平为轻度时，使用基本用药程序。

（4）发生二级暴露且暴露源的病毒载量水平为重度或者发生三级暴露且暴露源的病毒载量水平为轻度或者重度时，使用强化用药程序。

（5）暴露源的病毒载量水平不明时，可以使用基本用药程序。

5　质量记录

《传染病 / 性病检验阳性结果登记表》

《工作人员职业暴露个案登记表》

《生物安全培训及评估记录表》

《工作人员安全培训合格证书》

《实验室岗位风险知情同意书》

（邱　峰　何　敏　孙世珺　操龙斌　梁荣良）

第四章　设备、试剂和耗材

实验室设备、试剂和耗材，是分子诊断工作的基本需要，分子诊断实验室应配备相应的设备、试剂和耗材，同时制定正确的使用和维护管理程序，保证检验工作顺利进行。

本章内容主要介绍了临床分子诊断实验室设备选择、购买和管理，仪器设备的检定/校准，设备维护和维修，以及试剂和耗材管理的内容。

第一节　临床分子诊断实验室设备购买、验收及管理要求

一、总则

实验室设备包括仪器的硬件和软件、测量系统和实验室信息系统。实验室应按照自身要求选择和批准有能力稳定供应外部服务、设备的供应商，但可能需要与组织中的其他部门合作以满足本要求。应建立选择标准。实验室应制定设备选择、购买和管理的文件化程序。

二、临床分子诊断实验室设备的配置

临床分子诊断实验室设备包括样品采集、样品准备、样品处理、检验和储存等过程所需用到的设备，可分为通用实验室设备和实验室仪器两大类。通用实验室设备是指可用于各种实验室环境或方法的设备，仪器是指在检测/分析系统或方法中进行测量的仪器。参照《医疗机构临床基因扩增检验实验室工作导则》（卫办医政发〔2010〕194号），临床基因扩增实验室工作区域仪器设备配置标准如下：

1. 试剂储存和准备区　①2~8℃和 –20℃以下冰箱；②混匀器；③微量加样器（覆盖0.2~1 000μl）；④可移动紫外线灯（近工作台面）；⑤消耗品：一次性手套、耐高压处理的离心管和加样器吸头；⑥专用工作服和工作鞋（套）；⑦专用办公用品。

2. 标本制备区　①2~8℃冰箱、–20℃或 –80℃冰箱；②高速离心机；③混匀器；④水

浴箱或加热模块；⑤微量加样器（覆盖0.2~1 000μl）；⑥可移动紫外线灯（近工作台面）；⑦生物安全柜；⑧消耗品：一次性手套、耐高压处理的离心管和加样器吸头（带滤芯）；⑨专用工作服和工作鞋（套）；⑩专用办公用品；⑪如需处理大分子DNA，应当具有超声波水浴仪。

3. 扩增区　①核酸扩增仪；②微量加样器（覆盖0.2~1 000μl），（视情况定）；③可移动紫外线灯（近工作台面）；④消耗品：一次性手套、耐高压处理的离心管和加样器吸头（带滤芯）；⑤专用工作服和工作鞋；⑥专用办公用品。

4. 扩增产物分析区　视检验方法不同而定，基本配置如下：①微量加样器（覆盖0.2~1 000μl）；②可移动紫外线灯（近工作台面）；③消耗品：一次性手套、加样器吸头（带滤芯）；④专用工作服和工作鞋；⑤专用办公用品。

此外，组织标本前处理区的设备通常应包括切片机、裱片机、切片刀、电热恒温箱、脱蜡缸、水化缸及HE染色缸等。

三、临床分子诊断实验室设备选择和购置

设备的购置应遵循实用性、有效性、科学性原则。在选择设备时，要考虑能源消耗和将来的处置（注意环境保护）。对于大型、贵重和精密的仪器需进行可行性认证，对于非永久控制的设备（如租用、借用的设备），应进行必要的评审。设备选择的最终决定应考虑多方因素。决定和选择理由的总结需要形成文件，根据实验室的流程来获得选择的批准。仪器采购的过程要符合医院或者组织的流程，应记录各种与采购有关的活动。

知 识 链 接

《Quality Management System: Equipment; Approved Guideline》（CLSI QMS 13A，2011）

实验室在选择或者采购新仪器设备之前，可以建立一个系统而层次分明的实施计划，实施计划应包含选择、采购、验证、操作使用和维护等内容。它将指导从设备选择和采购开始，到成功引进新设备所需的一系列活动。实施计划可以随着实施而进行更新和适当修改。计划需要满足以下几个方面的要求：①文件化；②满足实验室需求/目标；③在特定实验室质量管理体系下运行；④适当的细节内容（谁做什么和什么时候做）；⑤根据组织要求进行审核和批准。

四、临床分子诊断实验室设备的验收

设备验收指按照一定标准进行检验而后收下或认可逐项验收。设备在安装时及常规使用中应能够显示出达到的性能标准，并符合相关检验要求。实验室应制定仪器设备技术验收报告。租用的设备或者由实验室授权使用的移动设备等，也要符合该要求。

实验室应定期评价仪器设备性能，以保证和维持其正常功能状态。当设备脱离实验室的直接控制时（如外借等），实验室应在其返回实验室使用之前验证其性能，且保证性能符合要求。

知识链接

《All Common Checklist》（CAP Checklist, 2017）

所有仪器和设备应在初次使用前、重大维护保养或维修后以及移动位置后验证其性能，以确保它们达到预期的性能要求。

五、临床分子诊断实验室设备的操作和使用要求

实验室应制定有关仪器设备安全的作业指导书，包括检查电气安全、安全操作、运输、存放及对化学、放射性和生物材料的处置和人员防护措施。操作人员应方便得到这些指导资料。

六、临床分子诊断实验室设备的管理

1. 设备的授权操作　使用设备的人员应首先经过相关的培训，培训合格后，经管理层授权的人员才可以操作设备，并可很方便地得到设备使用及维护的最新指导书（包括减少污染的措施）。

2. 设备标识　设备的标识分为唯一性标识和状态标识。每件设备均应有唯一性标识或其他识别方式。只要可行，实验室控制的需校准或验证的设备，要贴状态标识以标明仪器设备已经通过校准或验证的状态，并标明有效期或再次校准/验证的日期。

3. 设备不良事件报告　由设备直接引起的不良事件和事故，例如实验室仪器、其他附属设备（如用于抽血或标本采集的设备）发生不良事件或事故时，应按要求进行调查并向制造商和监管部门如设备处、医教处、当地食品药品监督管理局和卫生行政部门等相关部门报告，实验室应对人员进行不良事件报告的流程培训。

4. 设备记录　实验室应保存影响检测性能的每件重要设备的记录，至少包括：设备标识；制造商名称、型号、系列号或其他唯一标识；重要设备制造商的联系人和电话；到货日期和投入运行日期；当前的位置（适用时）；接收时的状态（例如新品，使用过，修复过）；制造商的说明书或其存放处；证实设备可以使用的设备性能记录；已执行及计划进行的维护；设备的损坏、故障、改动或修理；预计更换日期（适用时）；记录校准的修正因子，及时更新备份。

这些记录应形成档案，保证在设备使用期内或法律法规要求的时间内可供查阅。

附录 4-1　临床分子诊断实验室设备选择和管理程序

1　目的

规范仪器设备的管理、使用和维护保养，保证仪器设备正常安全使用，保证检验质量。

2　适用范围

临床分子诊断实验室仪器设备的管理、使用和维护保养。

3 职责

3.1 检验科主任负责对仪器设备的使用人员进行授权，负责仪器的购置申请、审核维修申请和报废申请，并提交给医院设备处。

3.2 医院设备处负责仪器设备的配置、采购、验收、维修、报废等管理工作。

3.3 仪器设备责任人负责仪器设备档案的建立，负责编写仪器作业指导书。

3.4 获得授权的检测人员负责仪器设备的日常使用、质量控制和维护，仪器设备责任人负责监督检测人员对仪器的维护、保养。

4 工作程序

4.1 仪器设备购置计划

检验科主任每年根据科室的需要和医院的统一部署，做好下一年的仪器设备购置计划，并经充分论证，提交医院设备处，再由医院论证是否批准购置。

4.2 仪器设备的验收与性能要求

4.2.1 验收材料的准备：验收前采购人员要准备好招标文件及合同，并在验收前，先收集设备相关的资料。验收时必须验审采购的医疗器械产品注册证、合格证明和完整的购进记录档案，核对医疗器械基本信息，为验收工作做好准备。

4.2.2 场地准备：设备到达前，必须根据设备的工作环境条件要求，做好设备安装场地的准备。医疗设备的场地准备要求包括：供电情况、温度、湿度、上下水路、防噪声和防电磁干扰等，以及机房设计是否能够满足及适合设备正常运行需要。

4.2.3 验收人员：验收人员应该包括采购人员、固定资产管理员、科室使用人员和医疗器械工程师等。其中采购人员参与设备的招标采购，组织验收工作。医疗器械工程师对医疗设备进行技术验收。固定资产管理员清点设备清单，保证设备完整，收集医疗设备档案并归档。

4.2.4 设备验收：仪器到达临床分子诊断实验室时，负责人应对设备进行检查及验收。临床分子诊断实验室配合医院设备处按合同进行验收，清点配件是否与合同一致。验收内容至少包括仪器的名称、型号、出厂日期、外观、配件、发票、说明书、相关耗材、软件和供应商基本资料等。验收要有实验室负责人／指定人员、医院设备处人员和厂家或供应商人员同时在场。验收记录应有检验科主任／指定人员签名确认。

在仪器设备验收时，查看设备清单，注意收集其合格证、操作手册或说明书、软件资料和通过认证的资料等，用于建立仪器设备档案。注意收集其配件，便于以后维修使用。

4.2.5 设备性能验证：临床分子诊断实验室的专用设备在投入使用前，临床分子诊断实验室负责人或指定人员应在设备常规使用前对其进行性能评价。根据准则和应用说明以及实验室本身实际情况，至少要对仪器设备的正确度、精密度、可报告范围进行验证，当需要时，还要对其他指标如灵敏度、分析干扰等进行验证。租用的设备或者由实验室授权使用的移动设备等，也要符合该要求，进行性能验证。

实验室建议使用供应商推荐的"检测系统"（包括仪器，配套的专用试剂、校准品、操作程序和维护计划等）以利于保障检测结果的"溯源性"。

建议临床分子诊断实验室定期评估仪器设备性能，以保证和维持其正常功能状态，但不一定每年都需要进行性能评价试验，除非检测系统改变，且有可能影响检测系统性能。

当设备脱离实验室的直接控制时（如外借等），实验室应保证在其返回实验室使用之前验证其性能，且性能应符合要求。

对简单设备，如恒温箱、打印机、电脑等基础设备，可由医院相关部门安装验收合格后即可使用。

4.3　设备管理

4.3.1　建立仪器档案：仪器设备责任人负责建立仪器档案，最少应包括（但不限于）：设备标识；制造商名称、型号、系列号或其他唯一标识；重要设备制造商的联系人和电话；到货日期和投入运行日期；当前的位置（适用时）；接收时的状态（例如新品，使用过，修复过）；厂家三证；仪器安装/验收报告；设备检测/校准报告；制造商的说明书或其存放处；证实设备可以使用的设备性能记录或性能验证报告；已执行及计划进行的维护；设备的损坏、故障、改动或修理记录；预计更换日期（可能时）；记录校准的修正因子，及时更新备份；培训记录；设备不良记录等。

4.3.2　编写仪器设备作业指导书：仪器设备责任人负责组织编写仪器使用、校准、质量控制和保养维护的作业指导书。作业指导书内容应包括原理、检测系统校准、质量控制、检测使用步骤、维护保养等，以及为了防止设备污染或损坏的设备安全操作、运输、储存和使用的程序，该程序至少应遵循制造商的建议，包括由设备制造商提供的相关手册和使用指南，并要便于获取。实验室应制定仪器设备有关安全的作业指导书，包括检查电气安全、安全操作、运输、存放及对化学、放射性和生物材料的处置和人员防护措施。操作人员应方便得到这些指导资料。

4.3.3　仪器设备的标识管理

（1）临床分子诊断实验室的每件仪器设备均应有唯一性标识，并张贴在仪器设备的醒目处。标签的内容包括：仪器设备统一编号、名称、型号、负责人等。仪器设备编号采用"归属各组汉语拼音缩写 - 序号"进行编号，序号为两位阿拉伯数字，如"FZ-01"表示××医院检验科分子诊断组第 1 号仪器设备。

（2）临床分子诊断实验室的重要仪器设备均应有状态标识。标示状态标识以标明仪器设备的校准或验证状态，性能是否处于正常，并标明有效期或再次校准/再次验证的日期。

（3）临床分子诊断实验室仪器状态标识采用"三色标识"，标识上注明仪器设备统一编号、名称、检定/校准/检查有效期、检定/校准/检查个人或单位。①仪器设备经过校准、检定或厂家验收合格，或检查功能正常，则以绿色标识表明该仪器设备为合格状态或正常状态；②仪器设备经过检查，有部分缺陷，但不影响检测工作所需的某项功能，该功能经过校准、检定或质控仍然合格，则以黄色标识表明该仪器设备为准用或降级使用；③仪器设备处于维修状态或损坏、性能无法确定或经检定/校准不合格，则以红色标识表明该仪器设备为停用状态。

4.3.4　仪器设备的使用与管理

（1）检验科主任对关键仪器的使用人员进行授权，并指定仪器设备责任人负责管理。

（2）检测人员必须先经过培训合格，获得授权后方可上机操作。贵重精密仪器设备的年度定期维护保养和校准活动由仪器工程师执行。一般使用人员不得随意改变仪器设置或参数，必要时需对仪器设置使用权限。使用人员必须按规定程序进行操作。

（3）检测人员在使用仪器的过程中必须首先检查仪器的状态和环境条件，做好质控、标本的检测、日常保养，确保仪器设备处于良好的状态，并做好相应记录。仪器的校准、失控、定期维护保养以及维修等均应记录。

（4）使用人员要保持仪器设备的安全工作状态，包括检查电气安全，紧急停止装置，以及由授权人员安全操作及处置化学、放射性和生物材料。在设备使用、修理或报废过程中，应进行消毒，注意减少环境污染，必要时使用防护用品。在涉及关键仪器的去污染问题时，可向仪器的工程师请教消毒的方法或由专业人员进行消毒，以确保仪器既能正常、安全地使用，又能去污染。实验室应将所采取的减少污染的指导书提供给操作该设备的工作人员，应留出足够的空间供设备修理和放置适当的个人防护用品。

（5）任何人不得随意搬移或拆卸设备。在操作、运输、存放和使用设备的过程中，注意人员和设备的安全，防止污染或破坏。

5 质量记录

表 4-1《临床分子诊断实验室仪器设备验收记录表》。

表 4-1 临床分子诊断实验室仪器设备验收记录表

设备基本情况登记					
设备名称	中文				
	外文				
规格型号			数量		
国别及厂商			出厂编号		
出厂日期			设备经费来源		
合同号			到货日期		
安装使用地点					
价格	人民币		外币		
使用负责人			联系电话		
设备随机资料（登记）					
序号	名称	份数	序号	名称	份数
设备附件、备件（登记）					
序号	名称	份数	序号	名称	份数

续表

设备验收记录
【内容包括：仪器设备性能及技术指标与合同规定要求符合程度、验证方式方法、验证标准以及附贴测试资料（包括曲线、图纸、照片等）并加以说明；用以验收测试的标准样品，测试仪器的型号规格及性能指标；国家职能部门或社会中介机构出具的相关验收文件情况；附贴测试资料（包括曲线、图纸、照片等）并加以说明】
现场培训情况记录 （验收前进行的：时间、地点、参加人员、培训内容、过程、效果等）

第二节　临床分子诊断实验室设备检定/校准

一、总则

实验室应制定文件化程序，对直接或间接影响检验结果的设备进行校准/检定，保证仪器设备的正常使用，使测量数据或检测结果具有更好的溯源性。

二、检定和校准定义

1. 检定　检定是由法制计量部门或法定授权组织按照检定规程，通过实验，提供证明来确定测量器具的示值误差是否满足规定要求的活动。检定是根据国家授权的计量部门统一制定的检定规程，对计量特性进行强制性的全面评定，属量值统一。检定是否符合规定要求，属自上而下的量值传递。只能在规定的检定部门或经法定授权具备资格的组织进行。依据检定规程规定的量值误差范围，给出合格与不合格的判定，发给检定合格证书。检定结论属具有法律效力的文件，作为计量器具或测量装置检定的法律依据。

2. 校准　校准是在规定条件下，为确定计量仪器或测量系统所指示的量值，或实物量具或参考物质所代表的量值，与对应的标准所复现的量值之间关系的一种操作。校准是采用校准规范或校准方法，也可采用国家统一规定，也可由组织自己制定，自行确定监视及测量装置量值是否准确。属自下而上的量值溯源，评定示值误差。其形式可以为自校、外校或自校与外校结合。校准不判定是否合格，只评定示值误差。校准完成后发出校准证书或校准报告。校准结论属没有法律效力的技术文件。

71

三、仪器校准与检测系统校准的区别

仪器校准与检测系统校准（定标）有区别，仪器校准合格是检测系统校准的前提。①仪器校准是采用校准规范或校准方法，监视及测量装置量值是否准确，属自下而上的量值溯源，评定示值误差。可以自校、外校或自校与外校结合。通常由仪器工程师（在仪器安装后及使用中）、外部计量机构或校准实验室技术人员等定期进行，主要校准仪器的光路，电路及样品针、试剂针位置等光、机和电三部分的技术参数。②通常在检测系统做了改变如试剂批号改变、仪器和试剂盒规定的时间需要校准或者是失控、仪器故障后或者进行了关键部件的维护后，用校准品对检测系统的分析校准（旧称定标），评定示值误差。检测系统校准后还需要通过合适的方式进行校准验证，通常不涉及仪器校准。

四、设备检定／校准和计量学溯源

设备校准／检定时应注意三个方面：制定仪器设备校准程序；制定检测系统校准程序；制定程序保证计量学溯源不可能或无关时检验结果的可信度。

实验室应定期对影响检验结果的检测仪器设备进行校准，校准需符合以下基本要求：

1. 应按国家法规要求对强检设备进行检定。《中华人民共和国强制检定的工作计量器具检定管理办法》（国发〔1987〕31号）第十六条制定了强制检定的计量器具目录。与临床检验实验室相关的项目主要包括：移液器、pH计、玻璃液体温度计、比色计、分光光度计和天平等。

对于应进行外部校准的设备，如果符合检测目的和要求，可按制造商校准程序进行。应至少对分析设备的加样系统、检测系统和温控系统进行校准（适用时）。应定期对基因扩增仪、加样器、温度计、恒温设备、离心机和生物安全柜等进行校准。对于分析设备和辅助设备的内部校准应符合CNAS-CL31：2011《内部校准要求》；

2. 对于检验仪器和设备，实验室应与制造商或相关方一起制定校准程序，该程序应至少遵循制造商的使用说明，以及符合相关的卫生行业标准或者相关国家标准。内容应包括定期验证要求的测量准确度和各个测量系统的功能如加样系统、温控系统等以及校准修正因子的正确更新和安全防护，以防止因调整和篡改而使检验结果失效的程序内容，同时，还应验证校准后的仪器状态等；

3. 校准通常由厂家具有资质的经授权的工程师与实验室技术人员共同完成，校准报告需经实验室管理层确认；

4. 记录校准状态和再校准日期；

5. 记录校准标准的计量学溯源性和设备的可溯源性校准。

五、检测系统校准和计量学溯源

1. 对于定量检测结果，实验室应能够证明其测量结果具备计量溯源性，应符合CNAS-CL06：2014《测量结果的溯源性要求》。计量学溯源性应追溯至可获得的较高计量学级别的参考物质或参考程序。高级别参考物质或参考程序的校准溯源文件可以由检测系统的制造商提供，只要使用未经过修改的制造商检测系统和校准程序，该份文件即可接受。使用配套检测系统时，可使用制造商的溯源性文件，并制订适宜的正确度验证计划。

2. 当计量学溯源不可能或无关时，应用其他方式提供结果的可信度证明，包括但不限于以下方法：

（1）使用有证标准物质对检测系统进行定期校准或者作为测量正确度的控制物质；

（2）经另一程序检验如参加适当的正确度验证计划或者实验室间比对活动；

（3）使用相应的参考物质：此参考物质必须是有资格的供应商提供的有证标准物质，并附有材料特性的详细说明；

（4）使用明确建立、规定、确定了特性的并由各方协商一致的协议标准或方法。制造商建议的常规测量程序属于公认测量方法／标准。

如以上方式无法实现，可通过以下方式提供实验室检测结果可信度的证明：参加适宜的能力验证／室间质评，且在最近一个完整的周期内成绩合格；与使用相同检测方法的已获认可的实验室、或与使用配套检测系统的实验室进行比对，结果满意。

注：以上方法只是提供检验结果的可信度证明，并不能提供溯源性证明。

3. 实验室应对检测系统定期进行校准，以保证检测结果的可信度。校准周期应至少遵照制造商的建议。当出现下列情况之一时，应考虑对检测系统进行校准：

（1）按仪器和试剂盒规定的时间定期对仪器和检验项目进行校准。

（2）检测系统发生较大变化，如：对仪器进行大的维修、更换主要部件、更换不同批号试剂盒。

（3）质控结果失控时。

（4）非配套检测系统的校准参见《结果计量溯源性／可信度管理程序》。

六、临床分子诊断实验室主要设备的校准

（一）核酸提取仪的校准

核酸提取仪，是应用配套的核酸提取试剂来自动完成样本核酸的提取工作的仪器，已广泛应用于国内外核酸分析检测。核酸提取仪分为两类：一类是大型的自动化的，一般称为自动液体工作站；另一类是小型自动核酸提取仪，利用封装好的配套试剂自动完成提取纯化过程。根据其应用的试剂的不同，又可以分为两类：一类为应用磁珠法试剂的仪器，另一类为应用离心柱法试剂的仪器。自动核酸提取仪主要由温控系统、取液装置、振荡装置和分离纯化系统组成。自动核酸提取仪校准的要求如下：

1. **计量特性** 可选择温度示值误差、均匀性、稳定性，振动示值误差、重复性和稳定性六个指标作为自动核酸提取仪的计量特性指标。可以根据实验室的计量特性的最大允许误差进行符合性判定，并将结论列入校准报告。

2. **校准条件** 实验室环境应当满足仪器安装使用的要求，不得存在强烈的机械振动和电磁干扰。校准时实验室温度应当控制在 10~30℃，相对湿度不大于 80%。

3. **复校间隔时间** 核酸提取仪的复校间隔，根据实际使用情况由实验室自主决定，建议不超过 12 个月。

（二）PCR 仪的校准

PCR 仪是基于 PCR 技术原理，模拟 DNA 或 RNA 的复制过程，在模板、引物、聚合酶等存在的条件下，扩增已知序列，对其进行检测分析的仪器设备。PCR 仪包括定性 PCR 仪和定量 PCR 仪两类。定性 PCR 仪通常由样品载台、热循环部件、控制部件和光源部件

等部分组成。定量 PCR 仪主要由样品载台、热循环部件、传动部件、荧光检测光学部件、微电路控制部件、计算机及应用软件组成。

PCR 仪温控系统中其控温精度、升降温速率以及温场的均匀性等直接影响 DNA 片段扩增的结果，PCR 仪经使用后其温度传感器的计量特性可能会发生变化；同时光路系统中激发光源随着使用时间的增加也会逐渐老化，光路检测系统随着环境条件的改变而受影响，因此 PCR 仪需定期校准后才能继续使用。参照《聚合酶链反应分析仪校准规范》（JJF1527，2015）对模块加热的 PCR 仪的校准要求如下：

1. 计量特性 定性 PCR 仪校准有以下几个指标：温度示值误差，即温控装置的赋予值与标准测温装置的示值之差；温度均匀性，即温控装置内温度的均匀性；温度过冲，即温控装置从较低温度上升到设定的较高温度点，或从较高的温度点下降到设定的较低温度点，偏离设定温度点的差值；温度波动性，即温控装置在一定时间间隔内，温度变化的范围。

定量 PCR 仪与定性 PCR 仪比较，增加了荧光检测功能和结果分析功能，因此，其校准的内容除与定性 PCR 仪相同之外，还增加了定量分析部分。定量分析校准项目包括定量示值误差及线性误差两项。定量示值误差指 DNA 标准物质仪器测量仪测量值与标称值之间的一致程度，线性误差指定量 PCR 分析仪在工作量程内各测量数据与相应标准物质值之间的差值。定性/定量 PCR 仪的计量特性见表 4-2。

PCR 仪的技术性能指标应满足《基因扩增仪（PCR 仪）测温系统校准规范》。经校准后的聚合酶链反应分析仪的校准报告应符合《国家计量校准规范编写规则》（JJF 1071，2010）中 5.12 的要求，给出校准项目名称、测量值以及扩展不确定度。

表 4-2 定性/定量 PCR 仪的计量特性对比图

项目	定性 PCR 仪	定量 PCR 仪
温度示值误差	+	+
温度均匀度	+	+
平均升温速率	+	+
平均降温速率	+	+
样本示值误差	−	+
样本线性	−	+

注：+ 为校准项目；− 为非校准项目。

2. 校准条件 应满足仪器使用允许的环境条件，测量过程中应测量和记录环境的温度、相对湿度。

3. 校准结果表达 经校准后的聚合酶链反应分析仪应填发校准报告，校准报告应符合 JJF 1071-2010 中 5.12 的要求，参照附录 F（见 JJF1527-2015 附录 F）给出校准项目名称、测量值以及扩展不确定度。

4. 复校时间间隔 根据实际使用情况，用户可自行确定仪器复校时间间隔，建议不超过 12 个月。

（三）数字 PCR 仪的校准

数字 PCR 是近年来发展起来的一种基于单分子 PCR 方法来进行计数的核酸绝对定量技术。目前根据反应单元的不同形成方式，分为微流控芯片数字 PCR 系统和微滴式数字 PCR 系统两种主流系统。

微流控芯片数字 PCR 系统，通过芯片设计将纳升级液体封闭在高通量的微池或微通道中进行后续的 PCR 扩增，扩增后的结果荧光显微镜直接判读。

微滴式数字 PCR 系统在传统的 PCR 扩增前对样品进行微滴化处理，即将含有核酸分子的反应体系分成成千上万个纳升级的微滴，其中每个微滴含有一个至数个待检核酸靶分子，或不含待检核酸靶分子。

数字 PCR 技术是通过终点电磁计算目标序列的拷贝数，不同于荧光定量 PCR 技术依赖扩增曲线的循环阈值，因此无需采用标准曲线和内参基因来进行计算及校正，可以实现绝对定量。数字 PCR 的灵敏度取决于反应单元的数目，其数目越多，数字 PCR 的灵敏度就越高，其准确度也越高，相应的成本也越高。数字 PCR 仪器的校准要求如下。

1. 计量特性　数字 PCR 仪的校准包括光路系统及加样系统。光路系统的校准内容包括所有光路通道及反应单元的均一性，例如 QX200 数字 PCR 仪需要校准蓝光通道和绿光通道，采用 FAM/VIC 荧光组合及 FAM/HEX 荧光组合来检定，检定内容包括各荧光通道背景荧光振幅，检测校准液反应单元微滴总数，各荧光振幅，各微滴荧光均一性及微滴分布宽度和对称性。通过这些参数来判断光源强度及荧光信号检测是否在要求范围内，微滴产生的总量及均一性是否在要求范围内。加样系统的校准内容包括加样臂的前向运动、侧向运动及上下运动是否定位准确、蠕动泵及阀门控制是否在控，液面传感器是否正常、加样体积是否准确等。

2. 校准条件　数字 PCR 仪是一种高精密度的仪器，对环境要求比较严格，因此必须在仪器使用说明书规定的环境条件下使用，例如伯乐微滴式数字 PCR 仪要求运行环境温度在 15~30℃范围内，环境湿度不超过 85%，运行区域海拔在 0~2 000 米范围。

3. 复校间隔时间　数字 PCR 仪的复校间隔，根据实际使用情况由实验室自主决定，建议不超过 12 个月。

（四）核酸质谱仪的校准

核酸质谱仪基于基质辅助激光解吸电离飞行时间质谱（matrix-assisted laser desorption/ionization-time-of-flight mass spectrometry，MALDI-TOF MS）原理，即电离产生的离子经脉冲电场加速后进入无场飞行管，并以恒定速度飞向离子接收器，根据不同质量的离子达到接收器的时间不同，对离子进行分离鉴别。核酸质谱仪可用于基因 SNP、突变、甲基化及 CNV 分析等。飞行质谱仪按照离子化方式的不同，可以分为电喷雾飞行时间质谱仪（electrospray ionization-time-of-flight-massspectrometry，ESI-TOF MS）和 MALDI-TOF MS 等。参照《飞行时间质谱仪校准规范》（JJF1528，2015）对 MALDI-TOF MS 的校准要求如下：

1. 计量特性　飞行时间质谱仪的计量特性包括示值误差、信噪比、分辨能力、重复性和漂移，根据质谱仪的扫描模式和离子化模式选择相应的计量特性进行校准（表 4-3）。

表 4-3　不同扫描模式及离子化模式下的校准项目

计量特性	质谱扫描模式	质谱离子化模式	
		电喷雾	基质辅助激光诱导解吸
示值误差	一级	+[a]	+[b]
	二级	+	+[c]
信噪比	一级	+	+
分辨能力	一级	+	+
重复性	一级	+	+
漂移	一级	+	+

[a] "+"表示需校准项目；

[b] 由于基质的干扰，基质辅助激光诱导解吸飞行时间质谱仪一般不进行500以下质荷比示值误差的校准；

[c] 单级飞行时间质谱仪不进行二级扫描模式下的示值误差校准。

2. 校准环境条件　实验室环境应当满足仪器安装的要求，不得存在强烈的机械振动和电磁干扰，校准时实验室温度应当控制在 15~30℃，相对湿度不大于 80%，并确保校准过程中环境温度变化小于 3℃。

3. 校准结果表达　经校准后的飞行时间质谱仪应填发校准报告，校准报告应符合《国家计量校准规范编写规则》（JJF1071，2010）中 5.12 的要求，参照《飞行时间质谱仪校准规范》（JJF1528，2015）附录 C 给出校准项目名称、测量值以及扩展不确定度。

4. 复校时间间隔　实验室可根据实际情况自主决定飞行时间质谱仪的复校时间间隔，建议不超过 12 个月。

（五）基因芯片扫描仪的校准

基因芯片诊断技术是通过提取核酸（DNA 或 RNA），进行必要的扩增和标记，标记后的靶标与基因芯片进行分子杂交，通过基因芯片扫描仪器获得基因芯片杂交的图像与数据，经计算机程序分析，并给出检测报告的全过程。

基因芯片扫描仪是用来检测基因芯片结果的装置，目前商品化的扫描仪主要有两大类：激光共聚焦微点阵芯片扫描仪和 CCD 微点阵芯片扫描仪，前者使用最为普遍。参考《激光共聚焦生物芯片扫描仪技术要求》（GB/T 33805，2017），介绍激光共聚焦基因芯片扫描仪的校准。激光共聚焦生物芯片扫描仪是通过光学系统把激发光汇聚到待测芯片上，基于激光共聚焦扫描显微镜原理，通过光学元件对芯片的快速扫描来获取荧光数据的仪器。

1. 计量特性　芯片扫描仪校准的参数包括分辨率、线性范围、最低响应值、一致性、重复性和稳定性等。

2. 校准条件　基因芯片扫描是一种高精密度的仪器，对环境要求比较严格，因此使用时必须在仪器使用说明书规定的范围内。要求运行环境温度在 10~30℃ 范围内，相对湿度 30%~75%，电源为交流 220 ± 22V；50 ± 1Hz，大气压力为 86~106kPa。

3. 复校间隔时间　基因芯片扫描仪的复校间隔，根据实际使用情况由实验室自主决定，建议不超过 1 年。

（六）二代测序仪的校准

二代测序技术分为两类，一类是边合成边测序（sequencing by synthesis，SBS），一类是边连接边测序（sequencing by ligation，SBL）。在SBL方法中，带有荧光基团的探针与DNA片段杂交并且与邻近的寡核糖核酸连接从而得以成像，通过荧光基团的发射波长来判断碱基或其互补碱基的序列。SBS方法通常使用聚合酶，荧光基团在链的延伸过程中被插入其中。

国外二代测序仪中，HiSeq/MiSeq/NextSeq（Illumina）系列、Ion torrent（Life Technologies）系列都是采用SBS技术，SoLiD（ABI）采用的SBL技术。

Illumina采用可逆性末端边合成边测序反应，首先在DNA片段两端加上序列已知的通用接头构建文库，文库加载到测序芯片Flowcell上，文库两端的已知序列与Flowcell基底上的Oligo序列互补，每条文库片段都经过桥式PCR扩增形成一个簇，测序时采用边合成边测序反应，即在碱基延伸过程中，每个循环反应只能延伸一个正确互补的碱基，根据四种不同的荧光信号确认碱基种类，保证最终的核酸序列质量，经过多个循环后，完整读取核酸序列。

Ion torrent的核心技术是使用半导体技术在化学和数字信息之间建立直接的联系。在半导体芯片的微孔中的微球上固定DNA链，随后依次掺入ACGT。每个碱基掺入时，均可释放出氢离子，并在它们穿过每个孔底部时能被检测到。通过对氢离子的检测，实时判读出相应的碱基。

国内二代测序仪中，BGISEQ系列采用的是SBL技术。该平台基于联合探针锚定聚合测序技术（简称"cPAS技术"），将DNA分子锚与荧光探针聚合至DNA Nanoball（简称"DNB"），并将其加载至芯片，通过高分辨率成像系统对芯片上的光信号进行采集，然后对光信号进行数字化处理，从而获得最终的序列信息。

因其涉及不同的技术原理，所以它们的校准方法和内容也有所不同。本小节以Illumina二代测序仪为例，介绍校准的相关知识。

1. 校准参数　Illumina测序仪的校准参数包括光路校准、缓冲液液路系统校准和温度校准。

2. 校准条件　二代测序仪器属于高精密度仪器，对环境要求比较严格，因此使用时必须在仪器使用说明书规定的范围内。推荐基因测序仪的正常工作条件如下：环境温度在18 ± 5℃，建议恒温18℃；环境湿度≤80%；电源为交流220 ± 22V；50 ± 1Hz，工作电流≤2.5A；带有不间断1500W UPS；支撑平台为气压式缓冲系统的防震平台；防震效果达到1Hz级别；洁净要求放置在10万级超净间。

3. 校准的频次　二代测序仪器应根据实际使用情况去校准，建议不超过12个月。

附录4-2　临床分子诊断实验室仪器设备校准程序

1　目的

规范仪器设备的检定/校准程序，保证仪器设备的正常使用，使测量数据和检测结果具有良好的溯源性、准确性和可靠性。

2 适用范围

分子诊断实验室计量设备和检测仪器。

3 职责

3.1 设备责任人负责检测仪器的校准与验证或检定。

3.2 技术主管批准仪器设备的检定或校准。

3.3 医院设备处负责联系法定计量检定所进行检定。

4 工作程序

4.1 计量设备的检定

4.1.1 设备责任人定期（根据设备的要求，通常为 12 个月一次）收集需要要检定的计量设备（如分光光度计、天平、离心机、电导仪等），分类整理，报技术主管审核。

4.1.2 医院设备处批准和联系法定计量检定所进行检定。

4.1.3 小型计量设备（如温度计、加样器、移液器等），可送医院设备处，然后再送计量检定所，较大设备（如分析天平、分光光度计等）一般由计量所工作人员来检定。

4.1.4 实验室制定作业指导书对温度计、加样器、移液器等进行自校。可以采用计量所检定合格的计量设备来校准其他相应的计量设备，用来校准其他计量设备的校准设备，其精确度不能低于被校准的计量设备。自校的计量设备需要报技术负责人审批。进行自校人员需经过相关培训，并取得上岗证，同时得到实验室的授权方可进行自校工作。自校应该保持校准记录，得出校准结论，并报质量负责人审批。内部校准应符合 CNAS-CL31：2011《内部校准要求》。

4.1.5 实验室使用的计量设备应为法定计量检定合格或校准合格的计量设备。

4.2 检测仪器的校准

不能由计量所进行检定的检测仪器（如自动核酸提取仪、PCR 仪等），由仪器负责人配合仪器工程师进行校准。

4.2.1 制定校准程序：实验室应与制造商或相关方一起制定校准程序，该程序应至少遵循制造商的使用说明，以及符合相关的卫生行业标准或者相关国家标准。程序应包括定期验证要求的测量准确度和各个测量系统的功能、校准修正因子的正确更新以及安全防护（防止因调整和篡改而使检验结果失效）等内容。同时，还应验证校准后的仪器状态等；

4.2.2 校准过程：在进行校准前，对仪器进行全面的、系统的保养，包括对光路、加样针、样品轨道、各机械运动进行检查，然后使用校准物对仪器进行校准，并验证。校准应由厂家具有资质的经授权的工程师与实验室技术人员共同完成，最后由工程师出具仪器检修校准报告。

4.2.3 检测仪器校准后的验证：检测仪器在进行校准后应当进行验证，以确保校准的可靠性。

4.2.4 校准报告：在进行定期校准后，要出具一份完整的报告，以表明仪器处于好的性能状态。报告的内容一般包括：

1）仪器名称；

2）仪器型号；

3）仪器编号或序列号；

4）校准品名称、厂家、批号；

5）工作环境状态（温度、湿度、电源是否符合要求）；

6）系统保养、光路校正、温控系统及机械检查的内容；

7）校准的项目；

8）对校准曲线的评价；

9）校准品和真实度质控品验证；

10）不同浓度新鲜患者标本验证；

11）室内质控；

12）精密度和正确度等；

13）校准人、日期和单位；

14）其他需要说明的内容或材料；

4.2.5 校准报告确认：对于供应商或厂商等提供的校准报告，实验室设备负责人 / 专业组长进行验收，并经实验室负责人 / 专业组长签名确认，以明确仪器运转良好。填写《定期仪器设备校准验证报告验收记录表》，记录校准日期以及下次拟校准日期，保存校准记录。

4.3 仪器设备状态标示

检定合格或校准合格的仪器设备由设备责任人负责贴上状态标识。

附录 4-3 核酸提取仪校准报告范例

核酸提取仪是一套高通量、高灵敏度的自动核酸纯化提取设备，采用配套的核酸提取试剂来自动完成样本核酸的提取工作的仪器，其原理是利用一定的温度、振动等条件对样本进行破碎、纯化和提取，其系统主要由温控系统、取液装置、振荡装置和分离纯化系统组成。

一、校准条件

1. 环境条件

环境温度：15~30℃；

相对湿度：10%~80%；

其他：仪器室内不得有明显的机械振动，无电磁干扰。

2. 校准设备 温度测量装置：由多通道温度传感器（不少于 7 个通道）和显示仪组成，探头测温在 0~120℃范围内，最大允许误差为 ±0.3℃，分辨率为 0.1℃。

振动频率测定装置：振动频率测定装置可以是转速测定仪，测量范围 0.5~500Hz，最大允许误差 ±0.05%。

二、校准程序

1. 外观检查 外观应完整，配件应齐全、不应有影响工作性能的机械损伤，仪器各部分连接正常，可正常开机，软件正常启动。

2. 温度示值误差

（1）校准温度示值误差的温度点一般选择 55℃、65℃、90℃，也可根据实际情况进行调整。

（2）将多通道测温仪的温度探头测温系统主机相连，使其处于正常工作状态。将 7 个温度传感器探头固定在核酸提取仪的加热模块上，并保证测温传感器探头与加热模块贴合紧密。

（3）将核酸提取仪设定在被校准温度点上，稳定 15 分钟以上，根据公式（a）和（b）计算温度的示值误差。

$$\Delta \overline{T}a= \overline{T}s-Ts \tag{a}$$

$$\overline{T}c= \sum_{i=1}^{n} Ti \tag{b}$$

$\Delta \overline{T}a$：温控工作区域内温度示值误差。

Ts：温控工作区域内设定温度 C 值。

$\overline{T}c$：所有温度传感器测量值的平均值。

Ti：第 i 个温度传感器测定值。

n：温度传感器通道数。

3. 温度均匀性　分别考查仪器设定 55℃、65℃、90℃时工作区域的温度均匀性，考查 7 个温度检测点的加热均匀性。根据公式（c）计算温度的均匀性。

$$\Delta T_u= \overline{T}_{max}- \overline{T}_{min} \tag{c}$$

ΔT_u：温度均匀性。

$\overline{T}_{max}$：所有温度传感器测定平均值的最大值。

$\overline{T}_{min}$：所有温度传感器测定平均值的最小值。

4. 温度稳定性　考查仪器设定 65℃时加热区域的温度稳定性。待仪器温度稳定后，考查时间为 10 分钟，隔 1 分钟记一个温度，10 分钟之内的所有温度传感器探头检测温度的平均值极差表示温度的稳定性。根据公式（d）计算温度的稳定性。

$$\Delta T_W= \overline{T}_{max}- \overline{T}_{min} \tag{d}$$

ΔT_W：温度稳定性。

$\overline{T}_{max}$：所有温度传感器测定平均值的最大值。

$\overline{T}_{min}$：所有温度传感器测定平均值的最小值。

5. 振动频率示值误差

（1）校准振动点一般选择低、中、高三个点。

（2）将转速表开机使其处于稳定状态，把感应反光片固定于核酸提取仪的振动模块上，把转速表的光斑对准感应片，确保振动过程中振动模块位移最大时光斑能完全移出感光片。对于其他形式的振动频率测定仪，也可以把振动感应探头固定在核酸提取仪的振动模块上进行测定。待测定仪读数稳定后读取振动频率数值。

（3）分别考查低、中、高振动频率情况下的仪器振动频率的示值误差，每个频率重复测量 6 次，根据公式（e）和（f）计算振动的示值误差 i。

$$\Delta \overline{F}a= \overline{F}-Fs \tag{e}$$

$$\overline{F}= \sum_{i=1}^{n} Fi \tag{f}$$

$\Delta \overline{F}a$：振动频率示值误差，Hz。

Fs：振动频率设定值，Hz。

$\overline{F}$：n 次测量振动频率的平均值，Hz。

Fi：第 i 次振动频率测定值，Hz。

n：测量次数。

6. 振动频率重复性　分别考查低、中、高振动频率情况下的仪器振动频率的重复性。频率测定仪开机检测振动频率数值，然后重新开机检测，重复检测 7 次，根据公式（g）计算振动的重复。

$$RSD = \sqrt{\frac{\sum_{i=1}^{n}(Fi-F)^2}{n-1}} \times \frac{1}{F} \times 100\% \quad\quad (g)$$

Fi：第 i 次振动频率测定值，Hz。

$\overline{F}$：n 次测量振动频率的平均值，Hz。

n：测量次数。

7. 振动频率稳定性　考查中等振动频率情况下的仪器振动的稳定性。待振动稳定后，考查时间为 10 分钟，隔 1 分钟记一个振动频率，10 分钟之内的检测到的振动频率的极差表示振动的稳定性。根据公式（h）计算振动的稳定性。

$$\Delta Fw = F_{max} - F_{min} \quad\quad (h)$$

ΔFw：振动频率稳定性。

$\overline{T}_{max}$：振动频率测定平均值的最大值。

$\overline{T}_{min}$：振动频率测定平均值的最小值。

三、校准结果

将校准结果填入表 4-4。

表 4-4　核酸提取仪校准结果

仪器所在单位							校准日期			
仪器名称							制造商			
仪器序列号							仪器型号			
环境温度							相对湿度			
温度示值误差										
温度 ℃	T（位点）							$\overline{T}$	$\Delta \overline{T}a$	T_u	结果
	1	2	3	4	5	6	7				
55											通过（　） 不通过（　）
65											通过（　） 不通过（　）
90											通过（　） 不通过（　）

温度的均匀性											
温度℃	T（位点）							T_u	$\overline{T}_{max}$	$\overline{T}_{min}$	结果
	1	2	3	4	5	6	7				
55											通过（　）不通过（　）
65											通过（　）不通过（　）
90											通过（　）不通过（　）

温度的稳定性												
温度℃	T（min）										Tw	结果
	0	1	2	3	4	5	6	7	8	9	10	
65												通过（　）不通过（　）

振动频率示值误差									
振动等级	振动频率	Fs（Hz）						$\overline{F}$	$\Delta\overline{F}a$	结果
		1	2	3	4	5	6			
低										通过（　）不通过（　）
中										通过（　）不通过（　）
高										通过（　）不通过（　）

振动频率重复性										
振动等级	振动频率	Fi（Hz）							$\overline{F}$	RSD	结果
		1	2	3	4	5	6	7			
低											通过（　）不通过（　）
中											通过（　）不通过（　）
高											通过（　）不通过（　）

振动等级	T（min）											Fw	结果
	0	1	2	3	4	5	6	7	8	9	10		
中等													通过（　） 不通过（　）

表头：振动频率稳定性

结论：该仪器符合正常指标，运行正常，校准有效期一年

校准员签字核验人签字：

附录 4-4　ABI 9700 PCR 仪校准报告范例

一、校准条件

1. 环境条件

温度：15~30℃；

相对湿度：10%~75%；

大气压力：86~106kPa；

供电电源：220±22V，50±1Hz，5A 带良好地线的电源；

其他：无强电磁场干扰、无振动、无对流风、洁净无灰尘。

2. 校准用标准器及其他设备　温度校准装置：由若干个精密温度探头、传感器、数据采集分析模块组成，探头测温在 0~120℃范围内，温度精密度不低于 0.01℃，且需进行过计量校准。

二、校准程序

1. 外观检查　外观应完整，配件应齐全、不应有影响工作性能的机械损伤，仪器各部分连接正常，可正常开机，软件正常启动。

2. 温控系统校准　将 PCR 分析仪及温度校准装置各部件连接完好，在温度探头表面上涂抹适量导热油，将温度探头置于 PCR 分析仪加热模块中进行测试。设定温度控制程序，启动温度校准装置实时采集软件，按软件提示步骤填好相关仪器参数，记录整个数据采集过程并保存。由软件根据偏差设置参数，调整仪器温度。

三、校准结果

将校准结果填入表 4-5。

表 4-5　ABI 9700 PCR 仪校准结果

仪器所在单位：			校准日期：		
仪器名称：			制造商：		
仪器型号：			序列号：		
环境温度：			相对湿度：		
项目	内容		标准		结果
外观检查			完整		通过（　） 未通过（　）
确认模块温度	45℃：＿＿℃ 85℃：＿＿℃		45℃：44.75~45.25℃ 85℃：84.75~85.25℃		通过（　） 未通过（　）
温度均一性测试		37℃	95℃	Max Temp 95℃ –Min Temp 95℃ ≤ 1.0℃ Max Temp 37℃ –Min Temp 37℃ ≤ 1.0℃	通过（　） 未通过（　）
	A1				
	A12				
	C4				
	C9				
	E4				
	E9				
	H1				
	H12				
升降温速度测试	升温速度：＿℃/s 降温速度：＿℃/s		升温速度标准：>1.5~2.5℃/s 降温速度标准：>1.5~2.5℃/s		通过（　） 未通过（　）
循环测试	平均循环时间：＿s		平均循环时间：≤ 160s		通过（　） 未通过（　）
结论：该仪器符合正常指标，运行正常。					
工程师签字：				核验人签字：	

附录 4-5　ABI 7500 荧光定量 PCR 仪校准报告范例

一、校准条件

1. 环境条件

温度：15~30℃；

相对湿度：10%~75%；

大气压力：86~106kPa；

供电电源：220±22V，50±1Hz，5A 带良好地线的电源；

其他：无强电磁场干扰、无振动、无对流风、洁净无灰尘。

2. 校准用标准器及其他设备

（1）温度校准装置：由若干个（通常为 15 个）精密温度传感器、数据采集分析模块组成，测温范围 0~120℃，温度校准装置测量不确定度 ≤ 0.1℃，且需要通过计量检定。

（2）标准物质：校准时应采用国内外有证标准物质，包括：质粒 DNA 标准物质、核糖核酸标准物质，其特性量值（拷贝数 ≥ 10^9copies/μl，相对扩展不确定度 ≤ 5%）。

（3）电子天平：精度 ≤ 0.01mg，且需要通过计量检定。

（4）移液器：规格：2μl，10μl，100μl，200μl，1 000μl，且需要通过计量检定。

校准前按照附录 A（见 JJF1527–2015 附录 A）配制校准时使用的溶液。

（5）其他物质：ROI 校正反应板、背景反应板及 ABI 7500 实时定量 PCR 仪光谱校正套件、TaqMan RNase P 仪器验证反应板套件、TaqMan RNase P 仪器验证反应板。

二、校准程序

1. 外观检查 外观应完整，配件应齐全、不应有影响工作性能的机械损伤，仪器各部分连接正常，可正常开机，软件正常启动。

2. 温控系统校准 将 PCR 分析仪及温度校准装置各部件连接完好，在温度探头表面上涂抹适量导热油，将温度探头置于 PCR 分析仪加热模块中进行测试。设定温度控制程序，启动温度校准装置实时采集软件，按软件提示步骤填好相关仪器参数，记录整个数据采集过程并保存。由软件根据偏差设置参数，调整仪器温度。

3. 光路系统校准

（1）目标区 ROI 校正：准备 ROI 校正，执行 ROI 校正并生成 ROI 数据，校正期间生成的数据，允许 SDS 软件映射样本块上反应孔的位置，从而在仪器操作期间，使软件可判断出反应板上特定反应孔中荧光强度的增量。

（2）背景校正：准备背景反应板，创建背景校正反应板文件，运行背景反应板，分析背景数据，查看原始数据中是否有超过 72 000 荧光标准单位的异常光谱峰值，如有超过，则说明背景反应板或样本块中包含荧光污染物，按相关说明确定存在污染的荧光源并解决之后，执行荧光校正步骤。

（3）纯荧光校正：准备纯荧光反应板文件，运行纯荧光反应板，分析纯荧光数据，如果荧光峰值在同一滤光器的荧光分组范围之内，只是与其他波长稍微偏离，则荧光光谱一般而言是可接受的，SDS 软件通过将不可接受反应孔中的荧光信号替换为附近反应孔的荧光信号，从而补偿某种程度上的荧光差异。

4. 仪器功能验证 仪器功能验证一般不作为常规校准的一部分来执行，除非仪器移动了位置。首先准备所需材料及工具，准备 RNase P 验证反应板，准备反应板文件，运行 RNase P 验证反应板，分析 RNase P 数据，通过比较不同分组的 C_t 值，验证每个重复孔的一致性。在标准曲线选项卡上，验证 R^2 值为 ≥ 0.997。比较 10 000copies 和 5 000copies 的验证值。10 000 验证值大于 5 000 验证值则仪器已通过验证。

三、校准结果

将校准结果填入表 4–6。

表 4-6　荧光定量 PCR 仪校准结果

仪器所在单位：		
仪器序列号：		
验证完成日期：		
验证过期日期：		
项目	内容	结果
环境与电源检查	室温：℃，湿度：%，电压：V，频率：Hz。	通过（　　） 未通过（　　）
外观		通过（　　） 未通过（　　）
光路系统	确认光路校正：	通过（　　） 未通过（　　）
	检查光路污染：	通过（　　） 未通过（　　）
	ROI 校正：通过校正的曝光时间（s） 滤光片 A： 滤光片 B： 滤光片 C： 滤光片 D： 滤光片 E：	通过（　　） 未通过（　　）
扩增系统	采用 MTS 虚拟键盘，检查软件版本号：1.4	通过（　　） 未通过（　　）
	确认样本模块温度： 45℃：＿＿＿℃ 标准：44.5~45.5℃ 85℃：＿＿＿℃ 标准：84.5~85.5℃	通过（　　） 未通过（　　）

	均一性测试			通过（　　） 未通过（　　）
	模块孔位	95℃	60℃	
	A1/7			
	A12/1			
	C4/5			
	C9/3			
	F4/6			
	F9/4			
	H1/8			
	H12/2			
	检测 95℃点最大值与最小值之差：＿＿℃ 检测 60℃点最大值与最小值之差：＿＿℃			
	升降温速度测试： 升温速度：＿＿℃/s 降温速度：＿＿℃/s			通过（　　） 未通过（　　）

系统功能	专用软件操作产品和数据读取及分析	通过（　　）
	检测波长范围 500~700nm，允许在单一反应重复使用多色荧光	未通过（　　）
	分析功能：自动调整孔扩增效率、定性分析、定量分析	
	在线显示检测全过程，实时反映检测结果	
	提供动态定量方程、阳性样品的扩增效率及初始靶序列含量、阴阳性结果、目的基因和参照基因的相对量	
	可储存用户信息、试验数据	
标准曲线线性	标准曲线的 R^2 = ＿。	通过（　　） 未通过（　　）
系统检测准确性	在 99.7% 置信水平可区分 5 000 和 10 000 模板拷贝数。	通过（　　） 未通过（　　）

结论：该仪器符合正常指标，运行正常。

工程师签字：　　　　　　　　　　　　　　　　核验人签字：

附录 4-6　QX200 数字 PCR 仪校准报告范例

一、工作环境检测

见表 4-7。

表 4-7　QX200 数字 PCR 仪工作环境检测结果

项目	要求	检测结果	是否符合
环境温度	15~30℃		
环境相对湿度	10%~90%		
工作电压	220V ± 10%		

二、仪器状态检测

见表 4-8。

表 4-8　QX200 数字 PCR 仪仪器状态检测结果

项目	检测结果	是否符合要求
电源线是否完好		
散热风扇是否完好		
键盘工作是否正常		
显示屏工作是否正常		
电脑主机系统是否工作正常		
清洗系统工作是否正常		
吸样系统工作是否正常		

注：N/A 为不适用

三、校准及验证内容

1. 荧光探针 FAM/VIC 校准　操作：在 Quantasoft 软件上执行液路冲洗后，点击界面右侧的 color calibration 按键，在 96 孔板的 A1 孔加入 10μl 液滴发生油和 30μL FAM/VIC 校准液进行校准。校准前 PMT 增益值为 1.527 489，校准后 PMT 增益值为 1.575 343，符合要求，其他参数结果见表 4-9。将校准结果文件用数据分析软件 QX200 field agent 进行分析，校准结果合格。

表 4-9　QX200 数字 PCR 仪荧光探针 FAM/VIC 校准结果

参数	数值	标准	结果
总液滴数（event count）		≥ 10 000	
FAM 峰值（amptitude）		≥ 10 400	
FAM CV 值		≤ 3%	
VIC 峰值（amptitude）		≥ 3 363	
VIC CV 值		≤ 3%	
矩阵修正与否		否	
宽度		<15	
宽度差值百分比		<1%	

2. 荧光探针 FAM/HEX 校准　操作：在 Quantasoft 软件上执行液路冲洗后，点击界面右侧的 color calibration 按键，在 96 孔板的 A2 孔加入 10μl 液滴发生油和 30μl FAM/HEX 校准液进行校准。校准前 PMT 增益值为 1.378 401，校准后 PMT 增益值为 1.348 694，符合要求，其他参数结果见表 4-10。将校准结果文件用数据分析软件 QX200 field agent 进行分析，校准结果合格。

表 4-10　QX200 数字 PCR 仪荧光探针 FAM/HEX 校准结果

参数	数值	标准	结果
总液滴数（event count）		≥ 10 000	
FAM 峰值（amptitude）		≥ 10 400	
FAM CV 值		≤ 3%	
HEX 峰值（amptitude）		≥ 3 027	
HEX CV 值		≤ 3%	
矩阵修正与否		否	
宽度		<15	
宽度差值百分比		<1%	

四、校准结论

校准结果表明，本仪器的工作环境及仪器各部件、吸样系统、检测系统等处于正常状态。校准结果均符合要求，校准通过。

附录 4-7　核酸质谱仪校准报告范例

一、校准条件

1. 环境条件

环境温度：15~30℃，校准过程中环境温度变化小于 3℃；

相对湿度：≤ 80%；

其他：仪器室内不得有明显的机械振动，无电磁干扰。

2. 校准用标准器及其他设备　标准物质均应使用国家有证标准物质，校准设备需经过计量检定合格。校准前按照《飞行时间质谱仪校准规范》（JJF1528，2015）附录 A（配制校准时使用的溶液，必要时应考虑溶液配制中引入的不确定度。

（1）相对分子质量标准物质：示值误差校准时应选择能够均匀覆盖所校区间内 3~5 个质荷比的一种或多种相对分子质量标准物质进行校准，重复性和漂移校准应选择所校区间中段附近一种相对分子质量标准物质进行校准，其不确定度水平应当满足用户对校准结果的需求。当所校区间相对分子质量标准物质不可获得时，亦可采用高纯标准物质，并根据 IUPAC 公布的单同位素相对原子质量及不确定度计算高纯化合物的单同位素相对分子质量及不确定度，用于飞行时间质谱仪的校准。

（2）［Glu^1］– 人纤维蛋白肽 B 标准物质：信噪比和分辨能力校准时使用［Glu^1］– 人纤维蛋白肽 B 标准物质，其含量定值结果的相对扩展不确定度应不大于 10%（k=2）。

（3）移渡器或移液管：量程范围 200μl 或 1 000μl，经检定合格。

（4）容量瓶：10ml，B 级及以上。

二、校准程序

1. 校准前准备　以下校准项目应在飞行时间质谱仪经过开机预热、真空度满足要求、仪器达到正常工作条件以后进行。校准前应当调节、优化合适的流动注射速度及质谱条件、确保仪器工作状态正常，信号灵敏度适中，仪器未达到饱和状态。

2. 校准　依次对示值误差、信噪比、分辨能力、重复性、漂移等参数进行校准。具体的校准方法可以参考《飞行时间质谱仪校准规范》（JJF1528，2015）。

三、校准结果

将校准结果填入表 4-11。

表 4-11 核酸质谱仪校准结果

仪器所在单位		校准日期	
仪器名称		制造商	
仪器序列号		仪器型号	
环境温度		相对湿度	
示值误差校准记录			
模式	质荷比测量值	平均值	相对示值误差
MS 模式			
MS 模式			
MS 模式			
MS 模式			
MS 模式			
MS/MS 模式			
信噪比校准记录			
检测项目	信号强度	平均值	信噪比
[Glu^1] – 人纤维蛋白肽 B			
噪音			

分辨能力校准记录		
标准物质	分辨能力	平均值
［Glu^1］– 人纤维蛋白肽 B		

重复性校准记录			
检测项目	质荷比	平均值	RSD%
标准物质			

漂移校准记录			
时间	质荷比	平均值	相对漂移
0h			
2h			

校准结果			
序号	校准项目	校准结果	
1	示值误差	测量值不确定度	通过（　　） 不通过（　　）
2	信噪比	测量值	通过（　　） 不通过（　　）
3	分辨能力	测量值	通过（　　） 不通过（　　）
4	重复性	测量值	通过（　　） 不通过（　　）
5	漂移	测量值	通过（　　） 不通过（　　）

结论：该仪器符合正常指标，运行正常，校准有效期一年

校准员签字：　　　　　　　　　　　　　　　核验人签字：

附录 4-8　芯片扫描仪校准报告范例

一、校准条件

1. 检测工作环境是否合格，要求运行环境如下：

温度：10~30℃；

相对湿度：30%~75%；

电源：交流 220±22V；50±1Hz；

大气压力：86~106kPa。

2. 检测仪器各组成部件工作状态

3. 记录仪器基本信息

二、校准程序

1. 分辨率　使用厂家优化的扫描参数，在 20μm 分辨率下扫描标准格式检测芯片的扫描区域，考察区域内信号值最高的信号点直径的像素数，计算信号点直径除以直径上的像素数的结果。要求分辨率小于或等于 20μm/ 像素。

2. 最低响应值　利用标准格式检测芯片或同类特殊格式检测芯片（要求同一浓度信号点的重复数量不少于 10 个），在 20μm 的分辨率下，使用优化扫描参数，扫描芯片的扫描区域 1 次，依次提取信号的中位值、背景的中位值以及背景的标准偏差 s 值。这里用于计算的背景是指从信号点的圆心起 3 倍半径内，且不包括被测信号点及周围信号点的区域。按式（i）计算信号对噪声的比率：

$$信噪比\ SNR = \frac{信号值 - 背景值}{背景\ s} \tag{i}$$

系统最小可识别的信号要求信号对噪声的比率不小于 2，这时系统最小可识别的信号对应的浓度即为最低响应值。要求最低响应值小于或等于一个荧光分子 /μm^2。

3. 线性范围　使用厂家优化的扫描参数，在 20μm 分辨率下扫描标准格式的检测芯片扫描区域，取每行（同一浓度）信号的中位值作为该浓度的单次测量值以行数对应浓度的对数值为横坐标、行数对应信号中位值的对数值为纵坐标作图，考察得到曲线的线性拟合相关系数 R^2。

调整被考察的数据源范围，当相关系数 R^2>0.99 时，N$_1$/N$_0$（其中 N$_1$、N$_0$ 分别为 R^2>0.99 的数据源中的最高浓度和最低浓度）即为系统的线性范围。线性范围大于或等于 3 个数量级（在线性范围内 R^2>0.99）为符合要求。

4. 一致性　使用厂家优化的扫描参数，在 20μm 分辨率下扫描标准格式的检测芯片扫描区域，得到正向数据。将芯片平面旋转 180°，同样在 20μm 分辨率下扫描检测芯片的扫描区域，得到反向数据选取扫描区域中最低响应值的 5~10 倍的浓度行数据作为试验的考察值，将此行正向数据从左至右分别记录为 A1、A2…A10，反向数据从左至右（数据已翻转）分别记录为 A′1、A′2…A′10 考察：

$$\left| \frac{A1 - A'1}{(A1 + A'1)\ /2} \right| \times 100\%、\ \left| \frac{A2 - A'2}{(A2 + A'2)\ /2} \right| \times 100\% \cdots \left| \frac{A10 - A'10}{(A10 + A'10)\ /2} \right| \times 100\%$$

一致性要求相对极差不大于 10%。

5. 重复性　在相同测量条件下，使用厂家优化的扫描参数，在 20μm 分辨率下连续扫描标准格式的检测芯片扫描区域 30 次，选取扫描区域中最低响应值的 5~10 倍的浓度行数据作为试验的考察值。取该行（同一浓度）信号的中位值作为单次测量值，计算扫数据的 CV。变异系数要求不大于 10%。

6. 稳定性　仪器开机预热稳定后的状态作为考察的第 0h，考察 0~4 小时仪器的稳定性。使用厂家优化的扫描参数，在 20μm 分辨率下扫描标准格式的检测芯片扫描区域，选取扫描区域中最低响应值的 5~10 倍的浓度行数据作为试验的考察值，取考察行信号的中位值作为该浓度的单次测量值，记为 P_0；每间隔 1 小时，重复进行该测试，得到考察行信号的中位值 P_1、P_2、P_3、P_4。考察式（j）：

$$RP=\frac{P_{max}-P_{min}}{\overline{P}} \times 100\% \tag{j}$$

RP：相对极差

P_{max}：P_0~P_4 中最大值

P_{min}：P_0~P_4 中最小值

$\overline{P}$：P_0~P_4 的算术平均值

仪器开始后预热 0~4h 内的相对极差不大于 20%。

附录 4-9　二代测序设备校准报告范例

一、校准条件

1. 检测工作环境是否合格，要求运行环境如下：

环境温度：18±5℃，建议恒温 18℃；

环境湿度：≤80%；

电源：交流 220±22V；50Hz；

工作电流：≤2.5A，带有不间断 1 500W UPS；

支撑平台：气压式缓冲系统的防震平台；防震效果达到 1Hz 级别；

洁净要求：放置在 10 万级超净间。

2. 检测仪器各组成部件工作状态

3. 记录仪器基本信息

二、校准过程

1. 光路校准（optical calibration）　光路校准的各项指标主要包含：①比特误差率 Bit Error Rate；②发光二极管测量 Led Measurement；③激光校准 Laser Calibration；④照度的均一性 Illumination Uniformity；⑤图像质量 Image Quality；⑥激光 Z 偏倚 Laser Z Bias；⑦自动聚焦误差 Auto Focus Error；⑧聚焦模式的重复性 Focus Model Repeatability；⑨过滤器突破 Filter Breakthrough；⑩相机校准 Camera Calibration。

2. 缓冲液液路系统校准（fluidics verification）　液路校准的各项指标主要包含：①阀门反应 Valve Response；②压力衰减 Pressure Decay；③点阻抗 Impedance；④流量

Flowrate。

3. 温度校准（thermal calibration and verification） 对测序仪温度进行校准和验证，待测序芯片加热器的温度从室温升到60℃后关掉加热器，计算60℃冷却到40℃的时间，它反映了加热器的基本功能。

4. 校准后验证

（1）验证要求：验证所用测序仪是否正常运行和使用，测序仪的各项性能参数是否符合要求，保证测序结果的可靠性。

（2）验证方案：建议使用质控品或用参考品DNA制备的文库样本进行上机，记录设备运行结束后的参数，根据性能参数标准评价设备性能是否符合使用要求。参数指标包括测序覆盖率和测序平均深度、测序准确率和重复性。

（3）可接受标准：仪器的各项性能参数在厂家声明的正常范围内则验证通过。

第三节 临床分子诊断实验室设备维护与维修

一、总则

临床分子诊断实验室仪器设备状态好坏直接影响到临床检测结果的准确性，有效的设备维护和维修管理可减少设备故障率，充分发挥设备效能。

二、临床分子诊断实验室设备维护和维修管理要求

设备维护和维修管理应注意以下方面：制定并文件化《设备维护和维修程序》等程序文件，并进行培训、考核与授权；仪器设备的使用、维护和维修等各个环节均如实记录在案，形成操作记录；建立试剂管理档案，储存操作记录。

三、临床分子诊断实验室设备维护

临床分子诊断实验室仪器设备的维护保养主要包括日保养、周保养、月保养和按需保养等。保养实施后应形成操作记录。设备维护内容应至少遵循制造商说明书的要求。

知识链接

《All Common Checklist》（CAP Checklist，2017）

应按照定期的维护时间表维护所有仪器（如分析仪等）和设备（如冰箱等）。维护程序和时间表必须按制造商注明的全部内容和频率执行。这些检查可能包括（但不限于）清洁、电路、机械和操作性检查。为了避免仪器状态影响检测结果，功能检查应该能用于评估仪器漂移、不稳定或故障。如果某些设备没有标准的维护周期或者功能检查内容，实验室应制定合理反映其设备工作量和规格的时间表和程序。

应为特定仪器和设备记录合格功能的容许限（适用时），并记录超过限度时的行动。

四、临床分子诊断实验室设备维修

临床分子诊断实验室仪器设备应由培训合格，并经检验科主任授权的人员负责管理。

仪器使用人员必须经过培训，培训内容要包括仪器故障的简单排除及一般维修，考核合格后方可上机操作，实验室应该保存其培训记录。

当发现设备故障时，应停止使用并清晰标识，以防止其他不清楚情况的人员误用。当发生故障后，应立即启动维修措施。仪器设备的一般故障维修由具备资格的人员进行，寻找原因并妥善处理，做好相关记录。

仪器设备维修期间，按样本保存要求进行保存。若对影响检测系统定量检测的重要部件进行了维修，实验室人员和维修人员应共同对仪器性能进行故障后验证。重要部件至少包括但不局限于以下部件，如加样针、试剂针、样品反应杯（一次性除外）、光栅和光电信号转换器等。故障后验证通过或检测表明其达到规定的可接受标准后，仪器才能重新使用，应做好记录，并保留原始数据。对于影响仪器检测核心部件的维修，有条件的实验室可对维修后的仪器重新进行仪器校准和（或）校准验证。

仪器故障后的性能验证，不同于新仪器的性能评价。它需要快速处理后将仪器投入使用，评价指标和处理需要简便有效。并不是每一次设备故障修复后都要验证其性能，只有在关键设备故障后，才应验证并检查设备故障对之前检验结果的影响，如光路系统、加样系统、温控系统等的故障，实验室应评估哪些故障对检验结果有影响，制定并采取相应的故障修复后验证措施。对于影响仪器检测核心部件的维修，如实验室没有条件进行仪器维修后的重新校准和（或）校准验证，可通过以下合适的方式对检测系统进行相关的检测、验证：

1. 可校准的项目实施校准或校准验证。

2. 质控品检测结果在允许范围内。

3. 与其他仪器或方法检测结果比较：

（1）定性检测的比对要求：要求样品数 n ≥ 5 份，包括正常和异常水平或不同常见基因突变或基因型，应有 ≥ 80% 的结果符合要求；

（2）定量检测的比对要求：要求样品数 n ≥ 5，浓度应覆盖测量范围，包括医学决定水平，至少 4 份样品测量结果偏倚 < ±7.5%。

4. 使用留样再测结果进行判断

（1）定性检测的比对要求：要求样品数 n ≥ 5 份，包括正常和异常水平或不同常见基因突变或基因型。应有 ≥ 80% 的结果符合要求；

（2）定量检测的比对要求：留样再测判断标准：按照项目稳定性要求选取最长期限样品，5 个样品，覆盖测量区间，至少 4 个样品测量结果偏倚 < ±7.5%。

5. 有条件的实验室可通过检测校准验证品、有互通性的有证参考物质、正确度质控品等方式验证检测系统的性能。

必要时收回故障前结果报告，发出新的结果报告。

设备故障后维修日期应在相应设备的日常使用记录表中加以体现。每年由仪器负责人汇总仪器的维修记录，将相关表格、原始记录和验证报告归档，保存。

如果设备脱离实验室直接控制，如实验室地址搬迁，设备外借或者外出维修保养，或者离开实验室外出检测，或者每个月使用次数不超过一次，则该设备在重新使用之前，应进行核查，并确保其正常工作状态。

附录4-10 临床分子诊断实验室仪器设备维护保养程序

1 目的

为确保临床分子诊断实验室设备的正常运行，保证检验结果准确可靠，特制定此设备维护保养程序，要求每位工作人员认真遵守，按章行事。

2 范围

临床分子诊断实验室。

3 职责

3.1 分子诊断实验室主任为第一责任人；

3.2 分子诊断实验室人员负责设备维护保养工作，实验室负责人为监督员。

4 工作程序

4.1 仪器设备的维护保养

设备管理部门有责任制定统一的仪器设备保养、维护制度，并由技术人员培训仪器设备操作者进行日常的维护、保养。仪器设备的维护，设置三级保养制，即日常保养、一级保养和二级保养。日常保养由使用人员负责，主要是清洁仪器设备的外部，检查零部件是否完整，使用过程是否正常；一级保养由仪器设备维修人员负责，主要是进行内部清洁，检查有无异常；二级保养由仪器设备维修人员同生产厂家或特约维修人员共同进行，检查主体部分或主要部件，以确定是否需要进行修理。仪器的日常维护、保养包括日（班）维护、周维护、月维护、半年维护、年维护等。日（班）维护主要是仪器设备使用前的开机自检，使用后的清洁、消毒；周维护主要是检查一周的使用情况，对仪器常用部位进行清洁、消毒；月维护重点是对仪器设备进行全面的清洁、消毒，确定是否需要维修，不常用的仪器通电运行一次；半年维护主要是对半年校验一次的仪器进行校验，对不常用的设备进行空机运转、确定性能是否正常；年维护主要是年度校验。

4.1.1 PCR仪

（1）保养清洁底盘和模块：无论什么时候有东西溅污了外部，或底盘有了灰尘，均可用湿的软布或其他材料来清洁。必要时可用中性肥皂水擦拭。扩增仪的样品槽是金属的，不宜采用有腐蚀性的消毒液清洗，但应经常使用70%乙醇清洗样品槽，以免有灰尘或其他残留物影响扩增管与金属模块充分接触，从而影响扩增效果。

（2）定期清洁热盖和反应槽：关机后，将反应槽取出，打开热盖，用浸透95%酒精或异丙醇的棉棒擦拭反应孔和热盖，待酒精或异丙醇挥发后再将反应槽安装好，热盖恢复原位。若发生污染严重，改用中性消毒液，按上述步骤消毒，然后再用95%酒精或异丙醇擦拭。清洁通风孔：若有灰尘可用软毛刷、湿布或真空清洁器来清洁通风孔。每周进行一次保养或需要时保养。

4.1.2 分光光度计（紫外、可见光）：定期由计量部门进行强制检定；每次使用后注意清除散落的化学物品及尘埃；定期更换干燥剂，保持仪器干燥；用定量甲基橙溶液检测精密度和线性关系；校准比色皿。

4.1.3 高速冷冻离心机

（1）离心室的清洁：为了避免样本等残留物的污染，应经常对离心机外壳和离心室进行清洁处理。对离心室清洁，应先打开离心机盖，拔掉电源线，用专用设备将离心机转子旋下，再用中性去污剂（75%的异丙醇/水混合物或乙醇去污染）清洁离心室；离心室内的橡胶密封圈经去污剂处理后，用水冲洗，再用甘油润滑。

（2）转子的清洁：转子会被样本残留物污染，也可能会被某些化学试剂腐蚀，因此应对转子每月进行清洁维护。每月用中性的清洁剂清洁转子一次，并在仪器维护记录本上做好记录，以延长转子的寿命。

（3）应经常检查转头及试验用的离心管是否有裂纹，老化等现象，如有须及时更换。

4.1.4 移液器

（1）短期检查：应每天早上检查移液器，去除其外表面的灰尘及污迹。移液器锥嘴处只能使用70%的酒精溶液清洁，其他溶剂都不可使用。

（2）长期保养：如移液器每天都使用，应每3个月检查一次。对移液器进行拆卸，具体拆开步骤参照移液器说明书。检查清洁各个部件。移液器的消毒维护至少3个月一次。可使用中性洗涤剂清洁，或是60%的异丙醇。然后用蒸馏水反复洗涤，去除洗涤剂和异丙醇，晾干。清洁后活塞处可使用一定量的润滑剂。有的移液器的吸管部分可高压消毒，可用高压锅在121℃下消毒，高压锅消毒不需要做特殊准备工作。高压消毒后，将移液器放在常温下冷却至少2个小时。使用前要确定移液器是干燥的。每消毒10次后要校准一次。

4.1.5 洁净工作台

根据环境洁净程度，定期将预过滤器中的粗效过滤材料拆下清洗，一般间隔3~6个月。清洗2~3次后，即应进行粗效过滤材料更换。建议定期（一般每两个月一次）用热球式电风速计测量工作区风速，如发现不符合技术参数的要求，则应调节风速设置为高档速。当风速已调至高档速时，工作区风速仍达不到0.3m/s，则必须更换高效过滤器（在本工作台要求的使用环境和条件下使用，高效过滤器更换一般为2~3年）。更换高效过滤器后，应用尘埃粒子计数器检查四周边密封是否良好，若有泄漏需采取封堵措施。更换高效过滤器及预过滤器时均应停机进行。

更换高效过滤器时需要注意以下事项：①更换新的高效过滤器是应特别注意其拆箱、搬运及安装取用的过程应保护滤纸完整无损，禁止手触及滤纸造成破损。②安装前，将新的高效过滤器对着亮处，以肉眼查看高效过滤器是否因运输等原因而出现漏洞。若有漏洞则不能使用。③更换时打开机箱顶盖，并应注意高效过滤器上的箭头标志应与工作台出风流向保持一致。④在拧紧压块螺栓时，用力要均匀、适当，既要确保高效过滤器的固定及密封稳定可靠，又要避免高效过滤器变形而导致泄漏。⑤更换后，应用尘埃粒子计数器检漏，尤其要在高效过滤器边框四周进行扫描检查。⑥为防止环境污染，对换下的废旧高效过滤器应按当地的有关规定进行处理。工作台清洁工具：无尘布、清洁盆、橡胶手套、0.1%新洁尔灭、75%酒精。

保养清洁方法：①使用前后清洁使用前打开洁净工作台玻璃窗，用无尘布浸泡消毒剂擦拭洁净工作台内壁后，关闭工作台玻璃窗，打开紫外线灯照射，消毒30分钟以上，备用；操作结束后清除台面上的废弃物，立即用消毒剂擦拭洁净工作台的内壁及表面。关闭工作台玻璃窗，打开紫外线灯照射，消毒30分钟以上，备用。②每周用消毒剂擦拭洁净工作台的内壁、操作台面及工作台外壁。出现异常情况应及时进行清洁，每月轮换使用消毒剂。清洁效果评价：目检表面应光洁，内部无可见异物或污垢。

4.1.6 生物安全柜：用75%的酒精（其他杀菌剂视用户使用的材料而定）彻底对安全柜内部工作区域表面、侧壁、后壁、窗户进行表面净化。不要用含有氯的杀菌剂，因为它可能对安全柜的不锈钢结构造成损坏。也要对紫外线灯和电源输出口表面进行清洁。当清洁安全柜内部区域时，操作人员除了手放置以外，身体的其他任何部位不能进入安全柜，检查警报并检测基本气流。每周维护：用75%的酒精（其他杀菌剂视使用的材料而定）彻底对排水槽进行清洗。检查俘获纸孔处的残留物质。每月维护：用湿布对安全柜外部表面进行擦拭，尤其是安全柜的前面和上部，把堆积的灰尘打扫干净。每季维护：检查安全柜的任何物理异常或故障。检查荧光显像管确保它们工作正常。当不锈钢上表面有难以去除的斑点时，可以使用 ME（methyl-ethylketone）。使用 ME 后，快速用清水和液体清洁剂冲洗不锈钢板，并且用聚亚安酯布或者海绵进行擦拭。定期清洁不锈钢表面会使之保持表面的光滑美观。每年维护：具备资格的认证技术人员对安全柜进行性能认证。更换紫外线灯。

4.1.7 橡胶件的清洗：实验仪器中用橡胶制成的零部件很多，橡胶作为一种高分子有机物，在沾有油腻或有机溶剂后会老化，使零部件产生形变，发软变黏；用橡胶制成的传动带，若沾有油污会使摩擦系数减小，产生打滑现象。清洗橡胶件上的油污，可用酒精、四氯化碳等作为清洗剂，而不能使用有机溶剂作为清洗剂。清洗时，先用棉球或丝布蘸清洗剂拭擦，待清洗剂自然挥发干净后即可。应注意，四氯化碳具有毒性，对人体有害，清洗时应在较好通风条件下进行。

4.1.8 紫外线灯：紫外线灯管和套管表面有灰尘和油污时，会阻碍紫外线透过，因而应经常（一般两周一次）以酒精、丙酮、氨水作擦拭。紫外线灯管的清洁，应用毛巾蘸取无水乙醇擦拭其灯管，不得用手直接接触灯管表面。

4.1.9 恒温箱（及水浴箱）：经常检查水浴箱温度计所示的温度和水中（或温箱内）实测温度是否一致，允许有 ±1℃的误差；水浴箱每周至少更换两次水；每月消毒一次。

4.1.10 酸度计

（1）每次使用后一定要用蒸馏水清洗电极；

（2）参比电极中要保持有氯化钾结晶；

（3）每3~6个月更换一次电极；

（4）定位用的缓冲溶液每月更换。

4.2 仪器和专用设备的维修

4.2.1 当发现设备故障时，应停止使用，做好清楚标记后妥善存放至其被修复，由相关技术人员或供应商工程师进行维修。

4.2.2 仪器的维修应遵守医院的规定，操作人员发现故障→按 SOP 未能排除故障→维修组通知专业工程师做检查、维修→确定是否需要更换零部件→如需更换零部件或者涉及维修费用，需由仪器负责人向设备科提交申请→经核实、批准后执行。

4.2.3　故障排除后操作人员首先分析故障原因，对涉及光路、比色杯、加样针、试剂针、仪器管道等可能引起影响检验质量的故障维修，维修后可通过以下合适的方式进行相关的检测、验证，经校准、校准验证和（或）执行质控检测、比对或使用留样再测结果进行判断。设备故障后维修日期应在相应设备的日常使用记录表中加以体现。

比对标本的浓度、数量和判断标准应符合定性/定量比对结果可比性的要求：

（1）定性检测：要求样品数 n ≥ 5 份，包括正常和异常水平或不同常见基因突变或基因型，应有 ≥ 80% 的结果符合要求。

（2）定量检测：要求样品数 n ≥ 5，浓度应覆盖测量范围，包括医学决定水平，至少4 份样品测量结果偏倚 < ± 7.5%。

4.2.4　在故障消除后须对故障前标本的检验结果进行评估，符合临床要求则可正常发出结果，不符合临床要求的，则应立即收回有偏差的检验报告。进行评估可采用故障前 5个标本进行留样再测，参照留样再测结果判断标准分析是否符合要求。当留样再测不可能或者其他原因时，实验室也可采取临床评价、其他相关临床资料等进行综合评估，并保存评估记录。

4.3　仪器和专用设备报废程序

仪器和设备故障，工程师未能成功维修，需向科主任汇报，如需报废要向设备科提交书面申请，经设备科和检验科主任同意后实行报废，报废的仪器或设备交由设备科统一处理。

5　质量记录

表 4-12《仪器设备维修记录表》

表 4-12　仪器设备维修记录表（20　年度）

部门：　　　　　　　仪器设备名称：　　　　　设备编号：　　　　　　表格编号：

故障现象描述	发现人	发现时间	故障原因及维修过程结果	维修人/记录人	处理时间	验证维修结果	验证人

第四节　临床分子诊断实验室试剂和耗材管理

一、总则

实验室应制定文件化程序用于试剂和耗材的接收、储存、验收试验和库存管理。

我国卫生行政部门对分子诊断的实验室实行严格的准入和定期核查，并要求使用的检测试剂和仪器设备都必须经过国家食品药品监督管理局（China food and drug administration，CFDA）的许可才能进行。因此，目前国内的分子诊断实验室给临床提供的主要是常规病原体核酸检测、常见单基因遗传病相关基因检测及药物代谢相关基因检测，只有少数实验室开展遗传病及肿瘤相关基因未知变异检测。

实验室在自建分子检测项目（laboratory-developed molecular tests，LDMTs）时，可参考《实验室自建分子诊断项目基本要求专家共识》（中国医师协会检验医师分会分子诊断专家委员会，中华检验医学杂志，2017）对其进行验证。

知识链接

《All Common Checklist》（CAP Checklist，2017）

美国临床检测试验一般分为三类，食品药物管理局（food and drug administration，FDA）批准的项目、在 FDA 批准的项目上进行了修改的项目和实验室自建项目（laboratory developed tests，LDT）。FDA 批准的项目一般由公司将检测试剂做成试剂盒进行申报，经 FDA 验证后批准在临床实验室采用。LDT 是各个实验室自己建立，并自行在实验室和临床进行验证，遵循质量管理要求进行开展。

二、临床分子诊断实验室试剂与耗材管理要求

1. 试剂和耗材的接收和储存　实验室对试剂和耗材的接收要求应包括但不限于核对发票和送货单上的批号、有效期、数量、规格和供应商的运输条件是否符合要求以及价格是否一致等，接收后需签字确认。如不符合要求，应拒收。当实验室不是接收单位时，应核实接收地点具备充分的储存和处理能力，以保证购买的物品不会损坏或变质。

实验室应按制造商的说明储存收到的试剂和耗材。当确需改变储存环境时，需提供验证材料。

知识链接

《All Common Checklist》（CAP Checklist，2017）

所有试剂和耗材都必须根据制造商的说明和环境要求储存。

---

2. 试剂和耗材的验收试验　实验室应对新批号或同一批号不同货运号的试剂和关键耗材（如离心管、带滤芯的吸头）进行验收，应建立试剂和关键耗材的验收程序，相应程序中应有明确的判断符合性的方法和质量标准。

验收实验应包括外观检查（肉眼可看出的，如包装完整性、有效期等）和试剂耗材的性能验证。性能验证是通过实验才能判断的，如试剂的核酸提取效率和核酸扩增效率、试剂的批间差异、关键耗材的核酸扩增抑制物等，包括：

（1）试剂性能验证：记录应能反映该批试剂的核酸提取效率和核酸扩增效率。特殊情况下，如实验室怀疑提取试剂有质量问题，可采用凝胶电泳试验比较核酸提取物与核酸标准物确认核酸片段提取的完整性、260nm 紫外线波长测定确认核酸提取的产率、260nm/280nm 比值确认核酸提取的纯度。

1）定性检验试剂验证要求：选择阴性和弱阳性的样品进行试剂批号验证，其中阴性和弱阳性样品的检测结果必须符合预期。

2）定量检验试剂验证要求：应进行新旧试剂批间的差异验证，判断标准：选取 5 个旧批号检测过的样品，覆盖测量区间（包括低值、中值和高值），至少 4 个样品测量结果偏倚 <±7.5%。

（2）验证耗材是否存在核酸扩增的抑制物：对关键耗材应检测是否存在核酸扩增的抑制物，方法和要求如下：选取 5 个旧批号检测过的样品，覆盖测量区间（包括阴性、临界值、低值、中值和高值），至少 4 个样品测量结果偏倚 <±7.5%，其中阴性和临界值样品必须符合预期。

知识链接

《All Common Checklist》（CAP Checklist，2017）

为保证临床工作的正常进行，需对所有检测试剂的更换进行管理。所有的试剂使用和更换必须在有效期之内；新换试剂批号，应在使用前与旧批号试剂进行比对验证，确认新旧试剂具有一致性，试剂质量无问题才能使用。

定性试验，对每一批或每一批号的新、旧试剂，至少要使用 1 个已知的阳性和 1 个已知的阴性患者标本作比对（也可用质控品）。如果实验室会发出弱阳性检验报告，则需要比对标本中包含一个弱阳性患者标本。对于非豁免定量检测而言，由于能力验证样品，质控品等容易受到基质效应的影响，推荐使用患者标本来进行新旧批号比对。

如果试剂盒有多种组分，不同批号试剂不能混用，除非制造商另有说明。

---

3. 试剂和耗材的储存和库存管理　实验室应建立试剂和耗材的库存控制系统。库存控制系统应能将未经检查和不合格的试剂和耗材与合格的分开。

库存系统不一定要信息化，没有条件的实验室也可采用手工登记控制，实时监控。

知识链接

《All Common Checklist》（CAP Checklist，2017）

所有的试剂、化学物品和耗材，都必须在有效期内使用。在某些特殊情况下需要使用过期试剂时（如某种试剂是独特或者罕见的），实验室必须提供书面程序，以及按照流程对过期试剂进行性能验证，并且记录。

---

4. 试剂和耗材使用说明　试剂和耗材的使用说明包括制造商提供的说明书，应易于获取。

5. 试剂和耗材的不良事件报告　由试剂或耗材直接引起的不良事件和事故，应按要求进行调查并向制造商和相应的监管部门报告。

6. 试剂和耗材的记录要求　应保存影响检测性能的每种试剂和耗材的记录，包括但不限于以下内容：

（1）试剂或耗材的标识。

（2）制造商名称、批号或货号。

（3）供应商或制造商的联系方式。

（4）接收日期、失效期、使用日期、停用日期（适用时）。

（5）接收时的状态（例如：合格或损坏）。

（6）制造商说明书。

（7）试剂或耗材初始准用记录。

（8）证实试剂或耗材持续可使用的性能记录。

应提供试剂和耗材检查、接收或拒收、贮存和使用的记录。商品试剂使用记录还应包括使用效期和启用日期。

知 识 链 接

《All Common Checklist》（CAP Checklist，2017）

实验室所有试剂和溶液都应该标注：内容、数量、浓度或滴度、储存条件、配制日期和有效期等。上述内容可以记录在日志（纸质或电子）中，而不是记录在容器身上，前提是所有容器都被标识，以便能够追踪到日志中的适当数据。

---

7. 自配试剂的管理　实验室根据实际工作的需要，可能会有少量的自配试剂。当实验室使用配制试剂或自制试剂时，还应在盛装的容器上注明包括试剂名称或成分、规格、储存要求、制备或复溶的日期、有效期和配制人等。试剂的配制方法应在作业指导书中说明。对于分装的质控品，应有储存要求、配制人等信息，同时应对存放周期内的稳定性进行验证。

附录 4-11　临床分子诊断实验室
试剂与耗材管理程序

1　目的

规范临床分子诊断实验室试剂和耗材接收、储存、验收试验和库存管理以及自配试剂的管理，避免因接收或使用试剂和耗材的过程中，出现不合格试剂和耗材、过期试剂和耗材或因试剂耗材短缺等因素影响检验服务质量，从而保证检验工作正常、检测数据准确可靠及管理清晰。

2　范围

检验科试剂、质控材料、标准品、培养基、移液器吸头、载玻片、日常用品等接收、储存、验收试验和库存管理。

3　职责

3.1　分子诊断实验室组长与试剂管理员共同负责本组试剂及耗材的申请、接收、储存和库存管理。

3.2　检验科主任负责批准试剂及耗材采购申请。

3.3　医院设备处负责试剂统一采购。

3.4　各组试剂管理员以及本组内另一位技术人员同时对送来的试剂和耗材进行验收。

4　工作程序

4.1　试剂和耗材的申请

分子诊断实验室试剂管理员根据试剂和耗材库存量和使用量，每月 1、15 日在医院《新物资领用系统》上申请，由科主任审核后提交到医院设备处审核请购。

4.2　试剂和耗材的接收

试剂和耗材到货后，由设备处派人直接送至检验科，各组试剂管理员（或组内技术人员）需和本组内另一技术人员同时签收，签收包括但不限于核对发票和送货单上的批号、有效期、数量、规格、价格和厂家是否一致、供应商的运输条件是否符合要求、试剂和耗材的外观是否正常等，接收后签字确认，并在《新物资领用系统》确认接收。如不符合要求，应拒收。

当实验室不是接收单位时，如暂且存在其他单位，应核实接收地点如供应商的冰箱或试剂库是否具备充分的储存和处理能力，以保证购买的物品不会损坏或变质。实验室接收到的试剂和耗材，应按制造商的说明和环境要求立即储存。当确需改变储存环境时，需提供验证记录。

4.3　试剂和耗材的验收

试剂购进后由试剂管理员和组长（或组长指定的人员）同时进行验收，必须实行双人核对签字。试剂的验收与签字人员需经培训后获得授权。验收人根据试剂请购单和发票清单对试剂耗材进行核查。

对可能影响检验科服务质量的试剂和耗材以及分装的质控品，在使用前及每个批号的试剂更换前，要验证其性能是否满足规定的要求。验证质量合格后，方能用于临床标本检验。一般情况下，临床实验室在新批号试剂或关键耗材使用前，应验证试剂批间差异和耗材的抑制物。特殊情况下，如实验室怀疑提取试剂有质量问题，可进行核酸提取效率和核酸扩增效率检测。

4.3.1　核酸提取效率和核酸扩增效率：可采用凝胶电泳试验比较核酸提取物与核酸标准物确认核酸片段提取的完整性、260nm 紫外线波长测定确认核酸提取的产率、260nm/280nm 比值确认核酸提取的纯度。

4.3.2　定性检验试剂批号验证要求：应进行新旧试剂批间的差异验证，判断标准：选取 5 个旧批号检测过的阴性和弱阳性样品，阴阳性必须符合预期。

4.3.3　定量检验试剂批号验证要求：应进行新旧试剂批间的差异验证，判断标准：选取 5 个旧批号检测过的样品，覆盖测量区间（包括低值、中值和高值），至少 4 个样品测量结果偏倚＜±7.5%。

4.3.4　耗材的抑制物验收：对关键耗材应检测是否存在核酸扩增的抑制物，方法和要求如下：选取 5 个旧批号检测过的样品，覆盖测量区间（包括阴性、临界值、低值、中值和高值），至少 4 个样品测量结果偏倚＜±7.5%，其中阴性和临界值样品必须符合预期。否则查找原因，重新评价。

4.4　试剂和耗材的储存和库存管理

实验室采用实验室信息系统电子化库存控制系统管理试剂和耗材。库存控制系统能将未经检查的和已检查合格的试剂区分开，也能将不合格的试剂和耗材与合格的分开，能够监控有效期，防止使用过期试剂和耗材。试剂应严格按照试剂要求保存，并每半个月检查一次试剂的库存量及有效期，以便确定是否需要采购新的试剂。试剂保存的冰箱等库存系统环境应该符合要求，空间应该足够，应该每天监测库存系统的环境，如温度、湿度等。

每次取用一个包装的试剂，使用者需要在《实验室库存管理系统》登记出库。具体参见《临床实验室信息管理系统作业指导书》。

4.5　试剂和耗材使用说明

试剂和耗材的使用说明应包括制造商提供的说明书，应易于获取。实验室可根据厂商说明书制定程序化文件对试剂和耗材的使用进行控制，作为检测项目作业指导书的一部分，也可以把试剂说明书直接归档，供使用者查阅。实验室不得擅自更改试剂的使用，如试剂的加样量，标本的加样量，试剂的加样顺序等，以免影响检验质量。任何改变，均应得到验证，可用质控物验证、比对试验、留样再测、校准验证等，并提供验证报告。

4.6　试剂和耗材的不良事件报告

由试剂或耗材直接引起的不良事件和事故，应按要求进行调查并向制造商和相应的监管部门报告。参见设备的不良事件报告。

4.7　试剂和耗材的记录要求

实验室信息系统应保存影响检验性能的每一试剂和耗材的记录，包括但不限于以下内容：

　　a）试剂或耗材的标识；

　　b）制造商名称、批号或货号；

　　c）供应商或制造商的联系方式；

　　d）接收日期、失效期、使用日期、停用日期（适用时）；

　　e）接收时的状态（例如：合格或损坏）；

　　f）制造商说明书（可转化为项目作业指导书或者存档备用）；

　　g）试剂或耗材初始准用记录（可存放于仪器试剂档案）；

　　h）证实试剂或耗材持续可使用的性能记录（可存放于仪器试剂档案，也可通过质控等方式进行证实）。

4.8　自配试剂的管理

实验室根据实际工作的需要，可能会有少量的自配试剂。当实验室使用配制试剂或自制试剂时，记录除上述内容外，还应在盛装的容器上注明包括试剂名称、浓度、储存要求、配制日期、有效期和配制人等。试剂的配制方法应在作业指导书中说明。对于分装的质控品，应有记录、储存要求、配制人等信息，同时应对存放时间内的稳定性进行验证。

4.9　低耗品管理员每月将请购试剂及消耗性材料进行统计，汇总后提交给检验科主任审核并签字。

4.10　各组组长负责组织每月本组检验工作量的统计，提交检验科主任审核。

4.11　报废试剂的管理

由于试剂超过有效期或其他客观原因导致试剂报废时，需在《实验室库存管理系统》中登记报损废，并交由文档管理员归档保存。

（熊玉娟　何　敏　黄宪章　孙世珺　龙炫辉）

第五章 临床分子诊断检验前过程

检验前过程是指临床医师开出检验申请单到分析测定前的全部过程，包括检验申请表的填写，患者的准备，标本的采集、运送、贮存和处理等多个环节。分析前所产生的误差占整个实验误差的绝大部分。检验前过程的质量控制已经成为实验室保证检验结果准确的重要环节。

第一节 临床分子诊断实验室检验项目申请

一、总则

知情同意是临床分子诊断实验室检验项目申请环节的重要内容。实验室应向患者和用户提供需进行的临床操作的解释信息。需要时，应向患者和用户解释提供患者和家庭信息的重要性（例如解释基因检验结果）。检验申请表的内容应与实验室服务对象商讨，并符合相关法规的要求。

二、检测前咨询及知情同意

1. 检测前咨询 患者在接受检测前应有就相关问题进行询问（即检测前咨询服务）的机会，以便其能对知情选择作出决定。对实施有创检查的项目如穿刺取活检组织，应清楚地告知患者及家属检查可能遇到的风险和紧急情况下的紧急预案。

2. 知情同意 知情同意书是医方履行如实告知义务的证据，也是患者行使选择权的书面依据。

（1）遗传病分子检测知情同意的内容：根据《遗传病相关个体化医学检测技术指南（试行）》（原国家卫生和计划生育委员会医政医管局 2015 年印发），遗传病分子检测知情同意的内容应包括遗传检测的有效性、潜在的益处和风险、检测的局限性、其他的可替代方式等。负责谈话的医师或相关人员应当就疾病的状况、实验检测的目的和意义、需要的标本、完成遗传检测的地点、遗传检测的风险和益处、有无可取代的检测或诊断方式（包括风险和益处）、如不进行实验检测面临的风险和益处等。

（2）药物代谢酶和药物作用靶点基因检测知情同意的内容：根据《药物代谢酶和药物作用靶点基因检测技术指南（试行）》（国卫医医护便函〔2015〕240号），知情同意的内容包括个体化用药基因检测的目的、意义、基本过程、项目可能存在的不足（如检测结果可能出现与临床用药实际不相符的情况）、剩余核酸的去向（包括可能匿名用于科研项目）及保存时间，保护受检者的个人隐私（包括医疗记录和医疗数据）等。

3. 产前筛查与诊断的知情同意　根据《孕妇外周血胎儿游离DNA产前筛查与诊断技术规范》（国卫办妇幼发〔2016〕45号），对符合适用人群情形并自愿进行检测的，或符合慎用人群情形在充分告知并知情同意的前提下仍自愿要求进行检测的孕妇，医师应当对孕妇本人及其家属详细告知该检测的目标疾病、目的、意义、准确率、局限性、风险以及其他筛查与诊断方案，与孕妇本人或其家属签署知情同意书。产前筛查机构承担采血服务时，知情同意书应当一式两份，一份留存产前筛查机构，一份随标本运转至有合作关系的产前诊断机构。

《遗传病相关个体化医学检测技术指南（试行）》（原国家卫生和计划生育委员会医政医管局2015年印发）中提到在知情同意书中应特别告知以下内容：目前应用的基因诊断技术和手段；由于基因诊断技术的局限可能引起诊断信息的错误；对高风险胎儿进行产前诊断时，需说明原则上只有明确先证者和双亲的地贫突变类型的情况下，才能在技术上对家系中高风险胎儿进行实验诊断；书面告知申请者产前诊断风险，包括标本污染、新突变的发生及其他实验室风险；产前诊断的绒毛和羊水标本获取是一个有创过程，由于个体差异的存在，孕妇和胎儿可能面临不利后果。申请者在充分了解上述风险后，签署知情同意书，书面陈述已理解各告知书说明的内容，愿意承担该诊断带来的风险，并书面提出产前诊断申请。

知 识 链 接

《Quality Management for Molecular Genetic Testing；Approved Guideline》（CLSI-MM20-A，2012）

知情同意的关键要素是有效性、潜在利益、潜在风险和危害、限制和替代方案。

三、申请单信息

检验申请表必须包括足够的信息，以识别患者、样品和申请者，同时应提供相关的临床资料。根据检测项目制定有利于临床医学指导的临床信息采集表，申请表应包含以下内容：患者的唯一标识（如住院号或门诊号及其姓名）；检验申请者的唯一标识及报告送达地；原始样品的类型和原始解剖部位（相关时）；申请的检验项目；患者的相关临床资料（包括性别、身高、体重、疾病诊断、疾病分型分期、合并疾病、用药情况等）；原始样品采集日期，采集时间（相关时）；采样单位及科室名称，医生姓名，实验室收到样品的日期和时间。

产前筛查与诊断时，医师应当仔细询问孕妇基本情况、孕产史、本次妊娠情况、既往史和家族史等，如实、准确、详细填写检测申请单。

实验室应有专业人员根据信息采集表对检测项目的合理性进行审核，必要时可与送检医生讨论。

第二节 临床分子诊断实验室原始样品采集与运送

一、总则

检验标本采集的规范化和标准化是保证检验结果准确的关键。按照相应的原则和方法进行标本采集和运送是进行后续标本处理及核酸提取的重要保证。

二、检验标本采集手册

1. 实验室组织编写《检验标本采集手册》 实验室需提供内容详细规范的《检验标本采集手册》（以下简称手册），作为检验前质量保证的工具。手册作为实验室文件控制的一部分，需要定期评审。

手册可包含提供给患者和用户的实验室服务信息：如实验室可提供的检验项目信息（包含委托检验项目，适当时可包括所需样品类型、原始样品的量、特殊注意事项及影响因素、检验周期、生物参考区间等），检验项目合理选择的指导信息和结果解释的建议，患者知情同意的要求、患者准备及自采样品的指导，样品运送说明及接受和拒收标准等。实验室的基本信息如地址、开放时间、提供临床服务的种类、保护个人信息的政策及处理投诉的程序等也应提供给患者和用户。

手册内容还可包括：原始样品采集之前，申请表或电子申请表的填写；口头申请检验的程序，包括如何复述申请、各方的责任、申请程序、提供申请表进行确认的规定时限、如何识别患者和样品、检验项目、可以追溯的相关记录等；相关的临床资料（如临床诊断、用药史等）；向医护人员和患者提供有关准备的指导；原始样品采集的类型和量，所用的容器以及必需的添加物，特殊采集时机（如需要）等；原始样品采集时，确认患者的标识和准备符合要求；采血后患者可能发生的不良反应的处理程序；原始样品的标记和识别；从样品采集到实验室接收样品期间所需的任何特殊的处理（如运输要求、冷藏、保温、立即送检等）；原始样品采集人员的身份识别；对样品采集过程中所使用的材料如何进行安全处置；已检样品贮存的要求；申请附加检验项目的说明及其时间限制；对分析失败而需重新进行检验，或对同一原始样品进一步检验的说明。

知 识 链 接

《Laboratory General Checklist》（CAP Checklist，2017）
对于送至受委托实验室的标本，需要遵从受委托实验室的样本采集和处理程序。标本采集容器可能对检测有干扰，改变标本采集容器前必须经过评估。

---

2. 《检验标本采集手册》的发放和培训 手册编写完毕，由科室指定人员审核后发放至各临床科室，发放形式不限于纸质版，电子形式的手册可能更方便在护士站随时查阅。同时召开发布会对手册内容作全面培训，可安排多场培训，保证每位参与检验前程序工作的医护人员都得到有效培训，在培训后进行考核。每年应举行一次针对新进员工的培训，当手册内容有变更时需针对变更内容进行培训。

三、患者识别和标本的唯一性标识

标本采集前，建议利用两种以上身份信息（如用姓名加住院号，或者姓名加年龄的方式）来确认接受原始样品采集的患者身份。标本容器的标签上建议至少注明下列内容：①患者姓名及病案号；②检查项目；③送检科别及病床号；④送检标本名称及量；⑤采集标本的时间。采样前后必须认真做好核对，要注意防止贴错标签，有条件的最好使用条形码。

知 识 链 接

《Laboratory General Checklist》（CAP Checklist，2017）

实验室应规定原始样本标签上必须注明的内容，对于特殊的的原始样本，由于空间限制而不能标注所有唯一性标识所需内容的，需将样本放置在特定的容器内，将唯一性标识所有必需的内容标注在容器上。

特定部位采集的样本（如同一患者同时采集不同部位样本分别检测时），应在唯一性标识上注明采集部位。

特殊情况下，原始样本标签上可能只注明了一项内容（如绿色通道入院进行抢救的昏迷患者，患者身份信息有可能暂时不能识别），此时确保样本可追溯至该患者本人即可。特殊情况下，若实验室允许对标本唯一性标识进行更正，则应对此规定进行文件化。特殊的项目（如用于输血前检测的项目），需要标识的内容更为详尽。

四、分子诊断实验室项目标本采集及运送

（一）采集时间

标本采集时间由检测目的决定，例如：病原体检测时如在感染的急性期，应在使用抗生素或伤口局部治疗前采集标本进行基线检测，再根据治疗时间和循环病原微生物半衰期等确定再次采样时间；在患者使用抗感染治疗前，应在发热初期或高峰期采集标本，对已使用抗感染治疗而又不能停药的患者，应重复采集标本以提高检出率。

（二）标本类型的选择

实验室需根据检测项目及检测目的选择相应的标本类型。样本类型的选择还应考虑到不影响检测结果的准确性以及采集样本的可能风险，如甲基化检测不宜选择绒毛标本，绒毛采集的胎儿流产风险高于羊水采集。

1. 遗传检测项目常用标本包括常规样本（如外周血、血斑、尿液、唾液）和产前诊断样本（如羊水、绒毛及脐血）等标本。

2. 肿瘤个体化检测项目常用标本包括血浆样本，新鲜组织（包括手术和活检组织），石蜡包埋组织和胸水、腹水脱落细胞等样本。

3. 药物代谢酶和药物作用靶点基因检测项目标本类型有多种，包括全血、组织标本（新鲜组织、冷冻组织、石蜡包埋组织、穿刺标本）、口腔拭子、骨髓、胸腹水等。

4. 病原体检测项目常用标本包括血浆、血清、全血、支气管肺泡灌洗液、骨髓、脑

脊液、培养的细胞、培养的菌株、尿液、痰液、拭子、尿液、乳汁等。不同标本类型中的病原体可能是处在不同生命周期中的病原体，其分子诊断的临床意义可能不同。例如外周血单个核细胞可用于检测 HIV 整合入宿主基因组的前病毒 DNA（即潜伏病毒），而血浆用于检测 HIV 的病毒 RNA（即游离病毒），在对 HIV 感染产妇所生的未满 18 个月的婴幼儿进行早期诊断时，应选择 HIV DNA 检测，以免受到母亲以及婴幼儿预防性抗病毒治疗的干扰而影响诊断。

（三）不同类型样本的采集及运送要求

1. 血液

（1）外周血：外周血采集应根据实验需求确定抗凝剂的种类，常用的抗凝剂有肝素、乙二胺四乙酸（ethylene diamine tetraacetic acid，EDTA）和枸橼酸盐等。EDTA 抗凝血样适用于 DNA 和 RNA 抽提，肝素抗凝血样适用于染色体核型分析和荧光原位杂交。建议采用真空负压管采集血液标本，采样时轻轻颠倒混匀采血管数次，以确保充分抗凝，动作应轻柔避免溶血。如检测目的是细胞内 RNA，建议用含 RNA 稳定剂的采样管，或采样后尽快将全血加入到 RNA 稳定溶液中。

采用 EDTA 抗凝采血管采集的标本应当自离体后 8 小时内完成血浆分离，在干冰冷链状态下暂时保存及转运。采用专用血浆保存管的，可在室温下完成暂时保存与转运。循环 cfDNA（cell free DNA，cfDNA）是存在于血浆中的游离 DNA，采集外周血提取血浆游离 DNA 进行检测，取样时应使用一次性密闭 EDTA 抗凝真空采血管，采集 6~10ml 全血，冷藏运输，6 小时内分离血浆并提取游离 DNA，保存到 −80℃冰箱中，并避免反复冻融。如外周血需长时间运输，建议用商品化的游离 DNA 样本保存管，在常温条件下，循环 cfDNA 在全血中可稳定保存 7 天。

（2）血斑：血斑的采集主要用于新生儿筛查，一般从新生儿足跟针刺采集。在样本运输、保存困难的情况下也可用于成人样本的采集。可向无菌滤纸上滴加约 50μl 全血，根据需要可连续在数个印圈上滴加标本，于室温自然干燥至少 4 小时。干血斑标本采集时不要堆叠血斑，不要与其他界面接触，待血斑充分干燥后应放入无菌袋中，避免血斑之间的相互污染，同时加入干燥剂和湿度指示卡，密封包装后运送。

（3）骨髓：骨髓标本一般用 EDTA 或枸橼酸盐抗凝。如果检测目的是细胞内 RNA，建议用含 RNA 稳定剂的采样管，或采样后尽快将骨髓加入到 RNA 稳定溶液中。

2. 体液

（1）尿液：尿液样本的采集方式取决于送验目的及实验要求。尿液采集前待检者避免摄入大量液体或剧烈运动，在应用抗感染治疗前或停药 1~2 天后采集标本，最好采集清晨第一次尿液或者采集在膀胱内贮留 6~8 小时的尿液。采集时也应避免尿道口分泌物、粪便等的混入，可采用中段尿液采集法、导尿采集法、膀胱穿刺法。

（2）胸腹水：首次穿刺抽到积液后，应弃掉第一管标本及所用注射器，然后更换新的一次性注射器抽取。穿刺采集后留取中段液体于带盖的无菌试管内，因积液易凝集，应采用 EDTA 抗凝，同时注意防止外伤性血液的进入。

胸腹水中的肿瘤细胞用于基因检测时，必须确认肿瘤细胞，穿刺获得胸腹水样本提交给细胞病理检查之后，剩余液体冷藏/冷冻保存，也可在含有细胞成分的离心沉淀中加入含有蛋白质变性剂的缓冲液等室温保存。由于细胞学样本的肿瘤细胞含量较低，因此必须使用高灵敏度检测方法。

（3）脑脊液标本：建议在留取化学、免疫学、细菌学以及一般性状检查等标本后，留取至少 1ml 脑脊液于无菌可密封试管中，以避免皮肤病菌污染、混入血液致溶血等而影响检测结果。

3. 组织

（1）新鲜组织（包括手术和活检组织）：肿瘤新鲜冷冻材料可提取出最高品质的 DNA 或 RNA。在手术现场取样的情况也比较多，但需要在显微镜下确认肿瘤细胞含量，然后富集肿瘤细胞用于核酸提取，肿瘤细胞所占比例应达到所用扩增检测方法的要求。周围炎症严重的肿瘤、黏液产生过高的肿瘤、病变中心广泛纤维化的肿瘤细胞不能采集，以免产生假阴性结果。将手术取材组织切割后取其中一半进行检测，并利用另一半切面制作组织标本，以供确认。

无菌条件下取米粒大小手术或活检组织（约 25mg），肿瘤组织要求未坏死肿瘤组织比例 >70%。穿刺取实体肿瘤组织时，取得的细胞数与穿刺针的粗细有关，21G 细针每次获得 100 个细胞，19G 细针每次获得 150 个细胞，支气管活检每次获得 300 个细胞，CT 介导的细针穿刺每次可获得 500 个细胞。通常检测时标本中肿瘤细胞的数量需达到 200~400 个。在某些情况下，要求同时采集无病变的组织或外周血作为对照（如微卫星不稳定性检测）。

手术切除的组织样本理想的保存方法是迅速置于液氮中，然后保存于液氮罐或 -80℃ 冰箱，这一过程应在手术样本离体后 30 分钟内完成。由于组织样本通常需先进行病理学分析，在分析完成后应尽早将组织样本置于稳定剂中，避免核酸降解。

（2）石蜡包埋组织：推荐用 10% 中性缓冲甲醛溶液固定组织标本，避免使用含重金属离子的固定液。在甲醛固定 3 小时后会发生明显的甲醛介导的 DNA 损伤，且固定时间越长，DNA 损伤越严重。因此推荐较小的组织（如活检组织标本）固定 6~12 小时，较大的组织（如手术切除标本）固定 6~48 小时。甲醛固定的石蜡包埋组织不适于用作 RNA 检测，但在没有其他标本可供选择时，可考虑选择没有污染部分提取的 RNA 用于检测，待测 RNA 序列的长度最好 <130bp。组织标本切片时应特别注意避免标本间的交叉污染。

（3）组织切片：用于 DNA 检测时，手术标本需提供 10μm 厚的石蜡切片 4~8 张，面积为成人拇指盖大小；活检穿刺标本提供 10μm 厚切片 8~10 张。所有切片均为白片。肿瘤组织切片应在染色后，经病理医师显微镜下观察，以判断是否含有肿瘤细胞及肿瘤细胞的数量是否足够（一般要求 >50%）、坏死组织比例应 <10%，并在对应的白片上画出癌巢，对肿瘤细胞密集区域进行标注。DNA 测序分析要求肿瘤细胞至少占组织细胞的 50%。应采取措施避免核酸交叉污染，制备不同患者病理切片标本时，需更换新刀片。

（4）其他类型的组织样本：浅表、开放性脓疱和创口应清创后，使用拭子涂抹创口；蜂窝织炎和丹毒应使用穿刺针抽吸组织取样；复杂性皮肤软组织感染使用组织活检、穿刺针抽吸、外科手术等方法取深层组织进行检测。

知识链接

《Collection, Transport, Preparation, and Storage of Specimens for Molecular Methods; Approved Guideline》（CLSI MM13-A，2005）

理想情况下组织应立即冻结或固定。如果不能冷冻，标本可以切碎并置于核糖核酸酶（RNase）抑制性缓冲液中，或者一小时之内进行核酸分离。如使用市售的RNA稳定剂，应当进行验证并评估其适用性。

---

4. 分泌物/脱落细胞

（1）唾液：唾液取材方便、无创、提取的DNA量多质优，并不亚于全血样本；尤其是唾液标本稳定，可室温长期存放，现已用于人群筛查和遗传性疾病诊断，特别适合边远地区的采样和邮寄。目前市售的唾液样本采集管，均附带唾液核酸保存液，使用十分简便。采集的唾液核酸可室温稳定保存半年以上。

（2）痰液：痰液标本应以清晨第一口痰为宜，患者晨起用清水漱口数次，用力咳出深部痰液，混有血液为不合格样品。留取至少1ml于无菌可密封标本盒中。痰量少者可采用加温45℃左右的10%氯化钠溶液雾化吸入，使痰液容易排出。

（3）其他分泌物或脱落细胞标本

1）口腔拭子：患者清水漱口后，用医用棉签在口腔内侧脸颊黏膜处反复擦拭数次，取出棉签置于灭菌处理后的滤纸上阴干，每位受检者至少提取3根。棉签放入干净封口塑料袋内保存。用于RNA分析的口腔脱落细胞须保存在RNA稳定溶液中。

2）咽拭子：应用棉拭子于患者咽后壁或悬雍垂后侧反复涂抹数次采集标本。

3）鼻咽拭子：应将拭子经鼻腔伸入鼻咽部采集标本后，置于运送培养基中送检；鼻咽管应用细鼻饲管从鼻腔进入到鼻咽部，用负压吸引器吸取鼻咽部分泌物并放入无菌容器内送检。

4）宫颈和尿道拭子标本：男性尿道标本采用涤纶拭子，女性宫颈和阴道标本采用人造纤维或涤纶拭子，并放入适当的基质液中。用于支原体核酸检测的标本，取材时一定要取到上皮细胞（沙眼衣原体在活细胞内才能增殖复制），而只取分泌物会降低检出率。宿主细胞DNA比例、其他微生物、分泌物的量等可能会直接影响核酸检测结果。

5. 孕妇外周血中的胎儿游离DNA　通过孕妇外周血中的胎儿游离DNA进行无创产前检查是近年来发展起来的新技术。母血中胎儿游离DNA样本的采集时间一般在孕12周后，需EDTA抗凝血5~10ml，母血采集时应避免溶血，最好在4小时内分离血浆并低温保存。

6. 其他类型的样本

（1）支气管肺泡灌洗液：留取至少1ml于无菌可密封试管中。

（2）乳汁标本：至少应留取10ml。

（3）粪便标本：留取有黏液或其他特征性粪便标本于无菌可密封标本盒中，不能混有尿液。

（4）培养的细胞或菌株/毒株：在提取前最好放在37℃或其适宜生长的温度及环境中，并严格按照相关生物安全要求进行操作。

（四）样本采集量

在确定标本采集量时，应考虑到检测所需量及复查或备份所需量。标本采集量由检验人员根据检验目的及检测方法确定。对标本量的要求应满足以下条件：①能满足检测所需的标本量。②还要考虑需做两份平行测试，或者对有疑问的结果进行必要的复查，甚至对一些特殊检验项目进行标本备份的量。③另有一些特殊情况其采集量可考虑酌情增减（如严重贫血、肺心病、高海拔居民、运动员等，其血细胞比容与普通人群相比有差别，在使用血清或血浆做检测标本时，血液采集量可酌情增减）。

（五）样本采集过程的其他控制要点

1. 采样样本时佩戴手套，这样既可避免样品中病原微生物感染，又可防止采样人员的皮肤脱落细胞污染样品。

2. 正确选择采集/储存容器，例如使用无 DNA 酶和（或）无 RNA 酶的一次性密闭容器；通常全血和骨髓样品应进行抗凝处理，不使用肝素抗凝（核酸提取采用吸附法而不受肝素干扰时除外）。

3. 采集的样品应尽快处置并以适当方式储存，以尽可能减少核酸降解。超长期储存后的标本，使用前应再次评估完整性。

4. 基于组织/细胞学形态基础的分子诊断项目应由具有病理诊断资质的医师确认样品是否满足检测要求。

5. 一些产前诊断需要对胎儿父母的样本进行对比分析，其样本的采集应在同一实验室完成，并采用与胎儿样本检测一致的检测方法进行实验。极少数情况下，也要考虑到胎儿父亲与胎儿是否存在生物学关系。

五、标本的运送

标本自采集后至到达检验部门的过程即标本的运送。标本的运送应由经培训合格的人员按规定程序进行。送往委托实验室的标本，如外院或委托实验室由专人接收或输送，人员也必须经过专业培训及授权。

1. 运送的监控　实验室应监控样品向实验室运送的过程，确保及时、有效和安全。根据检验项目的性质和实验室的相关规定，在采集样品后在规定的时间内送达实验室。运送过程（含送至受委托实验室的标本）应以纸质或电子版的形式记录，记录内容包括从标本采集到实验室接收全过程关键环节的时间和人员信息。

2. 运送条件及方式　标本传送过程中应密闭、防震、防污染、防止标本及唯一标识的丢失和混淆。原则上检验申请单与标本应同时送达。对于需远程或特殊条件下运送的标本，还需要记录标本送达时的状态（如温度等），确保保存剂及样品运送的温度范围符合要求。运送方式应确保运送人员、公众和接收实验室的安全，并遵循相关法律法规的要求。临床分子诊断实验室标本运送条件要求如下：

（1）根据标本类型选择运送条件：石蜡包埋组织可在室温下运送；普通标本建议2~8℃转运；冻存样本需用干冰转运；冷冻组织样本需保证其在运送过程中不发生融化；培养的细胞或菌株/毒株放在37℃或其适宜生长的温度或环境中转运。

（2）根据检测用途选择运送条件：用于 DNA 检测的样本，如在 30 分钟内不能转运至实验室，应 2~8℃转运；用于母血中胎儿游离 DNA 检测的标本采集后，应尽快分离血浆并

置于 –20℃保存，干冰条件下运输；当待测核酸为 RNA 时，能在 10 分钟内送达实验室的标本可室温运送，如果运送时间较长，则应将标本置于干冰中，4 小时内送达实验室；如果标本中添加了 RNA 稳定剂，则可室温运送或邮寄。

3. 紧急标本　运送对需紧急送检的标本应立即电话通知运送人员收取。急查标本必须有明显标识，在签收时应单独交给运送人员，运送人员在标本运送至实验室时也应单独交给检验人员，以防止延误检测。

知识链接

《Laboratory General Checklist》（CAP Checklist，2017）

特殊的感染性标本（例如 HIV 阳性血液标本等）或材料的包装和运输条件，应该满足法律法规的规定和要求。运送此类标本的人员需要接受相关的培训。

六、针对标本采集和运送过程的沟通和咨询服务

实验室应建立相应的程序，如规定通过定期和不定期临床沟通会等的形式，与临床进行沟通，并为临床提供咨询服务，及时将标本采集、标识及运输过程中出现的问题反馈给临床，以保证送检标本的质量及推动实验室服务的有效利用，并保留相应的沟通和咨询服务记录。

知识链接

《Collection, Transport, Preparation, and Storage of Specimens for Molecular Methods; Approved Guideline》（CLSI MM13–A，2005）

对标本储存和运输的规定：如果检测的是病原体的核酸，则在选择样本类型、采集方式和处理过程时，应考虑病原体的生活周期及其感染（复制）的细胞类型。应该考虑具体的分析和临床因素以及检测类型。推荐的储存和运输条件因可能受到测试条件的限制因而不具有广泛适用性。以下内容可作为一般性指南。

1. 支气管肺泡灌洗液　标本应在采集 24 小时内运输和测试。这些样品在收集后 24 小时内无法测定，应在 2~8℃下冷藏 72 小时或在 –70℃或更低温度下冷冻，以备将来检验。分枝杆菌标本应在冷冻或长期贮存前进行净化和消化。

2. 精液　精液应立即冷藏，在采集当天运输，并保持在 2~8℃直到 DNA 提取。精液 DNA 分析可用干燥精液标本进行检测。

3. 痰　痰液应收集在无菌容器中，并在室温下运送到实验室。样品延迟处理尽量不要超过 30 分钟。如果预计输送时间大于 30 分钟，样品应在 2~8℃下输送到实验室。

在实验室收到后，不立即测试的样品应冷藏。分子方法检测采集样品分枝杆菌可以延迟较长时间，当样品用于培养和分子检测方法时，应迅速处理样品，以优化周转时间。结核分枝杆菌检测样本可以在 –70℃或更低的温度下贮存至少一年。与所有样品类型一样，当使用商业提取试剂盒时，应遵循制造商关于储存和运输的建议。

4. 粪便　粪便应按照测试要求装运。有些方法可能需要特殊的标本运输容器。另一些可能需要粪便收集在不含防腐剂的螺帽容器中，并在 2~8℃的冷冻下运输。

---

5. 宫颈拭子　一般来说，适当的宫颈标本含有化生细胞和（或）柱状或立方状宫颈细胞，其质量取决于合适的采集方法。拭子、刷子或其他收集装置应放置在运输介质中，并根据制造商或执行检测的实验室的建议，在密封管中运输或干燥运输。一些拭子类型已被报道干扰一些分子检测，应该避免。根据下游测试，DNA 在 2~8℃下可能稳定长达十天。

实验室根据制造商的说明，在运输介质中重新涮洗拭子。为了进一步测试，所需量的输送流体可以储存在 −70℃或更低温度或立即离心，并且根据制造商的建议对颗粒进行 DNA 或 RNA 处理。冷冻样品随后被解冻、离心，然后以新鲜样品相同的方式进行处理。用于 DNA 分子检测的标本运输介质可能含有去污剂，会导致细胞裂解，影响细胞学评估。

第三节　临床分子诊断实验室样品
接收、处理、准备和储存

一、总则

标本的接收、处理、准备和储存，是临床检验分析前程序的重要环节，对于保证检验结果的质量有重要意义，实验室应保证运送、接收、处理、准备和储存过程符合检测项目所需的检测时限要求和生物安全要求等。

二、标本的接收

实验室应制定接受或拒收原始样品的准则，记录原始样品收到的日期、时间和接收人等，并明确各个环节的责任。对有疑问的标本，与临床协商后处理。

1. 标本验收内容　标本验收的内容包括：检查申请单的项目填写是否符合要求、标识是否清楚；申请单有无医师签字；申请单所填项目是否与标本所示一致；申请单姓名、科别、门诊或住院号与标本的标签是否一致；是否签署了知情同意书；检查标本的量和外观质量，血液标本的外观质量包括采血管是否密闭、有无溶血、管壁有无破损、标本是否有明显的污染迹象（如开盖），样本接收时的大致温度，样本量是否符合要求。手术切除组织标本需做切片和染色，由有经验的病理医师评价肿瘤细胞的数量是否满足检测需要。若送检的为 DNA 样本时，需要对 DNA 的质量要求作出规定（如要求体积大于 20μl，OD260/280 为 1.6~1.8 之间，浓度大于 50ng/μl，琼脂糖电泳后电泳条带大于 50kb 等）。

2. 不合格标本　不合格标本应有处理记录。对无标签、信息不全或信息不符等不合格标本，应及时与相关送检人员联系，建议其核实或重新取样，实验室不应该接收或处理缺乏正确标识的标本。不合格标本可能包括：标本标签与检验申请单填写内容不一致、患者信息不全、医嘱作废的标本；唯一标志识错误或不清楚的如标签脱落或字迹不清等的标本；量太少，不足以完成检测的标本；抗凝标本出现凝固、用错抗凝剂或抗凝剂比例不正确的标本；用错容器或容器破损导致溢洒的标本；溶血、脂血、采自输液管或输血管的标本；采集标本离送检间隔时间过长的标本等。

3. 不适于检验的"次优"标本　对于某些特殊的不能完全满足接收要求的"次优（sub-optimal）"标本（或称"妥协"、"让步"样本），如为临床上不可替代的难得标本（再次取样困难者、且患者在特殊病理状态下、急诊抢救情况下采集的标本），可与临床医生协商先处理标本或进行部分内容的检验，待申请医生或采集标本者承担识别和接收标本责任或提供适当的信息后再发结果。对于样本有轻微乳糜或溶血，患者重新采样存在困难或由于药物等影响再次采样仍会存在乳糜或溶血的，经与临床科室沟通坚持检验的，予以接收，记录至当日的工作日志，并在发送的检验报告的备注中注明样本情况。当标本标识不清或不全，但标本再获取困难或原始标本中需检测的核酸不稳定，可先接收标本，待项目申请医师或标本采集人员识别了标本信息，提供适当的信息并确定标本所对应的患者后再发送检验结果报告。对于此类情况，应有文件化的处理指导，保留与医护人员的沟通记录，在最终的报告中说明问题的性质，并注意解释检验结果。

三、标本的处理和准备

实验室应制定对标识有"紧急"字样标本的处理程序，包括原始样品的接收、标识、处理、检测和报告过程。标本的处理过程，应注意生物安全，必要时需采取防范措施，如在通风橱操作，或戴口罩与眼罩，或隔着挡板操作等。

知 识 链 接

《Quality Management for Molecular Genetic Testing: Approved Guideline》（CLSI-MM20-A，2012）

　　检测和处理全过程中的样本（包括但不限于分杯、稀释、核酸或其他提取物等），其样本容器上均应有充分的以供识别该样本的信息，检验程序中应对此类信息的标识和识别方法作出规定。

四、分析前标本的暂存

对暂不检测的项目和规定时间外收到的零散样本，要随时登记和交班，以免漏检，遗失和延误检验。对特殊样本（如难以采集的样本），以及特殊患者的样本一律实行"首接"负责制，正确保管并及时转送样本到相关检测人员，同时作交班记录和双签名。标本短期在4℃存放，应及时处理。对于做长期病情动态考察的患者标本置于-20℃下长期保存，使用时再按需取出检测。暂存条件可参考附录5-1。

附录5-1　临床分子诊断实验室标本采集、
运送、接收及管理程序

1　目的

对标本采集前患者的准备、标本采集、接收、保存、检验及结果报告进行规范，以控制各环节可能出现的误差，及时准确地为患者提供正确的检验结果。

2　范围

适用于临床分子诊断项目的所有标本。

3　职责

3.1　临床医护人员或患者负责标本的采集。

3.2　样本接收组人员负责接收标本，以及处理不合格标本。

3.3　临床分子诊断实验室检测人员负责检测前标本的暂存。

4　操作程序

4.1　标本采集及接收

临床检验标本采集由临床医生或护士完成，标本接收由实验室标本接收人员接收，并核对患者姓名、诊疗卡号、条形码、检测项目，若不清楚则电话咨询开单医生。

4.2　标本采集注意事项以及保存要求

4.2.1　采集前的准备

4.2.1.1　当采集女性生殖道样本时，须在非月经期采样，在 24 小时内不要有性生活，24 小时内不应进行阴道冲洗或阴道用药。

4.2.1.2　当采集男性尿道样本时，应在 24 小时内没有进行尿道用药，在 2 小时内不要小便。

4.2.1.3　当采集血样时，应在 6 小时内未进食。

4.2.2　样本的采集要求

4.2.2.1　女性生殖道样本的采集：先用棉拭子将宫颈口过多的分泌物擦去，再将取样棉拭子伸入宫颈，通过上皮交界处，直到看不到拭子头，旋转 10~20 秒，取出拭子放入盛有 1.0ml 无菌生理盐水的管中，密闭送检。

4.2.2.2　男性尿道样本的采集：先清洁尿道口，将棉拭子伸入尿道 1~2cm，旋转 3~5 次，放入盛有 1.0ml 无菌生理盐水的管中，密闭送检。

4.2.2.3　抗凝全血的采集：用 EDTA 抗凝或枸橼酸钠抗凝，充分颠倒混匀后，放 2~8℃冰箱保存。不可用肝素或肝素盐抗凝，因为此类抗凝剂能强烈抑制 Taq 酶的活性，而在核酸提取过程中无法完全清除。用于 RNA 扩增检测的血样品宜进行抗凝处理，并尽快分离血浆，以避免 RNA 的降解；如未作抗凝处理，则宜尽快分离血清。

4.2.2.4　痰液的采集：清晨清水漱口，将深咳后吐的第一口痰液保存于无菌容器。

4.2.3　样本的保存条件及保存时限

4.2.3.1　血液标本：应在采血后 2 小时内分离血清或血浆并按要求保存（建议尽快在 −20℃或 −70℃以下长期保存）。保存于 2~8℃时应在 72 小时内提取 DNA。如果 4 小时内不能提取 RNA，应 −70℃以下保存血浆。

4.2.3.2　呼吸系统标本痰液和支气管肺泡灌洗液标本，如不能立即检测应在 −70℃以下保存。用于分枝杆菌分子检测的标本需液化后保存。

4.2.3.3　其他体液标本脑脊液、胸腹水标本：用于 DNA 检测的样本，如不能立即检测

应在 –20℃或 –70℃以下保存。用于 RNA 检测的样本，应在 1~4 小时内提取 RNA；如近期不能检测，应在去除红细胞后立即冻存。宫颈和尿道拭子标本：用于 DNA 检测的样本 2~8℃保存不超过 10 天。尿液、乳汁、粪便标本：建议采集后保存在 2~8℃，并尽快提取核酸。

4.2.3.4　培养的细胞或菌株 / 毒株在检测前最好放在 37℃或其适宜生长的温度或环境中，注意按照相关生物安全要求进行操作。

4.2.3.5　组织标本，检测靶核酸为 DNA 的样本，可在 2~8℃下保存 3 天。而检测靶核酸为 RNA 的样本，应立即冻存于 –20℃以下。为使样本中的核酸酶失活，可加核酸酶抑制物，最常用的是异硫氰酸胍盐，加入异硫氰酸胍盐的标本可在室温下稳定保存 7 天。异硫氰酸胍盐也可与还原剂如 β– 巯基乙醇或二巯基乙醇同时使用。如果样本中含有红细胞，应尽可能去除红细胞后，再进行冻存。石蜡包埋组织则可在 2~8℃长期保存。

4.2.3.6　羊水样本主要通过羊膜腔穿刺获得，采用中期羊膜腔穿刺（孕 15~23 周），采集量为 15~20ml。以基因检测为目的的羊水样本需排除母体成分污染后，方能进行后续实验。可疑母体成分污染的羊水样本需进行培养传代后再进行基因检测。孕早期羊水细胞较少，可经过细胞培养后再用于基因检测。

4.2.3.7　绒毛样本，在孕 10~13 周内，在超声引导下根据绒毛板生长位置经宫颈或腹腔穿刺获得。不同检测目的所需绒毛组织量不同，染色体分析所需绒毛约为 10mg，基因分析 5mg 即可，而生化测定仅需 3~5mg。因此一次绒毛活检取样 20mg 左右可满足所有检测需要。绒毛标本取材后应由经验丰富的技术人员在显微镜下仔细分离蜕膜和血凝块，并进行充分的红细胞裂解和洗涤。用于基因分析的绒毛标本也应排除母体成分污染后才能进行检测；大多数情况下，若绒毛细胞丰富，则无需培养即可直接进行基因检测。

4.2.3.8　脐血样本在妊娠 18 周后进行采集，有可能受到母血污染。

4.2.3.9　样本的保存时限各类拭子样本在室温可保存 2 天；2~8℃可保存 7 天；冷冻可保存 2 个月。血标本：检测 DNA 项目的血清样本：室温可保存 6 小时；2~8℃可保存 3 天；–20℃可保存 1 年。检测 RNA 项目的血浆样本：室温可保存 2 小时；2~8℃可保存 12 小时；–20℃可保存 4 个月。

4.3　标本接收及跟踪

4.3.1　样本接收人员和配送人员按相应交接规程进行样本交接登记，并且进行清点确认。接收样本时要求鉴别样本的质量，并判断其是否符合检测要求，并对样本的信息进行核对、鉴别和登记等工作。

4.3.2　接收标本时若发现运输温度失控，样本组应及时通知检测人员，由实验室对受影响的样本进行评估。

4.3.3　如果与其他专业组共用一份样本时，分子诊断实验室先进行检测，检测完后再转交其他专业组。

4.4　标本检测及结果报告

4.4.1　本室工作人员在检测前检查标本的状态，对异常的标本状态如溶血、严重脂血、受到污染、标本量不足等情况在信息系统中注明，不符合要求标本在信息系统中填写《不合格标本登记表》并通知开单医生；若医生要求发检测报告则需在备注栏注明样品的异常状态，供临床参考。

4.4.2 本室人员依据信息系统中提供的清单，将本室标本与验单核对（条形码、患者姓名、标本要求）无误后，按信息系统中的编号，排好序，依作业指导书完成检测，若按作业指导书没有充分提取到核酸或者因操作时间过长核酸有所降解等情况时，要及时与医生沟通，以便重新抽血送检，以免延误报告单发出。在信息系统中输入检测结果，经批准人批准，同时核对患者基本资料后，由另一人员核对结果与基本资料审核后打印报告。

4.4.3 各种原因引起迟发报告，导致不能按承诺时间发单者，均须电话通知医生或患者。

4.5 未检测样品的暂存

4.5.1 未检样品在各环节应严格按照不同检测项目标本保管要求保存（见"样本的保存条件"），如在检测前或检测过程中发现样品变质、变异，操作人员应进行记录并及时通知临床医生及患者。

4.5.2 为了保证核酸质量，整个实验及样品暂存过程中应遵循《核酸质量控制管理程序》。

4.6 标本拒收条件及处理

4.6.1 不合格标本包括以下情况：未正确使用抗凝剂或规定的采集容器或采集装置超过有效期的标本、冷冻保存的全血标本、严重溶血、严重脂血的血标本、采血量不足的标本、采集的标本将严重影响检验结果、RNA 项目标本放置时间过久、标本的患者姓名、年龄、性别等不相符，以及不满足特定项目采集及送检要求等的标本，应当拒收，在信息系统中退检并注明原因，电话通知相关人员重新采集标本。不合格标本经询问临床或患者无其他意见后按《实验室废弃物处理程序》进行处理。

4.6.2 血标本一般使用 EDTA-K$_2$ 或枸橼酸钠抗凝，不可用肝素抗凝。如遇抗凝剂使用错误，应电话通知相关人员重新采集标本，并在信息系统中退检标本，注明退检原因。

4.6.3 凡送检标本必须采用商品化的一次性有盖玻璃试管，如遇送检标本未加盖，或标本运输过程外泄，应电话通知相关人予以重新采集标本，并在信息系统中退检标本，注明退检原因。

4.6.4 凡分泌物标本必须采用经高温高压消毒的容器盛装，如标本送检不规范，应电话通知相关人予以重新采集标本，并在信息系统中退检标本，并注明退检原因。

5 支持性程序

LAB-PF-***《核酸质量控制管理程序》
LAB-PF-***《实验室废弃物处理程序》

6 质量记录

《不合格标本登记表》

附录 5-2 基因检测知情同意书（模板）

【摘自《遗传病相关个体化医学检测技术指南（试行）》
（原国家卫生和计划生育委员会医政医管局 2015 年印发）附录 B】

根据对您或您的孩子病情的进一步了解和目前已获得的实验检测结果，您或您的孩子可能患有疾病。此疾病为某种特定基因引起的遗传病，即由人体的基因缺陷所导致。这些缺陷可为构成基因的单个核苷酸的突变、片段缺失、置换或序列重复等。这些异常改变可以是从父母遗传来的，也可以来源于自身。但都存在遗传给下一代的可能。我们希望您能了解检测技术的局限性及潜在的风险。

1. 本检测所指的检测方法并不适于检测染色体的数目及结构异常、某些 DNA 大片段的缺失、拷贝数变异以及特殊类型的突变。

2. 该方法所采用的 DNA 来自于受检者的血液或体细胞，而非来自生殖细胞，因此并不能排除嵌合现象所致的基因解读偏差。

3. 由于目前人类对疾病认识水平的局限性，进行 DNA 序列分析的目的是为了了解该疾病的发病原因或评估遗传风险。如未检出特定基因的致病突变位点，即为阴性结果，并不能排除患某种疾病的可能性。因为，目前大多数单基因遗传病的发病也可能和其他未知基因或难以检测到或无法确定的基因突变类型有关。

4. 由于目前对某些基因认识的不足，对检出的特定基因突变，在某些情况下，可能并非引起该病的致病基因突变，需要进一步进行验证和研究。

5. 基因检测技术并非常规临床检测项目，主要用于辅助明确临床诊断或科研研究。检测结果并不一定完全能指导治疗方案。

6. 由于采用的检测技术和实验方法的局限性，并非总是能检测到致病的基因。

7. 由于不可抗拒因素如采血管破裂、实验试剂异常、患者身体状况、血样的异常等造成的实验检测无法进行，受检者需配合检测机构再次取样。

8. 医生已尽可能详细说明以避免受检者或家庭成员在检测过程中及知晓检测结果后可能出现的不同程度的精神压力和负担。但对由此产生的家庭纠纷和精神压力，医生和检测机构并不承担任何责任。

9. 在完成本项检测后，剩余血样或 DNA 可能会用于复查验证以及进行继续研究。你可能并不会被告知结果。如果您同意您或被监护人的血样被保存使用，请在相应栏目下签字。

10. 医疗及检测机构承诺对患者及家人的信息保密，不会公开泄露有关信息。病历资料可能会被该项目检测者、医疗机构内相关人员、研究者和合法机构查阅。

本人作为患者，已通过医生的解释，充分了解到疾病基因检测项目：

（1）进行基因检测的意义、预期目的和必要性。

（2）基因检测存在一定的局限性，并非所有致病基因都能监测到。

（3）该基因检测方法的局限性以及余值风险。

（4）基因检测可能出现以下几种结果："检测到基因的突变"表明检测结果支持所测基因序列的异常。但在有些情况下，仍需其他检测确定为致病基因。"检测到正常的基因"表明检测结果可以排除所测基因的异常；"未检测到基因的突变"表明可以排除所测基因的特定突变类型，但仍然有可能某些超过检测能力的基因突变，因此并不意味着完全排除基因的异常。"检测到基因的缺失"表明检测结果支持所测基因的特定范围内存在缺失。但在有些情况下，缺失所引起的临床症状并不清楚，仍需进行研究。"未检测到基因的缺失"表明在界定的基因特定检测范围内，可以排除所检测范围的基因缺失，并不意味着完全排除其他缺失的存在。

（5）我承诺提供的信息资料真实、完整。

（6）我授权医疗机构自行或委托检测机构对采集的样本进行基因检测，并可对所获取的实验数据和剩余样品用于科学研究。

我已经知晓上述所有内容，申请对我本人或被监护人进行基因检测。

受检者 / 父母签名：　　　　　　　　　　　　　与受检者关系：

签名日期：

见证人：

检测机构代表签名：　　　　　　　　　　　　检测机构：

签名日期：

（晁　艳　邱　峰　王丽娜）

第六章 临床分子诊断检验过程要求

检验过程是指标本从开始检测到检测完成的全过程，是临床检验的核心内容之一。在检测开始前，首先需要进行检验方法的选择，可靠的检验方法是质量保证的前提。在选择某一项目的检测方法时，应详细查阅文献，了解该检测方法的发展史，并收集文献中对各种方法的评价。在方法投入临床使用之前，要进行检验程序的性能验证或确认，需要证明该检验程序的性能能够满足厂家规定的各项性能参数或预期用途的要求。实验室应该有每个检测项目当前检测方法的性能指标，并确定实验室在使用该程序进行临床样本检测时的操作程序（standard operating procedure，SOP），以保证检测各环节标准、有序地进行，能复现各性能验证/确认时各参数性能的实验状态，确保检测结果的真实、准确。

第一节 临床分子诊断检验程序的选择、验证和确认

一、概念和术语

1. 性能特征（performance characteristic） 用于说明体外诊断医疗器械性能的参数之一，如检出限、精密度、特异性等。

2. 验证（verification） 通过提供客观证据，对规定要求已得到满足的认定。

3. 确认（validation） 对规定要求满足预期用途的验证。

4. 重复性（repeatability） 在一组测量条件下的测量精密度，包括相同测量程序、相同操作者、相同测量系统、相同操作条件和相同地点，并且在短时间段内对同一或相似被测对象重复测量。在临床化学上，术语批内或序列内精密度有时用于表示此概念。在评估体外诊断医疗器械时，通常选择重复性条件来代表基本不变的测量条件（被称为重复性条件），此条件产生测量结果的最小变异。重复性信息可对故障排除目的有用处。重复性可以用结果分散性特征术语定量表达，如重复性标准差、重复性方差和重复性变异。

5. 精密度（precision） 是指在规定条件下，对同一或相似被测对象重复测量得到测量示值或测得量值间的一致程度。

测量精密度通常由不精密度的量度以数字表达，如规定测量条件下的标准差、方差和变异系数。规定的条件可以是，例如，测量的重复性条件、测量的中间精密度条件、或测量的再现性。测量精密度用于定义测量重复性、中间测量精密度和测量再现性。重复测量指在同一或相似样品上以不受以前结果影响的方式得到的结果。

6. 正确度（trueness）　　无穷多次重复测量所得量值的平均值与一个参考量值间的一致程度。测量正确度不是一个量，因而不能以数字来表达。一致程度的量度在《测量方法与结果的准确度》（GB/T 6379.3–2012/ISO 5725–3）中给出。测量正确度与系统测量误差反相关，但与随机测量误差不相关。术语测量准确度不应用于测量正确度，反之亦然。

7. 检出限（detection limit/limit of detection，LoD）　　由给定测量程序得到的测得量值，对于此值，在给定声称物质中存在某成分的误判概率为 α 时，声称不存在该成分的误判概率为 β。国际理论（化学）与应用化学联合会（international union of pure and applied chemistry，IUPAC）建议 α 和 β 默认值等于 0.05。

8. 定量限（quantitation limit/limit of quantitation，LoQ）　　在规定的测量条件下以指定的测量不确定度能测量的样品中可被测量的最低值。

9. 线性（linearity）　　给出与样品中被测量的值直接成比例的测得量值的能力。

10. 可报告范围（reportable range）　　指测量仪器的误差在预期规定范围内的被测量值的集合。在核酸测序中是指具有可以接受的质量水平的基因组区域，常用于指测序技术所检测的 DNA 区域或其他特定的核酸变异形式。

11. 分析特异性（analytical specificity）　　测量系统的能力，用指定的测量程序，对一个或多个被测量给出的测量结果互不依赖也不依赖于接受测量的系统中的任何其他量。缺乏特异性可被称为分析干扰。在免疫化学测量程序中缺少特异性可能由于交叉反应。测量程序的特异性不应和诊断特异性混淆。

12. 分析干扰（analytical interference）　　由一个影响量引起的测量的系统效应，该影响量自身不在测量系统中产生信号，但它会引起示值的增加或减少。

13. 诊断灵敏度（diagnostic sensitivity）　　体外诊断检验程序可以识别与特定疾病或状态相关的目标标志物存在的能力。在目标标志物已知存在的样品中也定义为阳性百分数。诊断灵敏度以百分数表达（数值分数乘以 100）。以 100× 真阳性值数（TP）除以真阳性值（TP）加上假阴性值数（FN）的和来计算，或 100×TP/（TP+FN）。此计算基于从每个对象中只取一个样品的研究设计。目标状态由独立于被考察检查程序的标准定义。

14. 诊断特异性（diagnostic specificity）　　体外诊断检验程序可以识别特定疾病或状态相关的目标标志物不存在的能力。在目标标志物已知不存在的样品中也定义为阴性百分数。诊断特异性以百分分数表达（数值分数乘以 100）。以 100× 真阴性值数（TN）除以真阴性值数（TN）加上假阳性值数（FP）的和来计算，或 100×TN/（TN+FP）。此计算基于从每个对象中只取出一个样品的研究设计。目标状况由独立于被考察检查程序的标准定义。

15. 阴性预测值（negative predictive value，NPV）　　在检测结果为阴性的人中，诊断明确的非患病者所占的百分比。

16. 阳性预测值（positive predictive value，PPV） 在检测结果为阳性的人中，诊断明确的患病者所占的百分比。

二、检验程序选择与评价的通用要求

（一）检验程序选择的通用要求

实验室应选择预期用途经过确认的检验程序。每一检验程序的规定要求（性能特征）应与该检验的预期用途相关。首选程序可以是体外诊断医疗器械使用说明中规定的程序，公认/权威教科书、经同行审议过的文章或杂志发表的，国际公认标准或指南中的，或国家、地区法规中的程序。

二代测序技术是近年来飞速发展的一种分子诊断技术，有多种可供选用的技术平台，而且每一个都有自己的优点和缺点，需根据实验室的需求进行权衡选择。主要考虑因素有测序通量、样品通量、读段长度、覆盖深度、成本及运行时间等，具体可参考《测序技术的个体化医学检测应用技术指南（试行）》（原国家卫生和计划生育委员会医政医管局2015年印发）及附录6-1。

（二）检验程序评价的通用要求

1. 性能验证和确认 在常规应用前，应由实验室对未加修改而使用的已确认的检验程序进行独立验证。实验室应对以下来源的检验程序进行确认，包括非标准方法、实验室设计或制定的方法、超出预定范围使用的标准方法或修改过的确认方法。

知 识 链 接

《All Common Checklist》（CAP Checklist，2017）

检验程序在用于患者标本检测之前，实验室都要对该检验程序进行验证或确认（如准确度，精密度等），以保证检验数据的可接受性或达到预期用途。如果使用多个相同仪器或设备，实验室需要对每台仪器或设备分别进行验证和确认。项目的性能评估必须在进行临床检测的地点进行。相关数据必须保留至该项目停止使用后两年。检验程序验证和确认的文件内容包括：①对检验程序进行验证或确认的书面评估，包括数据的可接受性；②实验室负责人签署的批准声明，例如："我已审查了某仪器或项目的准确性、精密度、可报告范围和参考区间（根据需要）等性能指标的数据，且该方法的性能被验证用于患者样本检测是可接受的"。如果数据不符合预期，则必须保留详细记录，并评价其对临床应用的影响。

对于FDA批准的试剂，需进行分析性能验证，内容包括分析准确度、精密度、抗干扰能力及可报告范围（如适用）。

对于FDA批准的试剂，如果实验室对检测条件或检测过程有任何改动，则需进行性能确认。确认内容除上述验证内容外，还包括分析敏感性、分析特异性和任何其他重要参数，确保试验的分析性能（如样品稳定性、试剂稳定性、线性范围、携带性和交叉污染等参数）。

---

2. 检验程序验证或确认前的准备 在对检验程序进行验证或确认前，应满足以下条件：实验操作人员应熟悉方法原理与操作，包括样品处理、校准、维护程序、质量控制，

确保检测系统工作状态正常；实验室设施及环境符合分析系统工作要求；仪器经过校准，各项性能指标合格；试剂和校准品满足要求；负责实施性能验证的人员应了解验证方案，制订验证计划，并组织实施。

样本最好来自患者真实样本，尽量与厂家建立性能指标时所用材料一致。为保证整个实验中样本的稳定性，应注意样本的准备和储存。常规做法是一次性解冻样本分装，以方便检测。在决定样本的体积和数量的时候，要考虑到有可能要用到的额外批次的检测。

知识链接

《Establishing Molecular Testing in Clinical Laboratory Environments; Approved Guideline》（CLSI MM19-A，2011）

用于性能验证和确认的样品数量取决于以下条件：检测类型、检测的复杂程度、目标基因在人群中的分布情况（突变率）、数据分析方法、参考方法的准确性等，样品来源可以从外部供应商获得，也可以使用实验室 PT 样本、患者混合样本、实验室构建的质粒等，性能验证和确认所需的各项参数条件，详见表6-1。

表6-1 性能验证和确认参数示例

参数	验证	确认
Accuracy（定性）（编者注：此处 Accuracy 相当于符合率）	50 个阳性样本，50 个阴性样本，10 天内	50 个阳性样本，50 个阴性样本，≥ 10 天
Accuracy（定量）（编者注：此处 Accuracy 指正确度）	20 个阳性样本，双份检测；50 个阴性样本，3~4 天	40 个阳性样本，双份检测；50 个阴性样本，≥ 3~4 天
精密度（定性）	阳性和阴性样本，20 天	阳性和阴性样本，20 天
精密度（定量）	每天 1 批，每批 2 个浓度，每个浓度测 3 次，共 5 天	每天 2 批，每批 2 个浓度，每个浓度测 2 次，共 20 天
检出限	选择声称的检测限浓度附近标本，检测 20 次	选择待确认的检测限浓度附近标本，每天做 20 个结果（5 个标本测 4 次）（重复 3 天，共 60 次测量）
干扰物质	N/A	评估可能的遗传及化学干扰
参考值	每个组别 20 个样本	来自参考人群的 120 个样本

注：N/A 表示不适用

涉及病理形态学的样本（如组织、细胞学样本等），需经符合资质的病理医师于显微镜下确认符合相应要求后才可进行后续检测。需要时，可行肿瘤细胞富集。若涉及核酸提取，应使用试剂盒配套或推荐的核酸提取试剂，并确保其提取效率满足要求。

> **知识链接**
>
> 《Establishing Molecular Testing in Clinical Laboratory Environments；Approved Guideline》（CLSI MM19-A，2011）
>
> 　　性能确认中，关于被检核酸浓度问题，如果实验要求只能用一定浓度范围的核酸，则在使用前应先测定其浓度。过低或过高的核酸浓度会干扰检测过程，在实验前必须初步评估核酸浓度范围。

　　3. 检验程序的评价时机

　　（1）新检验程序常规应用前：新检验程序以及现用检验程序的任一要素（仪器、试剂、校准品等）变更，如试剂升级、仪器更新、校准品溯源性改变等。

　　（2）影响检验程序分析性能的情况发生后：影响检验程序分析性能的情况包括但不限于：仪器主要部件故障、仪器搬迁、设施（如纯水系统）和环境的严重失控等。任何可能影响检验程序分析性能的情况发生后，应在检验程序重新启用前对受影响的性能进行评价。

　　（3）定期评审：常规使用期间，实验室可基于检验程序的稳定性，利用日常工作产生的检验和质控数据，定期对检验程序的分析性能进行评审，应能满足检验结果预期用途的要求。

> **知识链接**
>
> 《Molecular Methods for Clinical Genetics and Oncology Testing》（CLSI MM01-A3，2012）
>
> 　　性能验证和确认试验不应只关注试剂，还应考虑到仪器和软件的影响，以及不同操作人员、不同批号试剂等因素的影响。
>
> 　　当检验程序的应用人群、检测样本类型、样品制备方法、检验步骤、仪器、软件版本、检测限等发生改变时，需重新进行性能确认。

　　4. 性能验证/确认的判断标准　　实验室应根据临床需求制定适宜的检验程序分析性能标准。实验室制定性能标准时宜考虑国家标准、行业标准、地方标准、团体标准、制造商或研发者声明的标准、公开发表的临床应用指南和专家共识等。

　　实验室性能验证/确认的结果应满足实验室制定的判定标准。如果验证结果符合厂商或研发者声明的性能指标，但不满足实验室制定的判断标准，结果不可接受。如果验证结果不符合厂商或研发者声明的性能指标，但仍能满足实验室制定的判定标准，结果可接受。

三、检验程序验证

　　1. 检验程序验证基本要求　　实验室应从制造商或方法开发者获得相关信息，以确定检验程序的性能特征。实验室进行的独立验证，应通过客观证据（以性能特征形式）证实检验程序的性能与其声明相符。验证过程证实的检验程序的性能指标，应与检验结果的预期用途相关。实验室应将验证程序文件化，每次实验均应设立阴性及阳性质控，质控应在预期范围内，方可认为实验数据有效。应记录验证过程及结果。验证结果应由适当的授权人员审核并记录审核过程。

2. 检验程序验证内容

（1）定量检测方法和程序的分析性能验证内容至少应包括精密度、正确度、线性、测量和（或）可报告范围、抗干扰能力等。

（2）定性检测项目验证内容至少应包括下限、特异性、准确度（方法学比较或与"金标准"比较）、抗干扰能力等。除此之外，实验室应根据检测项目的预期用途以及生产制造商声明，选择对检测结果质量有重要影响的参数进行验证。

（3）实验室应根据检测项目的预期用途以及生产制造商声明，选择对检测结果质量有重要影响的参数进行验证。不同技术平台、样本类型以及预期用途不同时，所需验证的性能指标宜有所侧重：PCR 定量检测选择验证的性能指标宜包括测量正确度、测量精密度（含测量重复性和测量中间精密度）、测量不确定度、分析特异性（含抗干扰能力）、分析灵敏度、检出限和定量限、线性区间（可报告区间）等。PCR 定性检测选择验证的性能指标宜包括方法符合率、检出限、抗干扰能力、交叉反应等；Sanger 测序选择验证的性能指标宜包括检出限、准确性和特异性等；NGS 选择验证的性能指标宜包括方法符合率和检出限等。

3. 其他要求 如果检验程序适用标本类型包括血清与血浆，实验室在临床检测时同时使用血清与血浆，应进行血清与血浆结果一致性的验证。在肿瘤靶向基因检测时，如果检验程序适用标本类型包括除肿瘤组织 / 细胞以外的标本（如血浆），应进行与肿瘤组织结果一致性的验证。如果检验程序高度依赖人工操作或判断，应进行不同操作人员间的验证，验证程序可参照本指南相关内容制定。

知 识 链 接

《Establishing Molecular Testing in Clinical Laboratory Environments；Approved Guideline》（CLSI MM19-A，2011）

对于按照制造商的说明进行的 FDA 批准的检测，在报告患者检测结果之前，实验室最低限度需要验证包装说明书中提供的精密度、准确性、报告范围和参考范围的性能规范。

与程序确认相比，程序验证通常相对简单，比如在实验室进行性能验证时，只需要检测 20 个样本 [如根据 CLSI C28-A3（2008）中的要求，20 个样本中，≥ 18 个样本的结果处于参考区间内就可以通过验证]。

四、检验程序确认

1. 检验程序确认基本要求 检验程序的确认可采用实验室内及实验室间的比对试验，方法确认应尽可能全面，并通过客观证据（以性能特征形式）证实满足检验预期用途的特定要求。实验室应将确认程序文件化，每次实验均应设立阴性及阳性质控，质控应在预期范围内，方可认为实验数据有效，记录确认过程及结果。确认结果应由授权人员审核并记录审核过程，并对该方法是否适合预期用途作出评价。当对确认过的检验程序进行变更时，应将改变所引起的影响文件化，适当时，应重新进行确认。

知 识 链 接

《Molecular Pathology Checklist》（CAP checklist，2017）

　　如果FDA批准的检验程序被修改以满足用户的需求，或者该检验程序是由实验室开发的，则需要建立分析和临床性能参数。分析性能参数包括准确度、精密度、可报告范围和参考区间，以及分析灵敏度、分析特异性和任何其他被认为重要的参数，以确保特定检测的分析性能（如试样稳定性、试剂稳定性、线性度、携带、交叉污染，视情况而定）。临床性能参数包括临床敏感性和临床特异性，个别实验室可能无法评估这些参数，尤其是对罕见疾病，可以引用相关的科学研究或文献加以证明。临床表现特征应尽可能与临床数据（如活检结果、影像学和临床结果、其他实验室结果）相关。

　　性能确认必须对预期进行检测的每种标本（例如血液、新鲜/冷冻组织、唾液、石蜡包埋组织、产前标本、颊拭子）类型分别进行验证。同时对于组织样本而言，不可能取到所有部位的样本，但必须对常规检测的组织来源进行验证。另外，样本提取前的不同处理条件对核酸的质量和完整性有显著影响，因此在确认过程中，必须对每种前处理进行确认。比如，确认蜡块组织、蜡块细胞团、脱钙组织这些前处理是否适用临床检测。确认试验可以选择用细胞系来补充验证，但不能只用细胞系来完成整个确认试验。

---

　　2. 检验程序确认的内容　　定性项目检验程序的性能特征宜包括：测量正确度、测量重复性、分析特异性（含干扰物）、分析灵敏度、检出限、测量范围、诊断特异性和诊断灵敏度。定量项目检验程序的性能特征宜包括：测量正确度、测量精密度、测量不确定度、分析特异性（含干扰物）、分析灵敏度、定量限、测量区间。

知 识 链 接

《Establishing Molecular Testing in Clinical Laboratory Environments；Approved Guideline》（CLSI MM19-A，2011）

　　项目的性能确认除了确认分析特性外，还需确定样本运输及保存条件（可参考CLSI MM13文件）。应确定适当的储存容器、储存温度、运输要求和运输时间，以确保样品在整个运输过程中保持完整。在可能需要重复检测的情况下，还应确定样品保存的稳定性及冻融影响。同时还应评估检测系统的试剂稳定性。长期贮存试剂应评估加速稳定性，冻融稳定性和使用稳定性。加速稳定性试验可以预测试剂有效期。当厂家有提供检测试剂的保质期，但未说明拆封后或重新组合后的稳定性时，也应该进行评估相应的稳定期。

　　在性能确认时，实验室至少应建立精密度、准确度、报告范围、参考范围、分析灵敏度、分析特异性、线性（用于定量分析）和LoD（LoD是样品中被测物的最低检测浓度，连续稀释应在假定的LoD附近进行，具体方法参考CLSI EP06和CLSI-

---

EP17 文件进行）。根据需要还可建立其他参数如转运条件、样品稳定性、临床敏感性和临床特异性等。同时实验室还需要建立临床应用范围，并描述该检验程序的预期用途。对于声明的预期用途，应明确相应的标本类型（如血液、血清和血浆，以及潜在菌株和不同基因型的标本）和基质（如样品传输介质）。

关于性能确认指标的选择，定量和定性项目的内容不同。一般来说，定性分析的确认比较简单，某些性能特征可以省略，若结果只考虑阴阳性，则不考虑量化参数线性范围和可报告范围。定性分析可能同时评估几个检测靶标，性能确认时应确认该程序检测所有靶标的能力。有关详细信息，请参见表 6-2。

表 6-2　定量性能确认和定性性能确认参数

参数	定性项目	定量项目	依据的 CLSI 指南
准确度（accuracy）	√	√	EP12，EP15，MM03
正确度（trueness）		√	EP9
精密度（precision）		√	EP05，EP15
重复性（reproducibility）	√		P12
稳定性（robustness）	√	√	
线性范围（linearity）		√	EP6
可报告范围（reportable range）		√	
参考区间（reference range）		√	C28
抗干扰（interfering substances）	√	√	
灵敏度（sensitivity）	√	√	
特异性（specificity）	√	√	
检测限（limit of detection）	√	√	EP17，MM06
定量限（limit of quantification）		√	EP17

附录 6-1　关于测序检验过程的说明

1. 平台选择

NGS 的局限性取决于其所采用的平台和富集方法，要想获得高质量的诊断，在检测之前必须考虑到这两方面的问题，因为这会影响到对富集方法和测序平台的选择，以及必须进行哪些额外的检测。

声明 03：必须在验证试验开始之前就讨论好要采用哪些试验或分析方法，以及采用这些试验或分析方法的目的，并且要将讨论摘要写入验证报告中。"诊断产出"被定义为检出某种致病性变异并从而得出分子诊断的几率。这个数值是通过每个患者队列来计算的。这主要是从临床层面来评价 NGS 的表现，也是评价该检测的效率及其临床应用价值的好指标。

声明 04：当一个实验室考虑要将 NGS 应用于诊断时，他首先必须考虑其诊断产出。在实践工作中，诊断实验室往往倾向于提供基因集合。当考虑实施诊断性试验时必须要定义将某一个基因纳入到集合中所需具备的条件。在理想的情况下，这个问题应该在一个专业学会的层面上、通过多学科讨论的方式来解决，其目的是要给所有诊断试验编撰一个基因名单，更重要的是要协调各种遗传学检测方法。当然，从患者和医学从业者的角度来看，在整个欧洲能够通用并且获得同等价值则尤为重要。

声明 05：对诊断目的而言，只有那些异常基因型和表现型之间的关系（无论是通过已发表的论著还是通过验证）已经明确的基因才能被纳入分析。对于那些与缺陷的主要部分相关的基因被称为"核心基因"，其敏感性不会因为从 Sanger 测序转化为 NGS 而受到影响。一个强有力的例子就是 *BRCA1* 和 *BRCA2* 基因，通过 Sanger 测序再加上缺失 / 重复分析，其敏感性可以达到 99%。这一点也同样适用于其他诊断产出很高的基因。增加其他基因无疑可以增加诊断产出，但这不能以漏检用传统方法就能够被检出的突变为代价。因此，能够增加多少检出率就成为确定核心基因名单的关键性决定因素。

声明 06：为避免不可靠的检测，并兼顾患者的利益，"核心基因名单"应由临床和实验室专家共同制定。

声明 07：采用基于覆盖率和诊断产出的简单评分标准可以对不同的实验室所提供的诊断检测进行对比。

2. 验证

样本的质量牵涉到很多方面的参数，例如产生数据的数量、PCR 扩增的比例和覆盖的比例。要达到诊断的目的，则只针对高质量的样本进行分析，因此就必须确定高质量的靶基因集合、外显子或基因组。

声明 14：所有用于诊断的关于 NGS 质量的参数必须被精确描述。NGS 技术要求对运行特异性和分析 / 样本特异性特征进行监测。监测数据不必报告但应用于持续的验证中。

声明 15：诊断性实验室必须针对以下三个方面建立相关质量检测的结构性数据库：①检测平台；②所有分析；③所有样本。用于 NGS 工作流程的样本追踪方法非常复杂，包含了涉及实验室部分和计算机分析中的多个步骤。

声明 16：在对分析的评估当中应包括样本追踪和鉴别样本的条码设定的各个方面，这也包括在平台验证的内容中。在平台验证中，实验室必须确认其所有的设备和试剂都必须满足制造商的要求。必须发现各个实验室自身的局限性并且在检测和数据分析的过程中充分考虑到这些因素。实验室应区分这些问题是来自检测平台环节、检测特异性环节或数据分析环节。

声明 17：一般平台验证部分应包括准确性和精确性验证，这一工作不必在每次检测中重复进行。显然，每个测序技术都有其优势和劣势，生物信息工具必须反映出这些特征。

声明 18：生物信息流程必须和所采用的技术平台相符。诊断特异性的验证流程必须采用分析的灵敏度和特异度来进行评估。例如，适用于 SNP 检测的计算方法对于小的插入或缺失就不够准确。实验室必须明确这些特征，并且应充分检测各种不同的检测流程。

声明 19：必须针对分析灵敏度和分析特异度分别建立不同的验证流程。任何有关化学、富集步骤、生物信息学分析平台方面的改变都必须经过重新验证。

声明 20：如果生物信息学流程（公共工具或商业软件包）发生改变，诊断性实验室必须用标准数据集对其进行验证。包含所有相关变量的内置数据库提供了用于鉴别平台特异性产物的工具，对验证结果进行追踪，并提供了对位点特异性数据库和荟萃分析的互换。这一数据库应允许进一步的注解（如，假阳性、已发表的突变、分离变量等），从而使诊断过程更加合理。

声明 21：诊断实验室必须针对现行的相关变量建立结构数据库。数据的储存必须坚持用标准开放式文件格式 FASTQ，BAM 和 VCF，这些也可用于和其他实验室进行数据交换。当储存分析结果的时候，必须同时储存 full-log 文件。log 文件应尽可能完善，使得从 FASTQ 数据到诊断报告的分析都可复制。可惜的是，尚无一个关于应储存什么数据方面的国际共识，但是，对数据的储存必须和国家的要求和常识。

声明 22：在进行任何分析之前必须定义临床目标，即所有的编码区域再加上保守剪切位点。临床目标的确定则依据诊断试验和限定的基因集合而定。

声明 23：在试验过程中必须确定报告的范围，即能够获得可靠结果的临床目标，而且必须告知临床医生（通过报告形式或数字通讯方式）。

声明 24：对"可报告范围"的要求依据分析目的而定。例如，目的是获得高诊断产出的外显子测序就不需要进行那些以获取在全基因组范围内的高覆盖率为目的所需要的额外分析，但却需要和临床医生明确沟通说明，这一检测不能用于除外某一种特定的临床诊断。必须通过准确性、分析灵敏度、分析特异度、精确性这些指标来评价诊断性试验的表现。原则上讲，这些都不是新要求但却普遍被认为不易操作。但是，针对这方面的 ISO 标准是非常严格的。

声明 25：无论何时对试验作出重大变更都应该检查质量参数，必须重新检测样本。实验室应事先确定好当改进或升级方法时要对哪种类型的样本以及多少样本量进行重新分析。

附录 6-2　感染性疾病分子检测中性能确认／验证的要求

1　性能确认要求

明确准确度、精密度和测量范围等分析性能，同时也要明确诊断敏感性／特异性、预测价值和诊断准确性等诊断性能。

1.1　检测限（分析灵敏度）

LoD 是检测程序可以检测到靶标的最低值，是评价分析灵敏度的首选方法。在许多临床实验室术语"分析灵敏度"和"LoD"可以互换使用。

LoD 性能确认必须使用临床样本。性能评估样本的制备，一种方法是将病原体直接加入到已知的阴性样本中，另一种方法是将感染细胞加入到已知的阴性样本中。根据检测到的参考材料的最小数量（可用质量或计算的拷贝数表示）来定义 LoD。参考物质量可以是菌落数、花斑形成数或微粒数。评估过程中也应该考虑病原体的各种影响（如地理分布、血清型、致病型别或耐药表型等）。

详细过程请参阅 CLSI 文件 EP17。LoD 也应该确保不同基因型和表型的检出及正确分型。

1.2 分析特异性

分析特异性应考虑交叉反应和其他非特异信号等原因导致的假阳性结果两方面因素影响：①交叉反应试验：检测的样本应包括正常菌群样本和导致类似临床症状的致病病原体样本；②假阳性结果：应该有足够数量的阴性标本（不含有目标病原体），与阳性标本交叉检测以确定假阳性率，假阳性结果可能由靶基因或扩增产物交叉污染、高背景信号或其他非特定来源的信号污染等原因引起，另外如果采用荧光检测方法，内源性或外源性荧光物质也可干扰检测。

1.3 精密度

定性项目参考 CLSI 文件 EP12，定量项目参考 CLSI 文件 EP05。如果定性项目采用定量方法检测时，精密度评价方法参考 CLSI 文件 EP05 中的 10~20 天内完成试验方案。定量项目评价方案有多种模式，如标准的单点 $20 \times 2 \times 2$ 的设计模式、标准化的多位点 $3 \times 5 \times 5$ 和替代的 $3 \times 5 \times 2 \times 3$ 的设计模式，内容见 CLSI-EP05 文件。定性项目精密度评价时样品应选择处于接近临界值水平的样本，在精密度评估试验过程中，每次实验均应设立阴阳性对照，如果方法学比较试验在 10 天内完成，那么每次实验质控品应被重复检测两次，也就是总共检测 20 次；如果方法学比较试验超过 20 天，那么每次实验质控品应被检测一次，总共仍是 20 次。如果任一质控品检测结果未达到预设值，应立即停止该次实验，患者标本的实验数据视为无效。然后在当天或第二天重新进行新一轮实验。当然，实验室应当调查出现失控的原因。要求 10 天内不应超过一次失控，20 天内不应超过两次。如果失控次数过多，实验室就应当停止该项实验，并向试剂商家咨询，查出原因同时进行失控处理。

1.4 cut-off 值

在确定项目的 cut-off 值时，必须考虑该项目的临床应用目的，比如筛查试验应重视阴性结果的敏感性和预测价值，而诊断性试验则是强调阳性结果的特异性及阳性预测值。用于评估的临床样本应已用其他可靠方法检测过、已知结果，或者临床样本应满足临床特征明显、诊断明确等条件。采用统计学方法确定 cut-off 值，确定可疑区域，用 ROC 曲线或其他方法验证 cut-off 值。检测性能必须是临床可接受的，例如利用 PCR 方法检测疱疹病毒感染，该项目的临床目的是为了排除疱疹病毒感染引起的脑膜炎，脑脊液标本为首选标本，检测的阴性结果预测值应该很高，预示脑膜炎不是因为感染疱疹病毒引起的，临床上可根据检测结果改变患者的治疗方案（比如停止阿昔洛韦的经验治疗）。

1.5 诊断灵敏度

当疾病严重但可治疗时，或严重影响公共卫生时，应强调敏感性；理想情况下，其假阳性结果不应导致严重的心理创伤或过度治疗。

1.6 诊断特异性

当病情严重但无法治疗，同时满足以下条件时，应该强调诊断特异性：假阴性诊断不会造成严重的公共危害；假阳性结果不会造成严重的心理创伤或不适当治疗。

1.7 预测价值

相较于诊断灵敏度和诊断特异性而言，临床医生更看重阳性结果对于疾病的预测价值。阳性预测值是指阳性检测结果中真阳的比例，阴性预测值时指阴性结果中真阴的比例，预测值不是该检测项目的固有属性，它还受疾病的流行情况影响。当不适当的治疗会造成严重后果时，应强调阳性预测值的性能要求，阴性预测价值通常用于排除某种疾病。

1.8 诊断准确性

诊断准确性的评估方法有三种：第一种方法是采用以前已知结果的患者样本；第二种方法是与现有的实验室诊断方法进行比较，当该方法与参考方法有差异时，应将偏倚考虑进去；第三种方法是与参考方法进行比较，参考方法可以是实验室检测方法、影像学方法、病理学方法或临床随访；可以是单个方法或组合方法。诊断准确性可以用多种途径表示，比如灵敏度、特异性、似然比、诊断优势比或 ROC 曲线等。

1.9 诊断价值

在进行病原微生物检测时，分子生物学检测方法的检测下限明显低于其他方法，因此其检测限临床意义应该阐明，比如在取材方面，可以选择低侵入性的取材方法，取材的量可以更少等；同时，因为检测灵敏度更高，会发现以前未发现的疾病状态，需要设计临床试验来确定检测结果的临床意义及诊断标准。

1.10 检测方法的局限性

应明确该检测的适用范围，比如样本类型、样本储存及运输要求、可能的干扰物质、生物学假阳性或假阴性情况等。

2 性能验证要求

验证厂家宣称的准确度、精密度、测量范围、可报告范围等分析性能，同时验证厂家提供的参考区间是否适用于实验室患者样本。同时也要明确诊断敏感性/特异性、预测价值和诊断准确性等诊断性能。推荐实验室在进行性能验证时至少使用 50 例阴性样本、20 例阳性样本。在 CLSI MM19《Establishing Molecular Testing in Clinical Laboratory Environments；Approved Guideline》中描述性能评价试验中临床样本可减少到 20 例。

第二节 定性检验程序的性能评价

定性检测项目的性能评价，可参考《定性测定性能评价指南》（WS/T 505，2017）及《分子诊断检验程序性能验证指南》，参阅 CLSI 相关文件（表 6-2）。根据 CNAS-CL02-A009：2018，定性检测项目验证内容至少应包括测定下限、特异性、准确度（方法学比较或与"金标准"比较）、抗干扰能力等。

一、重复性

1. 试验条件 在进行重复性评价过程中，每次实验均应设立阴阳性质控，质控在预期的范围内方可认为实验数据有效。如果任一质控检测结果未达到预设值，应立即停止该次实验，实验数据视为无效。然后在当天或第二天重新进行新一轮实验。要保存所有的质控数据和失控处理记录。

2. 试验要求　重复性评价中要考虑到操作者、检测设备及时间对实验的影响，因此每个样本至少要有 2 个操作者在不同时间完成；如果检测设备大于 1 台，每个样本应该在至少 2 个检测设备上检测 1 次；同时要求每个样本需有批内重复。对于那些在分析前需要预处理标本（如提取）的检测方法，要确保每次重复都能覆盖方法的所有步骤，不能只对检测步骤进行重复。

《感染性疾病相关个体化医学分子检测技术指南》（国卫办医函〔2017〕1190 号）中要求重复性试验要包括足够的可重复分析的标本和合理的标本类型分布，计算并分析变异系数或阳性和阴性符合情况。

3. 试验方法

（1）参考《感染性疾病相关个体化医学分子检测技术指南》（国卫办医函〔2017〕1190 号），采用阴性和阳性样本（如适合，增加临界浓度样本即 C_{50} 样本，即重复多次测定各得到 50% 阳性和 50% 阴性结果的浓度）或各基因型样本，每份样本重复检测 3 次，与允许范围进行比较，判断结果是否可接受。

（2）参考 Burd EM 等（Clin Microbiol Rev.，2010）的方法

1）验证：选择 2 个样本，1 个阴性样本，1 个弱阳性样本，20 天完成检测，每天检测 1 次，每个样本各获得 20 个数据（或者 10 天完成检测，每样本每天 2 个检测结果，每个样本同样各获得 20 个数据）。与允许范围进行比较，判断结果是否可接受。

2）确认：选择 3 个样本，1 个检测限水平样本，1 个高于检测限 20% 水平的样本，1 个低于检测限 20% 水平的样本，各获得 40 个数据点。与允许范围进行比较，判断结果是否可接受。

3）判断标准：对于定性试验，判断结果的一致性，一般符合率应该大于 90%。

二、正确度 / 符合率

1. 验证　可采用以下三种方法：

（1）通过与参比方法进行比较。参比方法包括但不限于：金标准方法、行业公认方法、经验证性能符合要求满足临床预期用途的方法（如：通过 ISO15189 认可实验室使用的相同检测方法）。

1）样品：选取阴性样品至少 5 份、阳性样品［宜包含弱阳性（低扩增）样品］或每类变异样品至少 10 份，共 15 份样品。当项目的阳性率较低时，可酌情减少样本例数，如罕见病的基因突变；若弱阳性（低扩增）样品不好获取时，可用适当稀释强阳性样品获得类似的效果；对于杂交检测技术，若弱阳性（低扩增）样品不好获取，可用不同比例的特定细胞系混合获得类似的效果，阴性标本中应包含与检测对象核酸序列具有同源性、易引起相同或相似临床症状的样本。

2）方法：按照患者样品检测程序，采用参比方法和候选方法平行检测。将所有检测结果按表 6-3 汇总填表，计算符合率。得出两种方法比较的 2×2 表（表 6-3）。检测在一周内集中完成。

表6-3 方法符合率验证

候选方法	参比方法		总数
	+	−	
+	a	b	a+b
−	c	d	c+d
合计	a+c	b+d	a+b+c+d

3）计算下列指标：

$$阳性符合率 = [a/(a+c)] \times 100\%$$
$$阴性符合率 = [d/(b+d)] \times 100\%$$
$$总符合率 = (a+d)/(a+b+c+d) \times 100\%$$
$$阳性似然比 = 阳性符合率 / (1-阴性符合率)$$
$$阴性似然比 = (1-阳性符合率) / 阴性符合率$$

4）可接受标准：如果验证结果符合厂商或研发者声明的性能指标，但不满足实验室制定的判断标准，结果不可接受。如果验证结果不符合厂商或研发者声明的性能指标，但仍能满足实验室制定的判定标准，结果可接受。

（2）采用参考材料：参考材料可来源于室间质量评价正确度验证计划、厂家提供的正确度验证计划的质控品、其他第三方供应商提供等。使用待评估的检测程序对已知标准的参考材料进行分析，将检测结果与已知标准值进行比较；药物代谢酶和药物作用靶点基因变异检测体系进行准确度性能验证时所使用的参考物质可为各种突变型和野生型质粒或突变细胞株。

（3）通过参加国家卫生和计划生育委员会临床检验中心组织的室间质评：《肿瘤个体化治疗检测技术指南（试行）》（国卫医医护便函〔2015〕240号）中建议肿瘤相关项目也可采用"参加国家卫生和计划生育委员会临床检验中心组织的室间质评"的方法，从室间质评统计结果评价实验室检测结果的偏倚或符合情况，从而评价和验证实验室检测结果的准确性。

2. 确认 确认和验证的方法基本相同，检测的样本数量有差异，具体要求可参考表6-1。

知识链接

《Molecular Methods for Clinical Genetics and Oncology Testing》（CLSI MM01-A3，2012）

在临床遗传学及肿瘤检测的项目中，正确度的性能评估通常使用已知基因型的样本进行评估，或者与参考方法（如DNA测序）进行比较。详细方法可参考CLSI文件MM12和MM17。用于方法比较研究的样本数量取决于许多因素，包括试验的复杂程度、目标/等位基因在预期使用群体中的分布/出现频率、数据分析方法和参考方法的准确性等。但是，如果使用配对检验来比较两种分析方法，建议至少分析30个样本。

《Establishing Molecular Testing in Clinical Laboratory Environments；Approved Guideline》（CLSI MM19-A，2011）

正确度性能确认建议与参考方法进行比较。参考方法是对其他测定方法进行评价的最佳方法。例如，DNA 测序分析常被用作基于 DNA 的靶向突变分析的参考方法。CLSI 文献 MM12、MM17、EP09 和 EP10 对方法比较过程进行了描述，以比较准确性／真实性。在尝试建立基于测序的分析方法之前，新分子诊断实验室可能更适合考虑确定的靶向突变分析方法。

《实验室自建分子诊断项目基本要求专家共识》（中国医师协会检验医师分会分子诊断专家委员会，中华检验医学杂志，2016）中建议：准确性的评估可以使用参考物质进行评定，或者与另一种临床上有连续性并被普遍接受的方法（所谓"金标准"）进行比对；在缺乏"金标准"的情况下，可以引用参考文献作为指导。用于确认的标本通常选用与临床检测同类的标本。样品数 n ≥ 20，浓度应覆盖测量区间。定性结果一致性宜大于 90%，定量结果一般可接受为不能超过对照方法平均含量的 3 个标准差或者 15% 变异度。

知识链接

《All Common Checklist》（CAP Checklist，2017）

实验室应用足够数量的目标检测物阴性或阳性的样本来验证或确定分析方法的准确度，可将检验结果与"金标准"方法或已建立的参比方法进行比较来确认准确度。标准物质、患者标本或其他已知浓度或活性的材料，都可用作准确度验证材料，但不可以用常规质控品或用来校准该方法的校准品作为准确度验证材料。

1）在进行性能确认时，至少要检测 20 份样品，对于定量检测，其浓度覆盖分析测量范围，检测样本可以是混合样本；对于定性检测，样本需包括阴性样本、临界阳性样本、弱阳性样本和阳性样本，不能使用结果不确定的样本。

2）对于一个项目检测多个靶标的情况，可为该项目的方法进行准确度评估，而不一定需要为每个靶标确定一个准确度（比如，利用二代测序法检测肺癌多基因突变，不需要去验证所有的基因突变点）。

《Molecular Pathology Checklist》（CAP Checklist，2017）

准确度评估的要求：对于基因突变类型常见的遗传性疾病（如遗传性血色素沉着病）项目应确认所有这些常见类型基因突变的检测能力。

《Molecular Methods for Clinical Genetics and Oncology Testing》（CLSI MM01-A3，2012）

在临床遗传学及肿瘤检测的项目中，正确度的性能评估通常使用已知基因型的样本进行评估，或者与参考方法（如 DNA 测序）进行比较。详细方法可参考 CLSI 文件 MM12 和 MM17。用于方法比较研究的样本数量取决于许多因素，包括试验的复杂程度、目标／等位基因在预期使用群体中的分布／出现频率、数据分析方法和参考方法的准确性等。但是如果使用配对检验来比较两种分析方法，建议至少分析 30 个样本。

关于准确度的性能评估，还可阅读 CLSI-EP09-A3/09c（2018），CLSI-C24-A4（2016），CLSI-EP10-A3（2014），CLSI-EP19-A2（2015），CLSI-EP05-A3（2014），CLSI-EP14-A3（2014），CLSI-EP12-A2（2008）等。

三、检出限

如果厂家试剂使用说明书有声明检出限，或该方法能以定量形式表达定性结果时，实验室可对该试剂检出限进行验证。如果厂家试剂使用说明书未能提供该方法的检出限数值，实验室可参照 CLSI-EP12-A2（2008）文件进行评估。用于检出限验证或确认的样本可选用定值标准物质。若检测项目有国家参考品，则可使用国家参考品或经国家参考品标化的参考品；若没有国家参考品，则使用可以溯源或量化的样本，如国际标准物质或可溯源至国际标准物质的样本。

1. 检出限的验证

（1）样品选择：选择定值标准物质（如：国际参考品、国家参考品、厂家参考品）。对于报告具体基因型的方法，其选用的标准物质需包括所有报告的基因型/突变类型。对于检测对象同时含有不同比例的不同基因型时，应设置多个梯度，主要从扩增反应终体系总核酸浓度和突变序列所占比例两个方面进行评价。

（2）验证方法：将样品稀释至厂家声明的检出限浓度，可重复测定 5 次或在不同批内对该浓度样品进行 20 次重复测定（如测定 5 天，每天测定 4 份样品）。稀释液可根据情况选用厂家提供的稀释液或阴性血清，该阴性血清除被验证的目标物必须阴性外，所含干扰物质浓度必须在厂家声明的范围之内。

（3）判断标准：如果是 5 次重复检测，必须 100% 检出靶核酸；如果是 20 次检测，必须至少 18 次检出靶核酸。

（4）其他要求：对于基因变异类型（如：SNV，indel，CNV，SV）的检测，均应分别进行检测限的验证，以确定不同变异类型各自的检测限。建议使用已知突变丰度的包含所有待检测变异类型的临床样本，将其稀释至厂家声明的检出限浓度，以及高于和低于该浓度一个梯度浓度，按照厂家声明的测序深度对该系列浓度样品进行测定（样品总数不得少于 5 个，每个样品检测浓度不得少于 3 个），如果 ≥ 95% 检出限浓度以上的样本检测到可靠变异，则检出限验证通过。

2. 检出限的确认

（1）参照 CLSI-EP12-A2（2008）文件进行：使用定值标准物质做样品，将定值标准物质进行系列倍比稀释，然后对其重复检测，最少 40 次重复检测，以确定能获得 95% 阳性和 5% 阴性结果的稀释浓度，即 C_{95}，C_{95} 浓度即为候选方法的检出限。

（2）参照《实验室自建分子诊断项目基本要求专家共识》（中国医师协会检验医师分会分子诊断专家委员会，中华检验医学杂志，2016）建议：通过一系列稀释已知含量的靶病原体或分子来分析最低检测限。在同一个实验条件下并用同一个批号的试剂，重复测定已稀释至最低浓度的标本，重复测定来自临床的 5 个标本，60 个结果，CV 值小于指定标准视为接受。

知识链接

《Molecular Methods for Clinical Genetics and Oncology Testing》（CLSI MM01-A3，2012）

分析灵敏度常常用检测限来表示，但灵敏度常需要更多的参数（例如不同的基质

和背景）决定。例如规定产生有效检测结果所需的最小细胞数量与规定产生有效检测结果所需的最小核酸量不同；检测核酸变异的灵敏度在某些遗传性遗传疾病的嵌合遗传特征群体中和在正常人群中不同。部分检测限与核酸回收效率及样本局限性有关，例如从 10 个细胞中分离核酸和检测基因的效率可能与从 10 万个正常细胞中检测 10 个肿瘤细胞的效率不同。

四、分析特异性

分析特异性包括交叉反应及抗干扰能力。

1. 交叉反应

（1）交叉反应评价要求：应评估与检测对象可能存在交叉反应的核酸物质对检测的影响。对于病原体核酸检测来说，主要指与检测对象核酸序列具有同源性、易引起相同或相似临床症状的病原体核酸，宜在病原体感染的医学决定水平进行评估。对于报告具体基因型的方法，应评估其他基因型对待测核酸测定的影响，应在待测核酸浓度水平进行评估。

（2）交叉反应评价方案：对于病原体核酸检测，取一定浓度与待测核酸可能存在交叉反应的病原体加入标本保存液或经确认为阴性的标本中，与常规标本一样处理，至少重复检测 3 次；对于基因型检测，取一定浓度经其他方法（如测序等）确认为其他基因型的标本，与常规标本一样处理，至少重复检测 3 次。结果应为阴性。

知识链接

《Quantitative Molecular Methods for Infectious Diseases；Approved Guideline-Second Edition》（CLSI MM06-A2，2010）

分析特异性是与密切相关物质的交叉反应性。必须排除被测对象和其他基因之间的交叉反应性。这些可引起交叉反应的基因可来自人类基因组 DNA、非无菌标本中的常驻菌群或其他引起类似临床表现的病原体等。

为了评估潜在的基因交叉反应性，应选择具有代表性的一组具有相似核酸序列的靶点，其浓度最好超过可能在患者样本中发现的水平。使用比对工具（例如 BLAST）有助于识别遗传相关的生物类型。为了评估潜在的病原体交叉反应性，还应该评估样本类型中常见的病原体。例如，在对上呼吸道腺病毒进行定量检测时，应包括对正常上呼吸道菌群的交叉反应、相关病毒或引起类似临床症状的其他病原体的交叉反应。

2. 抗干扰能力 分子诊断项目检测常见的干扰物质主要包括血红蛋白、三酰甘油、胆红素、免疫球蛋白 G、类风湿因子和药物等。实验室可根据临床需求、厂家声明和标本特点（实际可能存在的干扰物质及达到的浓度）选择需要验证的干扰物质及浓度。干扰物的浓度水平应该能代表患者标本中的水平，最好高于患者标本中可能出现的水平。需要时，也应评估抗凝剂和标本保存液等对结果的影响。

（1）方案：可参照《干扰实验指南》（WS/T 416-2013），实验室可根据实际情况选择评估方案。

1）添加干扰物质法：用相应溶剂溶解干扰物质，配制浓度尽可能为厂家声明浓度的10倍以上。实验组为在弱阳性样本（接近检测限浓度样本）中加入干扰物质溶液（对照组加入等量的溶剂），使得干扰物质的终浓度与厂家声明的浓度相同，加入干扰物的体积尽可能小，最好小于样本总体积的5%。与常规标本一样处理，至少重复测定3次以上，在同一分析批次内完成。

2）选用患者真实样本法：选择包含干扰物浓度应接近于厂家说明书中宣称的最高干扰物浓度的临床样本，且该临床样本经确认不含被测物，在其中加入弱阳性标本（量小于10%），即为实验组。对照组为在含低浓度水平干扰物质且经确认不含被测物的临床标本中加入弱阳性标本（量小于10%），与常规标本一样处理，至少重复检测3次，在同一分析批次内完成。

（2）判断标准：如果对照组和实验组结果均为弱阳性，说明在验证浓度下，干扰物质对测定无显著影响。如果对照组结果为弱阳性，实验组结果为阴性，说明在验证浓度下，干扰物质对测定有显著影响。

知识链接

《Molecular Methods for Clinical Genetics and Oncology Testing》（CLSI MM01-A3，2012）

对潜在干扰的评估应在临床中可能存在的干扰物最高浓度下进行。在相关干扰（包括其他同源序列）存在的情况下，应证实检测目标核酸的特异性，同时应对试验中使用的每种样本类型都进行干扰试验。

在提取过程中，残留试剂（有机溶剂、洗涤缓冲液等）或残留蛋白质可能不能被充分去除（如盐析法提取基因组DNA可能会导致高残留盐浓度），从而干扰许多酶的反应。可通过简单稀释基因组DNA样本来解决此问题，因为污染物引起的干扰影响通常比基因组DNA更容易被稀释。实验室和制造商应确定萃取试剂是否干扰以及在何种水平（百分比/体积）干扰下游检测。当进行多基因多重靶向突变检测时，可通过检测该组合各检测靶标之间的交叉信号来评估交叉反应。例如，在囊性纤维化跨膜传导调节蛋白（CFTR）基因分型试验中，对该基因两种突变类型 p.Phe508del 和 p.Ile507del 进行检测，两者可互为交叉反应的干扰基因。

《Quantitative Molecular Methods for Infectious Diseases；Approved Guideline-Second Edition》（CLSI MM06-A2，2010）

根据来源可以将干扰物质分为外源性和内源性。内源性干扰物质可能是标本本身固有的。例如，非目的核酸可能会干扰引物退火，过量核酸可能会干扰酶活性。应确定非目标RNA和DNA的最高耐受浓度，在该浓度情况下不会显著影响结果。在进行RNA靶向检测时还应评估同源DNA序列的干扰。

《Establishing Molecular Testing in Clinical Laboratory Environments；Approved Guideline》（CLSI MM19-A，2011）

在确定感染性疾病检测系统中的交叉干扰物质时，应使用基因序列相似的生物体来验证该系统。例如，耐甲氧西林金黄色葡萄球菌（MRSA）检测的验证应评估不同浓度的甲氧西林敏感金黄色葡萄球菌（MSSA）是否会导致假阳性结果。此外，还应该对特定样本类型的病原体进行交叉反应性检测。例如，由于样品的性质，液体细胞学标本应检测对可能存在的所有潜在病原体和非病原体的交叉反应性。确定目标分析物和其他序列是否存在同源性可使用基因序列数据库（如 www.ncbi.nlm.nih.gov）。此外，还应评估化学干扰物质，如高脂、黄疸、溶血及抗凝剂（如 EDTA、肝素、ACD）等，以确定检测系统是否可靠。低浓度阳性样本可加入抑制剂，以确定检测系统的干扰率。

五、可报告范围

1. 《感染性疾病相关个体化医学分子检测技术指南》（国卫办医函〔2017〕1190 号）中要求：定性检测尽可能包括报告范围内的所有结果的样本，如阴性和阳性样本（如适合，增加临界浓度样本）或各基因型样本。用于可报告范围验证的物质可以选择：基质相当的商品化验证物质，能力验证物质，稳定的患者样本，系统配套的不同批号的校准品，涵盖包括范围的质控品。

2. 《实验室自建分子诊断项目基本要求专家共识》（中国医师协会检验医师分会分子诊断专家委员会，中华检验医学杂志，2016）中要求：对于定性检测，应包括所有的报告结果（如野生型纯合子、突变型杂合子或纯合子）。

六、参考值

《实验室自建分子诊断项目基本要求专家共识》（中国医师协会检验医师分会分子诊断专家委员会，中华检验医学杂志，2016）中的对参考值的描述：对于定性试验，参考值可以是阴性、正常、无克隆性增生，或者其他能够表明检测结果是否正常的用词。需要注意的是，某些检测项目是没有参考值的。如对于 HCV 阳性样本的 HCV 基因分型检测，就无法在所有 HCV 已知基因型中选出一个"正常"的基因型。

参考值的评价，应从项目检测的适用人群中采集样本进行检测，参考值的验证建议检测至少 20 个样品，参考值的确认建议检测至少 120 个样品。

七、诊断性能评价

当患者的临床诊断明确时，临床分子诊断检验程序可以进行诊断灵敏度、诊断特异性、阳性预测值（PPV）和阴性预测值（NPV）评估。

（一）参考《肿瘤个体化治疗检测技术指南（试行）》（国卫医医护便函〔2015〕240 号）的做法进行诊断性能评价

1. 评价方法　从三甲医院或专业权威检测机构收集 20~50 例样本进行检测分析，其诊断性能（灵敏度、特异性等）应满足临床检测要求；有 CFDA 批文的检测试剂，收集 20 例阳性样本进行验证；没有 CFDA 批文的检测试剂或自己实验室研发的试剂，收集 50 例阳性样本进行确认，并应进行实验室间比对。随机检测样品，将所有检测结果按表 6-4 汇总。

表6-4　待评价方法与明确诊断比较的2×2列联表

待评价方法	明确诊断		
	阳性	阴性	总数
阳性	A（真阳性）	B（假阳性）	A+B
阴性	C（假阴性）	D（真阴性）	C+D
总数	A+C	B+D	

2. 诊断符合率计算

诊断灵敏度 = $[A/(A+C)] \times 100\%$；

诊断特异性 = $[D/(B+D)] \times 100\%$；

阳性预测值（PPV）= $[A/(A+B)] \times 100\%$；

阴性预测值（NPV）= $[D/(C+D)] \times 100\%$。

3. 判断标准　如果实验室计算得出的性能参数大于实验室制定的判定标准，则评估通过；如果小于实验室制定的判定标准，则应寻找原因或更换检验方法。

（二）《孕妇外周血胎儿游离DNA产前筛查与诊断技术规范》（国卫办妇幼发〔2016〕45号）中对于临床诊断性能的要求

1. 检出率　21三体综合征检出率不低于95%，18三体综合征检出率不低于85%，13三体综合征检出率不低于70%。

2. 假阳性率　21三体综合征、18三体综合征、13三体综合征的复合假阳性率不高于0.5%。

3. 阳性预测值　21三体综合征、18三体综合征、13三体综合征的复合阳性预测值不低于50%。

知识链接

《Molecular Methods for Clinical Genetics and Oncology Testing》（CLSI MM01-A3，2012）

临床性能特征通常包括但不限于：诊断敏感性、诊断特异性、阳性预测值（PPV）和阴性预测值（NPV）。临床性能参数与分析性能参数一起评价确保检测的预期用途得到满足。新的标记/基因突变/基因型检测（即尚未充分建立临床用途的检测）应通过验证基因型-表型相关性、临床临界值或参考值、分析性能特征来证明该项目的安全性和有效性。

对于已确定的标记/基因突变/基因型检测（已建立临床应用范围），临床应用和验证可以使用已发表的同行评议文献进行论证。

诊断性能评价的关键步骤一般包括：确定预期用途，预期用途包括临床用途和检测适应证，可通过查阅文献综述来预测预期用途；对项目进行风险评估以判断检测结果对患者诊疗的影响，及提出降低这些风险的措施；确定临床适用人群及检测样本类型；确定临床样本预处理条件；确定参考范围，如临床临界值；确定用于项目评估的质控物质（如外部阳性质控品）；确定统计方法；确定临床性能评价指标及标准。

附录 6-3　人乳头瘤病毒高危检测项目性能验证报告

1　验证目的

本实验室计划使用 *** 公司高危型人乳头瘤病毒核酸检测试剂盒（荧光 PCR 法）开展相关诊断项目，根据 ISO15189《医学实验室——质量和能力的专用要求》，为保证实验室按照厂家所提供的试剂盒或检测系统说明书使用时，能复现生产厂家所宣称的检测性能，按照实验室质量管理计划，对生产厂家提供的试剂盒和检测系统进行了性能验证，报告如下。

2　验证内容与方法

2.1　对象

（1）*** 公司的高危型人乳头瘤病毒核酸检测试剂盒；

（2）试剂盒配套的核酸提取液；

（3）质控品：该试剂盒中均包含阴性质控品、强阳性质控品、临界阳性质控品、4 种不同浓度的定量参考品。

2.2　内容与方法

根据产品说明书标示的性能指标，验证以下内容：

（1）正确度：检测国家卫生健康委员会临床检验中心 2018 年全国室间质评活动的 10 个标本，按照国家卫生健康委员会临床检验中心的判断标准，计算结果符合率，符合率 90% 以上为验证通过。

（2）重复性：从临床样本中选取 2 份样本，一份 HPV 阴性样本，一份其他亚型阳性的弱阳性样本，由本实验室使用待评价基因检测试剂盒进行测试，每天检测 2 次，10 天完成检测，每个样本各获得 20 个数据。结果与预期结果的符合率达 90% 以上为验证通过。

（3）检出限：试剂盒说明书最低检出限浓度为 10copies/μl/ 型，使用厂家提供的可溯源的参考品（已知值 100copies/μl/ 型）的 13 个亚型阳性参考品（批号 20160701）（分别是 16 亚型、18 亚型、31 亚型、33 亚型、35 亚型、39 亚型、45 亚型、51 亚型、52 亚型、56 亚型、58 亚型、59 亚型、68 亚型），稀释至 10copies/μl/ 型，共检测 20 次，分析结果，计算检出率，19 次以上检出即为合格。

（4）抗干扰试验：选取 5 个已知阳性标本，将标本分成 2 组，一组作为阳性对照组；另一组实验组：添加全血 50μl（全血的血红蛋白含量为 160g/L），制成终浓度含 8g/L 血红蛋白干扰物的模拟样品。将 2 组样本进行平行试验，具体检测方法按照说明书进行。对照组及实验组标本检测结果均为阳性，即验证通过。

（5）参考值：选取 20 个健康体检者的标本，要求 ≥ 18 个检测结果应为阴性。

2.3　设备

（1）台式高速离心机

（2）恒温金属浴

（3）涡旋振荡器

（4）10μl、100μl、200μl、1 000μl 移液器

（5）*** 荧光定量 PCR 仪

2.4 实验要求

（1）实验室严格按照实验室的各项规章制度及要求进行操作，保证检测结果准确可靠。

（2）仪器的各项性能指标应在要求范围之内，都经过校准。

（3）实验操作人员应熟悉方法原理与操作，能对样本进行正确处理，并按 SOP 顺利进行 DNA 抽提、PCR 扩增。

（4）严格按照试剂盒说明书要求保存试剂及检测样品。

3 验证结果

3.1 正确度

根据试剂盒使用说明书，Ct 值 <40 为阳性，Ct 值 ≥ 45 为阴性。检测结果如表 6-5。

表 6-5　HPV 高危亚型核酸检测项目正确度检测结果

卫生部编号	检测结果	预期结果	结果判断
1811	阳性	HPV 高危型、HPV-16	通过
1812	阳性	HPV 高危型、HPV-52	通过
1813	阴性	阴性	通过
1814	阳性	HPV 高危型、PV-31	通过
1815	阴性	HPV 低危型、HPV-6	通过
1821	阳性	HPV 高危型、HPV-68	通过
182	阴性	阴性	通过
1823	阳性	HPV 高危型、HPV-51	通过
1824	阳性	HPV 高危型、HPV-16、HPV-18	通过
1825	阳性	HPV 高危型、HPV-45	通过

该项目的检测结果与预期结果符合率 100%，正确度验证通过。

3.2 重复性

结果见表 6-6。

表 6-6　HPV 高危亚型核酸检测项目重复性检测结果

样本号（结果）	重复次数	与预期结果一致次数	一致率（%）
HPV01（阴性）	20	20	100
HPV02（其他亚型阳性）	20	19	95

该项目的检测结果与预期结果一致率达 95% 以上，重复性验证通过。

3.3　最低检出限及准确性

结果见表 6-7。

表 6-7　HPV 高危亚型核酸检测项目最低检出限结果

样本号（型别）	重复次数	阳性次数	阳性率（%）
16 型	20	20	100
18 型	20	20	100
31 型	20	20	100
33 型	20	20	100
35 型	20	20	100
39 型	20	20	100
45 型	20	20	100
51 型	20	20	100
52 型	20	20	100
56 型	20	20	100
58 型	20	20	100
59 型	20	20	100
68 型	20	20	100

检测 10copies/μl 的 13 个 HPV 阳性参考品，结果均为阳性，符合相应的亚型，该项目的 DNA 最低检出限为 10copies/μl。

3.4　抗干扰能力

检测结果如表 6-8。

表 6-8　HPV 高危亚型核酸检测项目 HPV 抗干扰能力检测

样本编号	血红蛋白浓度	检测 Ct 值	结果判断
KR1C	0g/L	Ct=25.58	阳性
KR1T	8g/L	Ct=27.36	阳性
KR2C	0g/L	Ct=28.16	阳性
KR2T	8g/L	Ct=30.64	阳性
KR3C	0g/L	Ct=22.07	阳性
KR3T	8g/L	Ct=23.16	阳性

续表

样本编号	血红蛋白浓度	检测 Ct 值	结果判断
KR4C	0g/L	Ct=18.88	阳性
KR4T	8g/L	Ct=18.88	阳性
KR5C	0g/L	Ct=23.33	阳性
KR5T	8g/L	Ct=23.78	阳性

结果显示对照组结果与实验组结果无差异。因此标本中可能存在的内源性干扰物质（8g/L 血红蛋白）对该试剂无明显干扰，该试剂的抗血红蛋白干扰能力验证通过。

3.5　参考值验证

结果见表 6-9。

表 6-9　HPV 高危亚型核酸检测项目参考区间验证检测结果

标本号	检测结果	标本号	检测结果
HPV-03	阴性	HPV-13	阴性
HPV-04	阴性	HPV-14	阴性
HPV-05	阴性	HPV-15	阴性
HPV-06	阴性	HPV-16	阴性
HPV-07	阴性	HPV-17	阴性
HPV-08	阴性	HPV-18	阴性
HPV-09	阴性	HPV-19	阴性
HPV-10	阴性	HPV-20	阴性
HPV-11	阴性	HPV-21	阴性
HPV-12	阴性	HPV-22	阴性

本实验室 HPV 高危亚型核酸检测参考值为阴性，选取的 20 个健康体检者的 HPV 高危亚型核酸检测结果都为阴性，在参考值范围内，符合要求。

4　结论

通过对人乳头状瘤病毒核酸检测项目（PCR- 荧光探针法）进行评估，证明试剂盒的正确度、重复性、检出限、抗血红蛋白干扰能力指标均符合试剂盒宣称性能，参考区间验证符合要求，验证通过。

附录6-4 *CYP2C19* 基因检测试剂性能验证报告

1 验证目的

本实验室计划使用 *** 公司 *CYP2C19* 基因检测试剂盒（DNA 微阵列芯片法）［国食药监械（准）字 2013 第 3400956 号］开展相关诊断项目，根据 ISO15189《医学实验室——质量和能力的专用要求》，为保证实验室按照厂家所提供的试剂盒或检测系统说明书使用时，能复现生产厂家所宣称的检测性能，按照实验室质量管理计划，对生产厂家提供的试剂盒和检测系统进行了性能验证，报告如下。

2 验证内容与方法

2.1 对象

（1）*CYP2C19* 基因检测试剂盒（DNA 微阵列芯片法）；

（2）DNA 抽提试剂为 *** 血液提取试剂盒；

（3）质控品：该试剂盒中均包含阴性对照和阳性对照，每一基因芯片上都有质控探针，以保证结果的准确可靠。

2.2 内容与方法

根据产品说明书标示的性能指标，验证以下内容：

（1）正确度/符合率：由厂家提供 15 人份经测序方法确证的样品，由本实验室使用待评价基因检测试剂盒进行检测。

（2）重复性：从正确度样本中选取 6 份不同基因型样本，由本实验室使用待评价基因检测试剂盒进行测试，每个样本 3 次重复检测。

（3）检出限：随机从正确度样本中取剩余 EDTA 抗凝外周血样本 1 份，提取基因组 DNA，测定浓度，用洗脱液 BE 稀释到厂家宣称检出限 8ng/μl，由本实验室使用待评价基因检测试剂盒测定 20 次，分析 90% 以上的检测结果是否与预期一致。

（4）抗干扰：选取两份不同基因型的 EDTA 抗凝外周血样本，各自取一半量分别加入终浓度 30g/dl 的血红蛋白，成为血红蛋白干扰组的测试组 2 份样本，另一半成为对照组两份样本，干扰组和对照组都以相同方式进行检测，重复三次，在同一个分析批内完成。分析干扰组和对照组检测结果是否一致。

2.3 设备

设备包括：台式高速离心机、恒温金属浴、涡旋振荡器、10μl/100μl/200μl/1 000μl 移液器、*** 定性 PCR 仪、*** 全自动杂交仪及 *** 生物芯片识读仪。

2.4 实验要求

（1）实验前，本实验室需按照待评价产品说明书要求建立实验检测条件，并通过阳性对照和阴性对照试验，建立该项目的检测程序文件。

（2）严格按照实验室的各项规章制度及要求进行操作，保证检测结果准确可靠。

（3）仪器的各项性能指标应在要求范围之内，都经过校准。

（4）实验操作人员应熟悉方法原理与操作，能对样本进行正确处理，并按 SOP 顺利进行 DNA 抽提、样本 PCR 扩增及杂交显色反应。

（5）严格按照试剂盒说明书要求保存试剂及检测样品。

3　验证结果

3.1　符合率

结果见表 6-10。

表 6-10　*CYP2C19* 基因检测符合率结果

样本号	本实验室检测结果	参考品真实结果
1	*1/*2（636GG，681GA）	*1/*2（636GG，681GA）
2	*1/*3（636GA，681GG）	*1/*3（636GA，681GG）
3	*2/*3（636GA，681GA）	*2/*3（636GA，681GA）
4	*3/*3（636AA，681GG）	*3/*3（636AA，681GG）
5	*1/*1（636GG，681GG）	*1/*1（636GG，681GG）
6	*1/*2（636GG，681GA）	*1/*2（636GG，681GA）
7	*1/*1（636GG，681GG）	*1/*1（636GG，681GG）
8	*1/*2（636GG，681GA）	*1/*2（636GG，681GA）
9	*2/*2（636GG，681AA）	*2/*2（636GG，681AA）
10	*1/*1（636GG，681GG）	*1/*1（636GG，681GG）
11	*3/*3（636AA，681GG）	*3/*3（636AA，681GG）
12	*2/*2（636GG，681AA）	*2/*2（636GG，681AA）
13	*1/*2（636GG，681GA）	*1/*2（636GG，681GA）
14	*1/*1（636GG，681GG）	*1/*1（636GG，681GG）
15	*2/*3（636GA，681GA）	*2/*3（636GA，681GA）

结果分析：所有结果均与参考品真实结果一致，该项目的正确度为 100%。

3.2　重复性

结果见表 6-11。

表 6-11　*CYP2C19* 基因检测重复性结果

样本号	重复 1	重复 2	重复 3
1	*1/*2	*1/*2	*1/*2
2	*1/*3	*1/*3	*1/*3
3	*2/*3	*2/*3	*2/*3

续表

样本号	重复 1	重复 2	重复 3
4	*3/*3	*3/*3	*3/*3
5	*1/*1	*1/*1	*1/*1
9	*2/*2	*2/*2	*2/*2

结果分析：6 个代表性基因型样本重复 3 次检测结果与预期相符，该项目的重复性符合要求。

3.3　检测限

选取正确度验证中 1 号标本，将 DNA 浓度稀释到 8ng/μl，重复 20 次检测，结果见表 6-12。

表 6-12　*CYP2C19* 基因检测检测限验证试验结果

样本号（型别）	重复次数	阳性次数	阳性率
1（*1/*2）	20	20	100%
2（*1/*3）	20	20	100%
3（*2/*3）	20	20	100%
4（*3/*3）	20	20	100%
5（*1/*1）	20	20	100%
9（*2/*2）	20	20	100%

结果分析：检测 8ng/μl 的 6 个 *CYP2C19* 基因型别样本 20 次，结果均符合预期型别，该项目的 DNA 最低检出限为 8ng/μl。

3.4　抗干扰

结果见表 6-13。

表 6-13　*CYP2C19* 基因检测抗干扰验证试验结果

重复次数	样品 1		样品 2	
	对照组	测试组	对照组	测试组
1	*1/*1	*1/*1	*1/*2	*1/*2
2	*1/*1	*1/*1	*1/*2	*1/*2
3	*1/*1	*1/*1	*1/*2	*1/*2

结果分析：样品 1 和 2 的干扰组结果与对照组结果一致，表明 30g/dl 的血红蛋白对该项目检测结果无明显影响，在可接受范围内，验证通过。

4　验证结论

经验证，本实验室使用 CYP2C19 基因检测试剂盒（DNA 微阵列芯片法）的检测符合率、重复性、检出限等性能指标达到厂家宣称的性能要求，验证通过。

附录 6-5　表皮生长因子受体基因突变检测性能验证报告

1　验证目的

本实验室计划使用 *** 公司表皮生长因子受体（epidermal growth factor receptor，EGFR）基因突变检测试剂盒（可逆末端终止测序法）开展相关检测项目，根据 ISO15189《医学实验室——质量和能力的专用要求》，为保证实验室按照厂家所提供的试剂盒或检测系统说明书使用时，能复现生产厂家所宣称的检测性能，按照实验室质量管理计划，对生产厂家提供的试剂盒和检测系统进行了性能验证。

2　验证内容与方法

2.1　对象

（1）*** 公司的 EGFR 基因突变检测试剂盒。

（2）试剂盒配套的核酸提取试剂、扩增试剂及建库试剂。

2.2　内容与方法

根据产品说明书标示的性能指标，验证以下内容：

（1）符合率：采用阳性参考品 9 份，为相关基因变异阳性的临床样本，且参考品均经过已上市试剂盒 /Sanger 测序方法和（或）其他平台 NGS 法验证，涵盖了该产品可检出的所有基因变异类型。阴性参考品 1 份，为 EGFR 基因变异阴性的汉族健康人白细胞 DNA 样本。检测分析，计算结果符合率，符合率 90% 以上为验证通过。

（2）检测限：使用的样本为以上阳性参考品，根据样本的原始突变比例进行稀释，达到以下标准：EGFR 基因 T790M、L858R 及 19 外显子缺失均为 1%，每种突变类型设 20 次重复检测，检出率 90% 以上为验证通过。

（3）重复性：选取已知的阴性临床样本和弱阳性临床样本（2%~5% 突变比例）2 份，每个样本重复检测 20 次，在 3 批试剂盒（批号：18040801、18041101 和 18041401）上分别完整评价，检测结果一致，表明试剂盒精密度良好。

以上实验同时检测阴性质控品及阳性质控品。其中，阴性质控品为汉族健康人白细胞 DNA，阳性质控品由相关基因变异阳性质粒混合汉族健康人白细胞 DNA 制备，涵盖各基因的代表性变异类型，具体为 EGFR 基因 T790M 及 L858R 点突变、L747_E749 缺失，用于检测过程中试剂和仪器的质量控制。

2.3　仪器设备

（1）台式高速离心机

（2）PCR 仪

（3）核酸定量仪

（4）10μl、100μl、200μl、1 000μl 移液器

（5）测序仪

2.4　实验要求

（1）实验室严格按照实验室的各项规章制度及要求进行操作，保证检测结果准确可靠。

（2）仪器的各项性能指标应在要求范围之内，都经过校准。

（3）实验操作人员应熟悉方法原理与操作，能对样本进行正确处理，并按 SOP 顺利进行。

（4）严格按照试剂盒说明书要求保存试剂及检测样品。

（5）测序数据性能要求：Q20 大于 90%，Q30 大于 85%；测序平均深度大于 500×；200× 的 reads 数大于 95%；GC 含量正常（GC<48.5%）。

3　验证结果

3.1　符合率

测序数据质量初步分析结果见表 6-14，符合要求（测序数据质量判断详见本章第四节）。

表 6-14　*EGFR* 基因突变检测项目符合率检测样本测序质量分析结果

样品编号	Q30	平均测序深度	＞测序深度大于 200 的比例（%）	覆盖率（%）	GC%
D001	91.76	973	98.84	99.56	41.15
D002	90.54	777	98.82	99.49	41.56
D003	91.20	820	98.80	99.51	41.38
D004	91.96	902	98.85	99.52	41.10
D005	92.13	704	98.76	99.49	41.24
D006	90.91	524	98.69	99.41	40.87
D007	90.15	687	98.75	99.46	41.87
D008	92.48	806	98.80	99.45	41.62
D009	90.86	915	98.83	99.53	40.86
D010	90.85	656	98.74	99.39	41.15

符合率检测结果见表6-15。

表6-15　*EGFR*基因突变检测项目符合率检测结果

样品编号	预期结果	实验室检测结果
D001	NM_005228.4：c.2232_2249del18（p.K745_A750delKELREA）	NM_005228.4：c.2232_2249del18（p.K745_A750delKELREA）
D002	NM_005228.4：c.2235_2249del15（p.E746_A750delELREA）	NM_005228.4：c.2235_2249del15（p.E746_A750delELREA）
D003	NM_005228.4：c.2236_2256del21（p.E746_S752delELREATS）	NM_005228.4：c.2236_2256del21（p.E746_S752delELREATS）
D004	NM_005228.4：c.2237_2254del18（p.K745_A752delKELREA）	NM_005228.4：c.2237_2254del18（p.K745_A752delKELREA）
D005	NM_005228.4：c.2239_2247delTTAAGAGAA（p.L747_E749delLRE）	NM_005228.4：c.2239_2247delTTAAGAGAA（p.L747_E749delLRE）
D006	NM_005228.4：c.2369C>T（p.T790M）	NM_005228.4：c.2369C>T（p.T790M）
D007	NM_005228.4：c.2573T>G（p.L858R）	NM_005228.4：c.2573T>G（p.L858R）
D008	NM_005228.4：c.2240_2248del9（p.L747_A750>S）	NM_005228.4：c.2240_2248del9（p.L747_A750>S）
D009	NM_005228.4：c.2240_2257del18（p.L747_P753>S）	NM_005228.4：c.2240_2257del18（p.L747_P753>S）
D010	未检出变异	未检出变异

该项目的符合率为100%，验证通过。

3.2　最低检出限

将D006，D007及D008号样本用阴性样本稀释，稀释到已知突变占比为1%。测序后进行测序质量初步分析，所有样本，Q30大于85%；测序平均深度大于500×；200×的reads数大于95%；GC含量在40%~42%范围，测序数据可用，进一步分析结果，结果见表6-16。

表6-16　*EGFR*基因突变检测项目最低检出限检测结果

样本编号	重复次数	阳性次数	阳性率
D006	20	NM_005228.4：c.2369C>T 检出20次	100%
D007	20	NM_005228.4：c.2573T>G 检出20次	100%
D008	20	NM_005228.4：c.2240_2248del9 检出20次	100%

三个样本代表两种不同的突变形式，三个样本 20 次重复检测都可检出预期突变，该项目的检测限突变水平 1% 验证通过。

3.3　重复性

测序后进行测序质量初步分析，所有样本，Q30 大于 85%；测序平均深度大于 500×；200× 的 reads 数大于 95%；GC 含量在 40%~42% 范围，测序数据可用，进一步分析结果，结果见表 6-17。

表 6-17　*EGFR* 基因突变检测项目重复性检测结果

样本编号	重复次数	阳性次数	一致率（%）
D011	20	NM_005228.4：c.2233_2247del15 检出 20 次	100
D012	20	NM_005228.4：c.2234_2248del15 检出 20 次	100

该项目重复性验证通过。

4　结论

通过对 *EGFR* 基因突变检测项目进行评估，证明该项目的方法学符合率、检出限及重复性指标均符合试剂盒宣称性能，验证通过。

第三节　定量检验程序的性能评价

定量检测项目的性能评价，可参考《临床生物化学定量检验程序性能验证指南》，参阅 CLSI 相关文件（表 6-2）。根据 CNAS-CL02-A009：2018，定量检测程序的分析性能验证内容至少应包括精密度、正确度、线性、测量和（或）可报告范围、抗干扰能力等。

一、精密度

根据《感染性疾病相关个体化医学分子检测技术指南》（国卫办医函〔2017〕1190 号）要求，定量检测项目建议至少两个浓度水平的检测物质用于整个精密度试验，应尽可能地选择浓度范围跨越测量范围有意义的部分，以及接近医学决定水平的浓度。

（一）精密度的验证

精密度验证方法可参照 WS/T 492-2016《临床检验定量测定项目精密度与正确度性能验证》文件。

1. 试验条件　可参照定性检验程序性能评价的重复性评价的试验条件部分。

2. 试验方法

（1）方案一：参照《临床检验定量测定项目精密度与正确度性能验证》（WS/T 492-2016）文件。连续测定 5 天，每天 1 个分析批次，每批 2 个浓度水平，每个浓度水平同一样品重复测定 3 次。使用浓度的对数值来计算精密度，并与厂家声明比较。要求测得的不精密度小于厂家声明的不精密度。

（2）方案二：参照 CLSI EP15-A3（2008）文件。连续测定 5 天，每天 1 个分析批次，每批 2 个浓度水平，每个浓度水平同一样品重复测定 5 次。重复性变异系数和中间精密度变异系数均应小于相关标准的要求，同时应不大于试剂盒说明书给出的批间 CV。若无可用的厂家标准时，可根据实验室检测方法的预期用途，制定本实验室的可接受标准。有时以上精密度验证程序也用于精密度的确认。

（二）精密度的确认

参照 CLSI EP15-A3（2008）文件进行确认。

1. 试验样本及阴阳性质控 要求同精密度性能验证。

2. 试验方法 选择至少两个不同浓度（尽可能选择与厂商声明性能相近的浓度或接近"医学决定水平"浓度）的样本，每天 2 批，每批重复检测 2 次，收集 20 天有效数据，每个浓度应获得 80 个可接受数据。计算批内、批间、天间 SD 和（或）CV，以及总变异等。

知识链接

《Quantitative Molecular Methods for Infectious Diseases; Approved Guideline-Second Edition》（CLSI MM06-A2, 2010）

核酸扩增技术通常比临床实验室中其他方法敏感，其精密度相对较差，特别是当目标浓度较低时。例如，HIV-1 病毒载量检测项目，报告区间在 50~10 000 000 拷贝/ml 范围内，报告的变异系数（CVs）范围从 40%（在 2.0log10 拷贝/ml 浓度水平）到 24%（在 6.0log10 拷贝/ml 浓度水平）。评估过程详见 CLSI EP05 文件。

确定检测值的变化是否显著，取决于整个系统的检测值在平均值附近的分布。如果检测值呈正态分布，则使用 Student t 检验进行数据分析。如果值呈非正态分布，则应采用非参数检验，或对数据进行转换以符合参数检验标准。当样本量较小（如小于 20 个重复）时，难以判断数据是否符合正态分布，推荐使用非参数方法。此时如果使用参数检验进行分析，可能会导致错误的结果。在 CLSI 文件 EP05、EP09 和 EP15 中可以找到相关统计计算公式。

《Establishing Molecular Testing in Clinical Laboratory Environments; Approved Guideline》（CLSI MM19-A, 2011）

精密度决定了在检测系统中以及在一段时间内发生的随机误差的概率。可选用以下方法：至少选择两种浓度的样本每天进行两次，每次两份，连续至少 20 天，计算检测系统的批内、批间和日间变异。

二、正确度

定量项目正确度的评价有两种方法。第一种方法是同时用待评估项目与标准方法（该方法的准确度已经得到确认，如参考方法。在正确度验证时，也可与性能已通过评价的试剂盒进行比较）对同一批次样品进行分析，然后将不同方法得到的结果进行对比分析，该方法用于正确度的性能验证和确认。另一种方法是检测标准物质或参考物质，将检测结果与已知标准值进行比较，推荐的参考物质为具有互换性的有证参考物质及具有溯源性及互换性的正确度验证物质。参考物质至少选择 2 个浓度水平，至少其中 1 个浓度为医学决定水平，该方法主要用于正确度的性能验证。

（一）方法学比对

采集患者新鲜标本，每个标本同时采用待评估方法和参考方法检测。当参考方法不易获得时，可选择已得到临床验证的常规方法。

1. 性能验证 在 3~4 天内使用试验方法和比对方法测定至少 20 份患者新鲜样本，样本浓度水平应覆盖检测方法的可报告范围。按照 WS/T 492-2016《临床检验定量测定项目精密度与正确度性能验证》的方法进行配对 t 检验，确定两种方法间的平均差值以及差值的标准差，计算置信区间和（或）验证限，将测量的差值与厂家声明进行比较。如果实验计算的差值在厂家声明差值的验证限内，说明试验方法与对照方法的差异与厂家声明一致。如无厂家声明时，则按照配对 t 检验计算 t 值，与临界值 t_α（α=0.05）比较。如果 t 值小于临界值 t_α，试验方法和比对方法无显著差异。

2. 性能确认 使用试验方法和比对方法测定至少 40 份患者新鲜样本，浓度水平应覆盖检测方法的分析测量范围。按照 CLSI-EP09c（2018）文件的方法进行结果分析，首先判断分析是否有离群值，根据离群值情况做相应处理，检验线性及数据分布范围，回归计算，比较最大允许偏差与规定的质量标准。

（二）采用参考物质

推荐的参考物质包括具有互换性的有证参考物质，或具有溯源性及互换性的正确度验证物质。至少选择两个浓度水平的参考材料，其代表可报告范围中高和低的决定性浓度。对每个参考材料分别在 3~5 天时间内每批进行 2 次重复测定，按照《临床检验定量测定项目精密度与正确度性能验证》（WS/T 492-2016）方法计算均值、标准差和置信区间，并与参考物质的数值进行比较，如果参考物质实测数值落在置信区间或允许浓度范围内，则正确度验证通过。

三、定量限

（一）建立定量限

推荐使用至少两个试剂批号，至少 3 天完成，每个试剂批号最少 36 个结果，每个样本至少 3 次重复检测。具体参考 CLSI-EP17-A2（2012）文件。

（二）验证定量限

使用至少 25 个重复测量，浓度接近定量限。以方法性能标示的 CV 值为可接受界值，从低值样本结果数据中选取 CV 值等于或小于预期值的最低浓度水平作为定量限。

四、线性范围

（一）样品选择

样品基质应与待检临床样品相似，不可采用含有对测定方法具有明确干扰作用物质的样品，如溶血、脂血、黄疸或含有某些相似序列的样品。线性区间的性能验证要求在已知线性区间内选择 5~7 个浓度水平，应覆盖检测区间（定量限和检测高限），线性区间的性能确认要求覆盖预计测定范围内（或超出所确定的最宽的可能范围的 20%~30%）7~11 个浓度水平。

（二）样品准备

可通过将高浓度样品与低浓度样品进行倍比稀释或等比例稀释。如果高值和低值浓度是未知的，每一管必须编号来确定它的相对浓度。对于等间距浓度来说，每管可以用整数（如1，2，3，4，5等）来分配号码，也就是说，每一管的浓度分析前可以未知。验证线性范围时，要用到高值和低值的测量均值。如果中间分析管的浓度不是等间距的，相邻管之间的相互关系一定是已知的。也可以先用高值和低值浓度配制成一个中间浓度管，然后用低值和中间浓度、高值和中间浓度分配其他管的浓度。

（三）方法

验证方法是每个浓度水平重复测定2~3次。所有样本应在1次运行中或几次间隔很短的运行中随机测定，最好在1天之内完成。确认方法是每个浓度水平重复测定2~4次。分别计算每个样本检测结果的均值，排除离群值。对数据进行多项回归分析，可参考《临床化学定量检验程序性能验证指南》及CLSI EP6-A（2003）文件。

验证方法还可参考《感染性疾病相关个体化医学分子检测技术指南》（国卫办医函〔2017〕1190号）：选取一份结果接近线性范围上限的患者标本，用正常人阴性标本按1:10，1:100，1:1 000，1:10 000，1:100 000系列稀释（比制造商声明的分析测量范围低一个数量级），以稀释计算值作为理论值，各稀释样品的实测值与理论值进行回归分析，对每个样本进行3次检测，经统计后拟合回归线 $y=bx+a$。将拟合回归线的相关系数 $r \geq 0.975$（$r^2 \geq 0.95$），b值在 1 ± 0.05 范围作为判断标准。

知识链接

《Molecular Methods for Clinical Genetics and Oncology Testing》（CLSI MM01-A3，2012）

线性是检测系统在给定范围内提供与检测样品中被测物浓度成正比的能力。测量区间的边界一般为上下限。低于或超过线性范围不能计量，但可以用于定性评估。测量区间是通过随机检测不同浓度的测量来确定的。所有数据都应该转换为lg进行分析。观察到的定量结果（y轴）与预期结果（x轴）对应，通过回归分析确定期望值与观测值之间的关系。回归曲线与直线一致的程度（r或R^2）表示系统的线性度。最高的R^2值可以用二次或三次多项式回归分析来观察。在这种情况下，如果线性回归曲线和最佳拟合多项式回归曲线y轴值的计算差异在可容忍的范围内，仍然可以推断出线性关系。为了可靠地确定检测系统的测量区间，建议在每个浓度至少三次重复的条件下测量至少5种浓度（见CLSI文件EP06）。重复的数量应基于检测系统及各浓度水平的预期不精密度。

《Quantitative Molecular Methods for Infectious Diseases; Approved Guideline-Second Edition》（CLSI MM06-A2，2010）

测量范围的边界通常是定量的上下限。低于或超过测量范围的值不能计量，但可以定性地评估。为了可靠地确定检测系统的测量区间，建议在每个浓度至少三次重复的条件下测量至少5种浓度，其中需要强调的是重复次数应基于检测系统及各浓度水平的预期不精密度。

用于评价的浓度应包含估计的可精确测量的最小值和最大值。如果所选择的浓度没有达到线性或总误差的目标，就应该重新选择合适浓度进行新的评价。为了获得监管机构的批准，新试剂的开发人员应该在线性试验的预期测量范围内使用9~11种浓度，对于这种情况，可将浓度范围扩大 20%~30%，这样可以更好地观察线性范围（在上、下浓度范围），从而确定尽可能广泛的测量范围。

定量限（LoQ）的相关参数要求取决于测量精密度要求。例如，某实验室进行 HIV-1 项目检测，同一批次两个样本之间的核酸浓度相差 5 倍，要求测量精密度达到 90%，则必须要求项目检测批内 SD 不能超过 0.15lg 拷贝/ml。

在进行线性验证时，建议在声称的测量范围内检测 5~7 种浓度的测量方法，每个样本重复检测三次。

五、可报告范围

定量分析方法的可报告范围（reportable range）是临床实验室发出检验报告的依据之一，可报告范围的验证包括定量限与可报告范围上限（线性范围高值 × 样品最大稀释倍数）。可报告范围上限的确定应考虑临床需求。

可报告范围高限的确定：选取还原浓度与理论浓度的偏差（%）等于或小于方法预期偏倚值时的最大稀释倍数为方法推荐的最大稀释倍数，测量区间的上限与最大稀释倍数的乘积为该方法可报告范围的上限。

六、分析特异性

参考本章第二节。

七、参考区间

参考本章第二节。

附录 6-6　乙型肝炎病毒核酸定量检测试剂性能验证报告

1　验证目的

本实验室计划使用 *** 公司 HBV DNA 定量检测试剂盒开展相关诊断项目，根据 ISO15189《医学实验室——质量和能力的专用要求》，为保证实验室按照厂家所提供的试剂盒或检测系统说明书使用时，能复现生产厂家所宣称的检测性能，按照实验室质量管理计划，对生产厂家提供的试剂盒和检测系统进行了性能验证，报告如下。

2　验证内容与方法

2.1　对象

（1）*** 公司的 HBV DNA 定量检测试剂盒；

（2）试剂盒配套的核酸提取液；

（3）质控品：该试剂盒中均包含阴性质控品、强阳性质控品、临界阳性质控品、4 种不同浓度的定量参考品。

2.2 内容与方法

根据产品说明书标示的性能指标，验证以下内容：

（1）正确度：检测国家卫生健康委员会临床检验中心 2018 年全国室间质评活动的 10 个标本，按照国家卫生健康委员会临床检验中心的判断标准，结果在小于靶值对数值 ±0.4 为通过。

（2）精密度：在测定范围内选择低、高两种浓度（10^3、10^5）样本进行精密度检测，每天检测 4 份，连续检测 5 天，共 20 份数据。记录结果并计算均值和批内、批间变异系数 CV（%），低值、高值标本的批内变异系数 CV<5%；批间变异系数 <8%，则认为验证通过。

（3）线性范围：取值为 $4×10^8$IU/ml 的 HBV 临床样本使用阴性血清 10 倍梯度稀释至 7、6、5、4、3 次方及 100IU/ml，其 HBV DNA 定量值从 $1×10^2$~$4×10^8$IU/ml 范围内梯度变化，标记为 L1~L7，浓度分别为 $1×10^2$、$4×10^3$、$4×10^4$、$4×10^5$、$4×10^6$、$4×10^7$、$4×10^8$IU/ml。每个浓度重复检测 2 次，记录检测浓度，与理论值进行相关性分析，计算出 r 值及均值偏差，要求 r ≥ 0.98，均值偏差 < ±0.4lg。

（4）定量限：试剂盒说明书最低检出限浓度为 30IU/ml，线性范围 $1×10^2$~$5×10^8$ IU/ml，取 HBV 阳性定量参考品进行稀释至 100IU/ml，每个浓度检测 25 次，分析结果，计算 CV，以方法性能标示的 CV 值为可接受界值。

（5）抗干扰能力：选择含已知高、低浓度 HBV DNA 阳性血清的患者标本，分别加入浓度 400μM 的胆红素、27mmol/L 的三酰甘油、30g/dl 的血红蛋白。同时按照相同的比率将混合血清和相应的干扰物空白对照混合，然后检测。每个混合品检测两个复孔。要求样品测量结果对数值偏倚 < ±0.4lg。

（6）参考区间：选取 20 个健康体检者的血清标本，要求所有检测结果应在定量限以下，即结果 <$1×10^2$。

2.3 设备

（1）台式高速离心机

（2）恒温金属浴

（3）涡旋振荡器

（4）10μl、100μl、200μl、1 000μl 移液器

（5）*** 荧光定量 PCR 仪

2.4 实验要求

（1）实验室严格按照实验室的各项规章制度及要求进行操作，保证检测结果准确可靠。

（2）仪器的各项性能指标应在要求范围之内，都经过校准。

（3）实验操作人员应熟悉方法原理与操作，能对样本进行正确处理，并按 SOP 顺利进行 DNA 抽提、样本 PCR 扩增。

（4）严格按照试剂盒说明书要求保存试剂及检测样品。

3 验证结果

3.1 正确度结果见表6-18。

表6-18 HBV DNA定量检测项目正确度验证结果

样本编号	检测值	靶值	允许范围（靶值）	结果判断
1811	4.45	4.5	4.10~4.90	通过
1812	0	0	−1.00~1.00	通过
1813	5.08	5.09	4.69~5.49	通过
1814	0	0	−1.00~1.00	通过
1815	4.30	4.61	4.21~5.01	通过
1821	5.08	5.13	4.73~5.53	通过
1822	0	0	−1.00~1.00	通过
1823	0	0	−1.00~1.00	通过
1824	4.61	4.79	4.39~5.19	通过
1825	5.71	5.61	5.21~6.01	通过

所有结果均在允许范围内，该项目的正确度为100%。

3.2 精密度

低浓度样本精密度结果见表6-19。

表6-19 HBV DNA定量检测项目低浓度精密度实验检测结果记录表

日期	20180820		20180821		20180822		20180824		20180825	
项目	浓度值（IU/ml）	对数值	浓度值（IU/ml）	对数值	浓度值（IU/ml）	对数值	浓度值（IU/ml）	对数值	浓度值（IU/ml）	对数值
1	3.28E+03	3.52	4.51E+03	3.65	4.54E+03	3.66	4.46E+03	3.65	5.52E+03	3.74
2	3.43E+03	3.54	4.36E+03	3.64	5.05E+03	3.70	4.23E+03	3.63	5.25E+03	3.72
3	3.62E+03	3.56	3.58E+03	3.55	4.52E+03	3.65	3.80E+03	3.58	4.61E+03	3.66
4	3.34E+03	3.52	4.06E+03	3.61	4.70E+03	3.47	4.03E+03	3.61	5.39E+03	3.73
批内均值	3.42E+03	3.54	4.13E+03	3.61	4.70E+03	3.62	4.13E+03	3.62	5.19E+03	3.71
批内SD	0.02		0.04		0.09		0.03		0.03	

续表

日期	20180820		20180821		20180822		20180824		20180825	
项目	浓度值（IU/ml）	对数值	浓度值（IU/ml）	对数值	浓度值（IU/ml）	对数值	浓度值（IU/ml）	对数值	浓度值（IU/ml）	对数值
批内CV（%）	0.56		1.1		2.5		0.8		0.8	
总均值	4.31E+03	3.62	批间SD		0.05		批间CV		1.4%	
判断标准	批内变异系数CV<5%；批间变异系数CV<8%。									
结论：低浓度HBV DNA批内、批间精密度均允许范围内，可接受。										

高浓度样本精密度结果见表6-20。

表6-20　HBV DNA定量检测项目高浓度精密度实验检测结果记录表

日期	20180820		20180821		20180822		20180824		20180825	
项目	浓度值（IU/ml）	对数值	浓度值（IU/ml）	对数值	浓度值（IU/ml）	对数值	浓度值（IU/ml）	对数值	浓度值（IU/ml）	对数值
1	6.28E+04	4.80	1.88E+05	5.27	2.11E+05	5.32	1.88E+05	5.27	1.64E+05	5.21
2	6.51E+04	4.81	1.84E+05	5.26	2.02E+05	5.31	1.84E+05	5.26	1.69E+05	5.23
3	6.52E+04	4.81	1.85E+05	5.27	2.06E+05	5.31	1.82E+05	5.26	1.67E+05	5.22
4	1.31E+05	5.11	1.90E+05	5.28	2.23E+05	5.35	1.82E+05	5.26	1.75E+05	5.24
批内均值	8.10E+04	4.88	1.87E+05	5.27	2.11E+05	5.32	1.84E+05	5.26	1.69E+05	5.23
批内SD	0.13		0.01		0.02		0.01		0.01	
批内CV（%）	2.6		0.19		0.38		0.19		0.19	
总均值	1.66E+05	5.19	批间SD		0.16		批间CV		3.1%	
判断标准	批内变异系数CV<5%；批间变异系数CV<8%。									
结论：高浓度HBV DNA批内、批间精密度均允许范围内，可接受。										

由数据可看出低浓度和高浓度 HBV DNA 样本的批内 CV<5%，批间 CV<8% 都满足要求，符合本室要求。

3.3　线性

结果见表 6-21。

表 6-21　HBV DNA 定量检测项目线性验证结果

编号	检测浓度值（1）	检测浓度值（2）	平均值	平均值对数值	靶值	靶值对数值	偏倚
L7	3.63E+08	3.41E+08	3.52E+08	8.55	4.00E+08	8.60	−0.05
L6	5.76E+07	6.32E+07	6.04E+07	7.78	4.00E+07	7.60	0.18
L5	6.22E+06	6.04E+06	6.13E+06	6.79	4.00E+06	6.60	0.19
L4	7.46E+05	7.97E+05	7.72E+05	5.89	4.00E+05	5.60	0.29
L3	7.26E+04	8.28E+04	7.77E+04	4.89	4.00E+04	4.60	0.29
L2	9.01E+03	9.27E+03	9.14E+03	3.96	4.00E+03	3.60	0.36
L1	1.01E+02	1.53E+02	1.27E+02	2.10	1.00E+02	2.00	0.10

以检测均值（X）和靶值对数值（Y）数据作回归曲线，Y=1.0244X−0.3334。相关系数为 0.997，相关性良好，且与靶值偏倚均小于 0.4lg，厂家参数验证有效，HBV DNA 线性范围通过验证。

3.4　可报告区间

定量限检测结果见表 6-22。

表 6-22　HBV DNA 定量检测项目定量限检测结果

编号	检测值（IU/ml）
1	116.0
2	120.6
3	142.0
4	111.2
5	118.7
6	104.0
7	122.0
8	143.0
9	137.0

编号	检测值（IU/ml）
10	89.0
11	162.0
12	108.0
13	153.0
14	96.0
15	87.0
16	89.7
17	121.0
18	186.5
19	120.0
20	112.0
21	129.2
22	130.6
23	115.0
24	125.0
25	110.3

计算 TE 为 0.24lg，在允许范围内（<0.40lg），结合该试剂的线性范围，该试剂的分析测量范围为 $1\times10^2\sim5\times10^8$IU/ml。

3.5　抗干扰物质能力

结果见表 6-23。

表 6-23　HBV DNA 定量检测项目抗干扰验证结果

样本号	干扰物质	检测值	检测均值	均值对数值	偏倚
HBV001	对照	4.34E+03	4.26E+03	3.63	—
		4.17E+03			
	胆红素	3.55E+03	3.43E+03	3.54	−0.09
		3.31E+03			
	血红蛋白	3.89E+03	3.64E+03	3.56	−0.07
		3.39E+03			
	三酰甘油	4.26E+03	4.10E+03	3.61	−0.02
		3.93E+03			

续表

样本号	干扰物质	检测值	检测均值	均值对数值	偏倚
HBV002	对照	4.56E+05	4.53E+05	5.64	—
		4.50E+05			
	胆红素	5.66E+05	5.87E+05	5.77	0.13
		6.07E+05			
	血红蛋白	4.22E+05	4.38E+05	5.64	0
		4.54E+05			
	三酰甘油	4.30E+05	4.54E+05	5.66	0.02
		4.77E+05			

加入干扰物质后的 HBV DNA 检测值和空白对照组的均值的比较，偏倚均在 ±0.40lg 的可接受范围之内，表明胆红素、血红蛋白、三酰甘油对 HBV DNA 定量检测结果无明显影响，在可接受范围内。

3.6　参考区间验证

结果见表 6-24。

表 6-24　HBV DNA 定量检测项目参考区间验证结果

标本号	检测结果	标本号	检测结果
HBV005	<1.00E+02	HBV015	<1.00E+02
HBV006	<1.00E+02	HBV016	<1.00E+02
HBV007	<1.00E+02	HBV017	<1.00E+02
HBV008	<1.00E+02	HBV018	<1.00E+02
HBV009	<1.00E+02	HBV019	<1.00E+02
HBV010	<1.00E+02	HBV020	<1.00E+02
HBV011	<1.00E+02	HBV021	<1.00E+02
HBV012	<1.00E+02	HBV022	<1.00E+02
HBV013	<1.00E+02	HBV023	<1.00E+02
HBV014	<1.00E+02	HBV024	<1.00E+02

本实验室乙肝 DNA 检测参考区间为 $<1\times10^2$，选取的 20 个健康体检者的 HBV DNA 结

果 $<1\times10^{2}$，在参考区间范围内，符合要求。

4　总结

线性范围七个浓度的样本定值准确，偏差均 <0.40lg，测定值与理论值的相关系数 R^{2} 等于 0.998，具有显著的线性相关性。三个浓度样本中添加血红蛋白 30g/dl，与对照组比较，偏差均 $<\pm0.40$lg。准确度 10 例卫生部室间质评样本检测结果与已知值偏差 $<\pm0.40$lg。定量限试验中，100IU/ml，允许总误差小于 0.4lg 符合要求。低浓度和高浓度 HBV–DNA 的批内 CV<5%，批间 CV<8% 都满足要求。参考区间验证符合要求。

第四节　其他性能指标评价

一、核酸提取及扩增效率评估

（一）核酸提取效率

1. 要求　核酸提取效率包括核酸纯度、核酸提取得率和完整性。对于商品化的诊断试剂，一般情况下不需要验证核酸提取效率。在标本来源有限、标本组成复杂、目的基因在标本中含量低或怀疑提取试剂有质量问题时才需要进行验证。

2. 方案

（1）核酸纯度：提取含有不同浓度待测核酸的标本，核酸浓度宜覆盖厂家声明的或预期可提取的核酸浓度，将核酸提取液用分光光度计测定 A260/280 比值。

（2）核酸提取得率：将含有待测物质的标本平均分成 2 份，其中一份（A）加入一定体积（小于总体积 10%）已知浓度的待测核酸，另一份（B）加入同体积核酸溶解液，按照试剂盒要求提取核酸，分别测定 A 和 B 提取的核酸量，按以下公式计算核酸提取得率，重复三次测定，计算平均值。

$$核酸提取得率 = \frac{A-B}{加入的待测核酸量} \times 100\%$$

（3）核酸完整性：提取含有不同浓度待测核酸的标本，核酸浓度宜覆盖厂家声明的或预期可提取的核酸浓度，取一定量的核酸提取液进行琼脂糖凝胶电泳，与待测核酸标准物比较。

3. 可接受标准

（1）核酸纯度：待测物质为 DNA 时，A260/280 比值在 1.7~1.9；待测物质为 RNA 时，A260/280 比值在 1.8~2.0。

（2）核酸提取得率：核酸提取得率应不低于厂家声明或实验室制定的标准。

（3）核酸完整性：在期待核酸分子量相应的位置可观察到清晰或弥散的条带，无明显降解。

（二）扩增效率

1. 要求　扩增效率包括标本和标准品的扩增效率两部分，只有两者扩增效率良好且一致时，定量结果才准确。如果怀疑 PCR 扩增系统有问题应进行扩增效率验证。扩增效率太低提示 PCR 体系可能存在抑制物，扩增效率太高提示可能存在非特异扩增。

2. 验证方案　将接近线性范围上限浓度的标本 10 倍稀释 4~6 个浓度，最低浓度应在线性范围内或将标准品按照厂家要求处理，然后进行扩增。将浓度对数值作为横轴，对应的 Ct 值作为纵轴，绘制曲线，计算斜率（K），按以下公式计算扩增效率（E）：$E=10^{-1/K}-1$。

3. 可接受标准　标本和标准品的扩增效率均 ≥ 90% 且 ≤ 110%。

二、高通量测序生物信息学分析相关参数性能指标评估

目前的高通量测序技术测序过程中都有一定的错误率，测序数据的质量会影响下游分析，因此在测序完成后，需进行测序的质量评估，判断该次测序是否成功。质量评估需要确立必要的质量控制标准，这些标准包括 reads 质量、GC 含量、比对率、reads 比对质量、最低测序深度、最小突变率、链偏倚等参数。不同测序平台、信息学工具等因素存在的固有差异，无法为每个实验室提供通用的参数范围及阈值，因此需要实验室需要根据各自检测方法的特点及临床预期用途对这些参数建立本室阈值，同时每一个参数可建立不同水平的阈值，如高度可信阈、报警阈及不可信阈等。具体参照《Guidelines for Validation of Next-Generation Sequencing Based Oncology Panels》（Jennings LJ，J Mol Diagn.，2017）及《高通量测序技术》（李金明，科学出版社，2018）进行。

（一）原始数据性能指标

1. 簇生成密度　实验室必须确定测序芯片上簇信号密度过大和簇信号密度不足的标准，并明确防止和解决这两个问题的方法。一般情况下，簇信号通过过滤器的百分比应 >80%。

2. 测序数据量　测序数据量根据靶向 panel 的大小，结合测序深度和测序覆盖均一性能参数要求，建立测序获得的数据量阈值。

3. 碱基质量值　指测序过程中发生的碱基识别错误概率。每个测序平台都会以对数值的形式给出碱基识别的错误率，称为 Phred-like 质量值（也称 Q 值），例如 Q20 表示碱基的正确率为 99%，Q30 表示碱基的正确率为 99.9%。由于不同测序平台之间计算方法不同，相同碱基识别错误概率的 Q 值不一定相同，因此在更换不同测序平台时，需要重新进行性能确认。通常临床实验室高通量测序检测要求碱基质量值达到 Q20 或 Q30 水平，同时实验室还需确定达到此标准的百分比范围，作为判断测序实验有效的指标之一，比如要求 "Q30 > 85%"。

4. GC 含量　GC 含量影响测序效率及测序覆盖均一性。通常人基因组 DNA 中 GC 含量、外显子区域 GC 含量及其他物种（如细菌等）GC 含量在一个固定范围内，各有相应的参考范围。检验程序在性能确认或验证过程中，应确定检测靶标区域 GC 含量的范围，在这个范围内才能获得可接受的测序质量。

（二）数据比对及后处理性能指标

1. 比对率及靶向捕获效率　比对率是指测序数据能够比对到参考基因组的比例。靶向捕获效率是评价目标区域捕获的情况，靶向基因包检测才需要评估，其计算方法为靶标测序序列数 / 总测序序列数。实验室需确定比对率及靶向捕获效率要求。一般要求比对率要达到 95% 以上。

2. 测序深度　测序深度指用于特定区域碱基识别的有效核酸测序片段，又称 reads 数

目，计算公式为测序深度 = 总数据量 / 参考基因组大小。明确测序深度参考区间，可避免因测序深度过低导致的结果假阴性或测序深度太高引起的假阳性。测序深度范围的确定需考虑检测项目的要求。实验室在确立测序深度范围时需要明确指出是平均测序深度还是最低测序深度，同时要说明相应条件，比如测序深度要求是针对测序原始数据、还是过滤数据或者是去除重复之后的数据。

3. 测序覆盖均一性　测序覆盖均一性指基因组某一特定区域内测序的一致性。实验室在进行目标区域测序时，不同位置的测序深度会有所不同，探针捕获区域的起始位置，测序深度可能较低（可通过设计叠加探针纠正这一问题）；特定基因组区域覆盖深度可能受到序列结构的影响，如 GC 含量高的区域、碱基重复区域等，导致测序深度低于阈值，因此需要评估覆盖均一性。衡量覆盖均一性，可以计算大于最低测序深度的比例，或大于一定测序深度（如平均测序深度的 0.2、0.5、1 倍）的比例，这种方式常用于基因突变检测项目；衡量覆盖均一性还可用变异系数表示，变异系数越小，均一性越高，这种方式常用于拷贝数变异的检测项目。

4. 重复率　指在基因组中起始位置、终止位置及序列信息完全一样的 reads 占总 reads 的比例。重复 reads 指序列完全一样的 reads，这部分重复的 reads 需要去除，再进行数据分析。重复序列的频率在分析时需要进行统计。如果重复的程度很高，提示可能有偏倚。应为每一种测定方法建立最高重复率的可接受范围。同时为了增加可用测序数据的数量，防止等位基因片段的偏倚，需要建立生物信息分析过滤器对重复数据进行过滤去除。

（三）变异识别、过滤及解读性能指标

1. 转换 / 颠换比值　转换（Ti）指嘌呤与嘌呤、嘧啶与嘧啶之间的转换；颠换（Tv）指嘌呤与嘧啶之间的转换。需要注意的是，Ti/Tv 值主要用于全基因组或全外显子组测序数据的质量判断。在遗传进化过程中，颠换发生的比例高于转换，在已知 SNP 中转换 / 颠换比值为 2~4。Ti/Tv 如果过低或过高，均提示碱基的质量不高或可能存在检测错误。

2. 比对质量值　在生物信息学分析时，需要将比对到错误位置的 reads 去除，因此需要建立标准判断某个 read 正确比对到基因组位置的可能性，即比对质量值，计算方法和碱基识别质量值计算方法一样。

3. 链偏倚　计算突变 reads 在 DNA 双链的分布情况，理论上突变 reads 位于正负链的比例为 1∶1，如果偏差过大则表明测序过程出现问题，该突变位点不可信。因此每个实验室必须定义对链偏倚的耐受范围，即突变 reads 在 DNA 双链出现的比例范围。并明确在何时需采用其他方法验证测序结果，如什么情况下需要通过另外一种方法（如 Sanger 测序或数字 PCR 方法）对突变进行验证。

4. 在靶率　指成功比对 reads 占总 reads 的百分比。如果在靶率较低，提示检测存在异常，如出现非特异性扩增、污染和捕获特异性不高等情况。实验室需确定容错机制及在靶率范围，监测临床检测过程中出现的各种异常情况。

在确立以上测序参数时，建议使用已知突变丰度的包含所有待检测变异类型的模拟样本，比如经过甲醛溶液固定石蜡包埋的细胞系混合物或人工合成质粒混合物。如使用临床组织样本测定，样本总数不得少于 60 个。使用检测下限处突变丰度，检测不同参数条件下结果的准确性。检测结果符合率均 ≥ 95% 的条件为参数要求范围。

第五节　检验程序文件化管理要求

一、总则

临床分子诊断实验室开展的检验项目以及与检验质量密切相关的仪器设备均应建立相应的作业指导书：要求相关操作人员在工作地点可以查阅；只要可行，仪器和试剂盒说明书均可作为作业指导书的部分或全部；电子版文件要求等同书面文件要求；卡片文件应与完整文件的内容相对应，是文件控制的一部分。所有与临床分子诊断操作相关的文件，包括程序文件、简要形式文件和产品使用说明书，均应遵守文件控制要求。

二、文件化内容

只要有程序文件的全文供参考，工作台处可使用作业指导书、卡片文件等简要形式的文件，作为快速参考程序。但内容应与文件化程序相对应。检验程序可参考产品的使用说明信息。

1. 仪器操作卡视具体要求应包括以下内容（当可行时）　文件控制标识；工作前检查；开机程序；仪器的校准；质控操作；常规样品测定；急查样品测定；维护与保养；关机程序。

2. 仪器设备的作业指导书视具体情况应包括以下内容（当可行时）　文件控制标识；仪器简介；主要结构；工作原理；仪器运行环境；授权操作人；每日开关机程序；睡眠状态起始运行；工作前检查；常规样品测定；急查样品测定；质控操作；结果处理；维护与保养；仪器的校准。

3. 检验项目的作业指导书视具体情况应包括以下内容（当可行时）　文件控制标识；检验项目；检验目的；检验程序的原理和方法；性能特征；样品类型（如：血浆、血清、尿液）；患者准备；容器和添加剂类型；所需的仪器和试剂；环境和安全控制；校准程序（计量学溯源）；程序性步骤；质量控制程序；干扰（如：脂血、溶血、黄疸、药物）和交叉反应；结果计算程序的原理，包括被测量值的测量不确定度（相关时）；生物参考区间或临床决定值；检验结果的可报告区间；当结果超出测量区间时，对如何确定定量结果的说明；警示或危急值（适当时）；检验科临床解释；变异的潜在来源；参考文献。

当检验科拟改变现有的检验程序，而导致检验结果或其解释可能明显不同时，在对程序进行确认后，应向检验科服务的用户解释改变所产生的影响。解释的方法可根据检验科自身情况，通过不同方式实现，包括直接邮寄、实验室通讯或作为检验报告的一部分等。

知识链接

《All Common Checklist》（CAP Checklist, 2017）

一份完整的检验操作程序手册可在工作台或工作区以纸质、电子版或网络的形式提供。制造商的仪器或试剂盒说明书中的部分相关内容，可以纳入实验室的操作程

序手册中。如果制造商的说明书有任何修改，实验室的操作手册应相应修改，并做好记录和审核批准。

实验室负责人至少每两年要审查一次所有的技术政策和程序手册。可制定一个时间表，按月完成部分检验技术程序的审查。所有新的技术政策和程序，或者做了重大修改的现有文件，它们在实施之前，都必须通过实验室负责人的审查和批准。

如果实验室负责人的职位发生变化，新负责人将确保（在一段合理的时间内）对实验室所有检验操作程序进行审查。实验室要有一个明确的培训过程和记录，表明所有人员都了解和掌握了相关技术政策和程序（包括变更的）内容。

附录6-7　乙型肝炎病毒核酸定量检测标准操作规程

1　目的

规范乙型肝炎病毒核酸检测项目的流程，检测受检者乙型肝炎病毒核酸含量，为乙型肝炎患者病情判断、药物疗效观察、治疗方案的选择提供依据和指导。

2　范围

*** 基因股份有限公司乙型肝炎病毒（HBV）核酸扩增（PCR）荧光检测试剂盒、*** 荧光定量 PCR 仪。

3　试验原理

从血清中提取 HBV DNA 作为模板，在引物的指导下，以四种脱氧核苷酸为底物，通过耐热 DNA 聚合酶的酶促作用，对 DNA 进行体外扩增，利用 Taqman 技术对产物进行定量。

Taqman 技术的特点在于其探针，探针的 5' 端与 3' 端分别带有一个荧光报告基团与荧光淬灭基团，当探针完整时，报告基团所发出的荧光被淬灭基团所吸收。在进行 PCR 扩增时，由于 Taq 酶的 5'~3' 外切酶活性，将与模板结合的特异性探针切断，探针上的报告基团与淬灭基团因而被分开，使荧光报告基团在激发光的激发下，产生特定的荧光，荧光量与扩增产物量成正比，并与样本中其原始模板数相关，通过测定荧光强度即可进行起始模板的定量分析。

4　样本采集与稳定性

4.1　样本的采集
采 2ml 静脉血于不含有抗凝剂无菌管中，分离血清转入无菌管中备用。

4.2　样本质量
对严重溶血、脂血的样本及管盖敞开、怀疑污染的样本拒收。

4.3　样本的稳定性
室温：3天内；冷藏：1周；−20℃：半年。

5　安全防范

5.1　日常的安全防范

5.1.1　工作人员在进行样本检测过程中必须穿戴口罩、帽子、手套、鞋套和工作服。

5.1.2　所有接触过样品的手套、枪头和其他物件须丢弃在标有生物危害的垃圾箱中。

5.1.3　生物危害的垃圾必须每天适时的处理以保持清洁。

5.1.4　每天工作结束后工作台用 10% 的次氯酸钠溶液清洗，房间用紫外线照射 30 分钟。

5.1.5　工作完毕，应脱去手套后洗手，再脱去工作服，然后用消毒液洗手。

5.2　样本的检验后处理

5.2.1　检测完的样本，放 2~8℃冷藏保存一周。

5.2.2　过期的样本交医院医用垃圾处理中心处理。

6　试剂

6.1　贮存与稳定性

所有试剂贮存在 −20 ± 5℃，有效期为 9 个月；避免反复冻融，冻融不应超过 4 次；试剂开瓶后在室温条件下放置时间不应超过 8 小时；运输采用干冰（或者冰袋）保持低温，运输时间不应超过 4 天。

6.2　试剂盒组成（由 *** 公司生产）

核酸提取试剂：

DNA 提取液 I　　　4.5ml×2 瓶

PCR 检测试剂：

PCR 反应液　　　540μl×1 管

Taq 酶系　　　　60μl×1 管

内标溶液　　　　100μl×1 管

阳性定量参考品：

定量参考品 1：　　250μl×1 支（参数详见试剂盒）

定量参考品 2：　　250μl×1 支（参数详见试剂盒）

定量参考品 3：　　250μl×1 支（参数详见试剂盒）

定量参考品 4：　　250μl×1 支（参数详见试剂盒）

7　操作步骤

7.1　样本处理（标本制备区）

7.1.1　取 0.6ml 离心管 N 个（N= 样本数量 + 强阳性质控品 + 临界质控品 + 阴性质控品 + 定量参考品 4 个），编号 B1，B2，B3……。

7.1.2　取 450μl DNA 提取液，分装到 0.6ml 离心管中。

7.1.3　吸取待测样本、质控品及定量参考品各 200μl，分别加到 0.6ml 离心管中，用振荡器剧烈振荡混匀 15 秒，瞬时离心 30 秒，100℃金属浴 10 分钟。

7.1.4　12 000r/min 离心 5 分钟（离心时注意固定离心管方向），备用。

7.2 试剂配制（试剂准备区）

按比例（HBV PCR 反应液 27μl/ 人份 +Taq 酶 3μl/ 人份）取相应量的 PCR 反应液及 Taq 酶，充分混匀后按 30μl/ 管分装至各仪器适用的 PCR 反应管中，转移至样本处理区。

7.3 加样（标本制备区）

向上述 PCR 反应管中加入处理好的 DNA 模板各 20μl，盖紧 PCR 反应管管盖后转移至扩增区。

7.4 扩增

7.4.1 将反应管 3 000r/min 离心数秒后放入 *** 荧光定量 PCR 仪上，进行编号，并设好质控品及定量参考品参数（见试剂盒）。

7.4.2 将 HBV 报告荧光设定为 FAM，参比荧光设定为 ROX。

7.4.3 按以下条件进行扩增：

93℃	2min	
93℃	45s	} 10cycles
55℃	60s	
93℃	30s	} 30cycles
55℃	45s	

荧光采集选择在 55℃，45 秒。

数据分析及结果报告发布见第九章内容。

附录 6-8　α- 地中海贫血基因检测标准操作规程

1　目的

规范 α- 地中海贫血基因检测项目的流程，检测受检者是否有 α- 地中海贫血基因缺失。

2　范围

*** 公司全血 DNA 快速提取试剂盒，*** 公司 α- 地中海贫血基因检测试剂盒，PCR 仪，电泳仪，凝胶成像仪。

3　试验原理

全血 DNA 快速提取试剂盒是根据全血特点而设计的全血 DNA 快速提取试剂盒。首先用裂红细胞液裂解红细胞，收集白细胞，然后加入变性液使蛋白质变性释放 DNA，在高盐低 pH 的条件下利用 DNA 吸附剂吸附 DNA，洗涤杂质，最后用低盐高 pH 的溶液溶解 DNA。

α- 地中海贫血基因检测试剂盒主要应用跨越断裂点 PCR（GAP-PCR）的技术原理进行检测，即在待检的缺失基因片段两端设计引物进行扩增，再通过琼脂糖凝胶电泳，根据电泳片段大小判断检测样品的基因型。

4　样本采集与稳定性

4.1　样本的采集

用无菌注射器采 2ml 静脉血于含有 EDTA 或枸橼酸钠抗凝剂无菌管中，立即轻轻颠倒玻璃管使静脉血与抗凝剂充分混匀。

4.2　对于管盖敞开、怀疑污染的样本拒收。

4.3　样本的稳定性：室温：24 小时；冷藏：3 天；冷冻：2 年；–70℃：长期保存。

5　安全防范

5.1　日常的安全防范

5.1.1　工作人员在进行样本检测过程中必须穿戴口罩、帽子、手套、鞋套和工作服。

5.1.2　所有接触过样品的手套，枪头和其他物件须丢弃在标有生物危害的垃圾箱中。

5.1.3　生物危害的垃圾必须每天适时的处理以保持清洁。

5.1.4　工作台在工作结束后用 10% 的次氯酸钠溶液清洗，空间用紫外线照射 60 分钟。

5.1.5　工作完毕，应脱去手套后洗手，再脱去工作服，然后用消毒液洗手。

5.2　样本的处理

5.2.1　检测完的样本，放冷冻冰箱保存 3 个月。

5.2.2　过期的样本交医院医用垃圾处理中心处理。

6　试剂

6.1　贮存与稳定性

全血 DNA 快速提取试剂盒：试剂盒 I 室温保存，试剂盒 II 置于 2~8℃保存。有效期为 1 年。

α– 地中海贫血基因检测试剂盒：PCR 试剂组分贮存在 –20℃。有效期为半年。

6.2　试剂盒组成：（由 *** 公司生产）

全血 DNA 快速提取试剂盒 I：

裂红液：1 瓶，25ml/ 瓶。

变性液 B：1 瓶，7ml/ 瓶（含有固体成分，使用前充分摇匀）。

洗涤液 I：1 瓶，25ml/ 瓶。

洗涤液 II：1 瓶，25ml/ 瓶。

全血 DNA 快速提取试剂盒 II：

变性液 A：1 瓶，300μl/ 瓶。

溶解液：1 瓶，3ml/ 瓶。

α– 地中海贫血基因检测试剂盒：

PCR 反应液：25 管，21μl/ 管。

纯水：0.5ml×1 管。

DNA Marker：20μl×1 管。

7 操作步骤

7.1 全血 DNA 提取（标本制备区）

取 N 个 1.5ml 离心管（N= 样本数）

↓

加入 800μl 裂红液及 100μl 全血混匀，放置 2~3 分钟

↓振荡混匀、离心 2 分钟（8 000r/min）弃去上清液，小心保留管底沉淀

加入 10μl 变性液 A 和 250μl 充分摇匀的变性液 B，放置 5 分钟

↓离心 5 秒（8 000r/min），弃去上清液，小心保留管底沉淀

加 800μl 洗涤液 I，振荡并充分悬浮沉淀

↓离心 5 秒（8 000r/min），弃去上清液，小心保留管底沉淀（沉淀透明）

加 800μl 洗涤液 II，振荡并充分悬浮沉淀

↓离心 5 秒（8 000r/min），弃去上清液，小心保留管底沉淀（沉淀白色）

加 800μl 无水乙醇，漩涡振荡器上充分悬浮沉淀

↓离心 5 秒（8 000r/min），弃去上清液，小心保留管底沉淀（洗涤两次）

沉淀置于金属浴 60℃干燥约 35 分钟，沉淀完全干燥成白色粉末

↓

加入 100μl 溶解液并混匀，60℃保温 10 分钟

↓

13 000r/min 离心 5 分钟，上清液即可作为 PCR 模板

7.2 加样（标本制备区）

7.2.1 从试剂盒中取出 PCR 反应管 n 个（n= 样本数 +1 管阴性对照 +1 管阳性质控品），在管壁上做好标记，解冻后低速短暂离心，转移至样本处理区。

7.2.2 向反应液中加入处理好的 DNA 模板以及阳性质控品各 4μl，阴性对照管加 4μl 纯水，盖紧 PCR 反应管管盖，转移至扩增区。

7.3 扩增

将反应管放入 ABI veriti 梯度 PCR 仪上，按以下条件进行扩增：

96℃	15min	
98℃	45s	
64℃	1min30s	35cycles
72℃	3min	
72℃	5min	

7.4 电泳检测

取 PCR 产物 0.5~1.5μl（已加示踪染料，直接点样即可），用 1.20% 琼脂糖凝胶（内加适量核酸染料）在 5V/cm 电压下电泳约 90 分钟。每一次实验每一排琼脂糖凝胶电泳均加标准分子量 DNA Marker 作为对照，上样量为 1.5~3μl。

电泳结束后，将琼脂糖凝胶放入 *** 凝胶成像仪上观察结果。

数据分析及结果报告发布见第九章内容。

附录 6-9　β- 地中海贫血基因检测标准操作规程

1　目的

规范 β- 地中海贫血基因检测项目的流程，检测受检者是否有 β- 地中海贫血基因突变。

2　范围

*** 公司全血 DNA 快速提取试剂盒，*** 公司 β- 地中海贫血基因检测试剂盒，***PCR 仪，*** 杂交箱。

3　试验原理

全血 DNA 快速提取试剂盒是根据全血特点而设计的全血 DNA 快速提取试剂盒。首先用裂红细胞液裂解红细胞，收集白细胞，然后通过变性液使蛋白质变性释放 DNA，在高盐低 pH 的条件下利用 DNA 吸附剂吸附 DNA，洗涤杂质，最后用低盐高 pH 的溶液溶解 DNA。

β- 地中海贫血基因检测试剂盒应用 PCR 和 DNA 反向点杂交的技术原理进行检测。设计特异的 PCR 引物其 5' 端用生物素进行标记，扩增获得一定长度的 DNA 片段，该片段包含了所要检测的各个位点。根据检测位点碱基差异，按照碱基互补配对原则，设计特异性识别某种基因型的寡核苷酸探针组合，分别固定在尼龙膜的特定位置上，制成检测膜条。PCR 扩增产物与探针通过分子杂交反应及显色反应，观察检测膜条上各位点信号的有无（信号为蓝色斑点），判断该探针是否与 PCR 产物杂交，从而确定待检样品的基因型。

4　样本采集与稳定性

4.1　样本的采集

用无菌注射器采 2ml 静脉血于含有 EDTA 或枸橼酸钠抗凝剂无菌管中，立即轻轻颠倒玻璃管使静脉血与抗凝剂充分混匀。

4.2　对于管盖敞开、怀疑污染的样本拒收。

4.3　样本的稳定性：室温：24 小时；冷藏：3 天；冷冻：2 年；–70℃：长期保存。

5　安全防范

5.1　日常的安全防范

5.1.1　工作人员在进行样本检测过程中必须穿戴口罩、帽子、手套、鞋套和工作服。

5.1.2　所有接触过样品的手套，枪头和其他物件须丢弃在标有生物危害的垃圾箱中。

5.1.3　生物危害的垃圾必须每天适时的处理以保持清洁。

5.1.4　工作台在工作结束后用 10% 的次氯酸钠溶液清洗，空间用紫外线照射 30 分钟。

5.1.5　工作完毕，应脱去手套后洗手，再脱去工作服，然后用消毒液洗手。

5.2　样本检验后处理

5.2.1　检测完的样本，放冷冻冰箱保存 3 个月。

5.2.2　过期的样本交医院医用垃圾处理中心处理。

6　试剂

6.1　贮存与稳定性：

全血 DNA 快速提取试剂盒：

试剂盒Ⅰ室温保存，试剂盒Ⅱ置于 2~8℃保存。有效期为 1 年。

β-地中海贫血基因检测试剂盒：

试剂盒Ⅰ置于 –20℃保存半年，试剂盒Ⅱ置于 2~8℃保存。有效期为半年。

6.2　试剂盒组成：（由 *** 公司生产）

全血 DNA 快速提取试剂盒Ⅰ：

裂红液：1 瓶，25ml/ 瓶。

变性液 B：1 瓶，7ml/ 瓶（含有固体成分，使用前充分摇匀）。

洗涤液Ⅰ：1 瓶，25ml/ 瓶。

洗涤液Ⅱ：1 瓶，25ml/ 瓶。

全血 DNA 快速提取试剂盒Ⅱ：

变性液 A：1 瓶，300μl/ 瓶。

溶解液：1 瓶，3ml/ 瓶。

β-地中海贫血基因检测试剂盒Ⅰ：

PCR 反应液：25 管，21μl/ 管。

β-地中海贫血基因检测试剂盒Ⅱ：

膜条：25 张。

POD：1 管，75μl/ 管。

TMB：1 瓶，10ml/ 瓶。

矿物油：1 管，0.5ml/ 管。

30%H_2O_2：1 管，75μl/ 管。

7　操作步骤

7.1　试剂的配制

A 液（2×SSC，0.1%SDS）

　　20×SSC　　　100ml

　　10%SDS　　　10ml

　　加蒸馏水定容至 1L。

B 液（0.5×SSC，0.1%SDS）

　　20×SSC　　　100ml

　　10%SDS　　　10ml

　　加蒸馏水定容至 1L。

C 液（0.1M 枸橼酸钠）

　　1M 枸橼酸钠　　　　100ml

　　加蒸馏水定容至 1L。

显色液（新鲜配制使用，按顺序加入以下溶液）

C 液	19ml
TMB	1ml
30%H_2O_2	2μl

7.2　全血 DNA 提取（标本制备区）

取 N 个 1.5ml 离心管（N= 样本数）

↓

加入 800μl 裂红液及 100μl 全血混匀，放置 2~3 分钟

↓振荡混匀、离心 2 分钟（8 000r/min）弃去上清液，小心保留管底沉淀

加入 10μl 变性液 A 和 250μl 充分摇匀的变性液 B，放置 5 分钟

↓离心 5 秒（8 000r/min），弃去上清液，小心保留管底沉淀

加 800μl 洗涤液Ⅰ，振荡并充分悬浮沉淀

↓离心 5 秒（8 000r/min），弃去上清液，小心保留管底沉淀（沉淀透明）

加 800μl 洗涤液Ⅱ，振荡并充分悬浮沉淀

↓离心 5 秒（8 000r/min），弃去上清液，小心保留管底沉淀（沉淀白色）

加 800μl 无水乙醇，漩涡振荡器上充分悬浮沉淀

↓离心 5 秒（8 000r/min），弃去上清液，小心保留管底沉淀（洗涤两次）

沉淀置于金属浴 60℃干燥约 35 分钟，沉淀完全干燥成白色粉末

↓

加入 100μl 溶解液并混匀，60℃保温 10 分钟

↓

13 000r/min 离心 5 分钟，上清液即可作为 PCR 模板

7.3　加样（标本制备区）

7.3.1　从试剂盒中取出 PCR 反应管 n 个（n= 样本数 +1 管阴性对照），在管壁上做好标记，解冻后低速短暂离心，转移至样本处理区。

7.3.2　向反应液中加入处理好的 DNA 模板 2μl，阴性对照管加 2μl 纯水，盖紧 PCR 反应管管盖，转移至扩增区。

7.4　扩增

将反应管放入 ABI veriti 梯度 PCR 仪上，按以下条件进行扩增：

50℃	15min
95℃	10min
94℃	1min
55℃	30s
72℃	30s
72℃	5min

（94℃ 1min、55℃ 30s、72℃ 30s）35cycles

7.5　杂交、显色

备膜：膜条编号并依次放入 15ml 离心管

↓

加液：5~6ml A 液及对应编号的 PCR 产物加入离心管

↓

变性：离心管沸水浴 10 分钟

↓

杂交：取出离心管，放入杂交箱杂交；同时将 B 液（50ml/ 管）置于杂交箱预热

↓ 43℃，1.5~4 小时

洗膜：膜条放入装有 B 液的离心管中（≤ 4 张 / 管），置于杂交箱轻摇洗涤

↓ 43℃，15 分钟

孵育：膜条置于孵育液（A 液：POD=2 000∶1）中室温孵育

↓ 30 分钟

摇洗：膜条放入 A 液，室温浸泡摇洗 2 次

↓ 5min/ 次

洗膜：膜条放入 C 液，室温洗膜 1 次

↓ 1~2 分钟

显色：现配显色液，避光显色

↓实时观察

判读：清水漂洗 1 次，判读结果

↓

保存：4℃保存膜条

数据分析及结果报告发布见第九章内容。

附录 6-10　*CYP2C19* 基因检测
项目标准操作规程

1　目的

规范 *CYP2C19* 基因型检测项目的流程，检测受检者 *CYP2C19* 基因型，应用于指导相关药物的个体化用药。

2　范围

*** 公司 *CYP2C19* 基因检测试剂盒，*** 全自动杂交仪，*** 生物芯片识读仪。

3　试验原理

本试剂盒采用从外周血细胞中提取基因组 DNA 的方法，用 *CYP2C19* 基因特异引物对 1 和引物对 2 经过 PCR 扩增后，将带有生物素标记的扩增产物与固定在醛基基片上的 *CYP2C19* 基因型检测探针进行特异杂交反应，并通过酶促显示反应，使特异性杂交信号呈现出颜色，通过对芯片进行扫描，得到样品 DNA 扩增产物与每个基因位点的野生型和突变型探针杂交形成的杂交图像，经过软件分析该图像，判断待检样品的基因型。

4　样本采集与稳定性

4.1　样本的采集

采集待检者静脉血 4ml 于含有 EDTA 或枸橼酸钠抗凝剂无菌管中，立即轻轻颠倒玻璃管使静脉血与抗凝剂充分混匀。

4.2　样本拒收标准

对于管盖敞开、怀疑污染的样本拒收；采用肝素类抗凝剂的样本拒收；含有大量凝块或非抗凝血的样本拒收；3 个月内有输血史的样本拒收。

4.3　样本的稳定性

室温保存不超过 7 天；冷藏保存 1 个月；冷冻保存不超过 7 周；–70℃保存可长期保存，血液样品反复冻融不超过 5 次。一般样本保存于 –70℃。

5　安全防范

5.1　日常的安全防范

5.1.1　工作人员在进行样本检测过程中必须穿戴口罩、帽子、手套和工作服。

5.1.2　所有接触过样品的手套、枪头和其他物件须丢弃在标有生物危害的垃圾箱中。

5.1.3　生物危害的垃圾必须每天适时的处理以保持清洁。

5.1.4　工作台在工作结束后用 10% 的次氯酸钠溶液清洗，空间用紫外线照射 60 分钟。

5.1.5　工作完毕，应脱去手套后洗手，再脱去工作服，然后用消毒液洗手。

5.2　样本检验后处理

5.2.1　检测完的样本，放冷冻冰箱保存 3 个月。

5.2.2　过期的样本交医院医用垃圾处理中心处理。

6　试剂

6.1　贮存与稳定性

–20℃以下贮存，有效期为 12 个月；避免反复冻融。启封后，芯片、杂交显色试剂盒、DNA 提取试剂盒可在 2~8℃贮存至有效期；*CYP2C19* 扩增液（1 和 2）、*CYP2C19* 阳性对照液、阴性对照液 2~8℃贮存不超过 1 周，–20℃可贮存至效期；反应液 A 在 –20℃贮存。各组分在 –20℃贮存期间，冻融次数不超过 5 次。运输采用干冰保持低温，运输时间不应超过 4 天。

6.2　试剂盒组成

试剂见表 6–25。

自备试剂：无水乙醇。

6.3　试剂实验前的准备

将试剂从冰箱中取出并平衡至室温，室温放置不超过 4 小时。

表 6-25 *CYP2C19* 基因检测试剂信息

名称	规格
CYP2C19 扩增液 1	1×300µl/ 管
CYP2C19 扩增液 2	1×300µl/ 管
反应液 A	1×40µl/ 管
反应液 B	1×12µl/ 管
CYP2C19 基因芯片	1×12 张 / 盒
CYP2C19 阳性对照	1×20µl/ 管
阴性对照液	1×10µl/ 管
BaiO 杂交显色试剂盒	1×12 次 / 盒
DNA 提取试剂盒	1×12 次 / 盒

7 操作步骤

7.1 全血 DNA 提取（标本制备区）

取 N 个 1.5ml 离心管（n= 待测样本数 +1 管阴性质控品 +1 管缺失质控品），向离心管中加入 200µl 血液样本；向以上溶液中加入 20µl Proteinase K，混匀；加入 200µl Buffer GL，颠倒混匀 15 次，剧烈震荡至少 1 分钟；56℃孵育 10 分钟，其间颠倒混匀数次；加入 200µl 无水乙醇，颠倒混匀 10 次。短暂离心，使管壁和壁盖上的液体集中到管底；将上步骤所得溶液全部加入到已装入收集管（collection tube）的吸附柱（spin column DM）中，若一次不能加完溶液，可分多次转入，10 000r/min 离心 1 分钟，倒掉收集管中的废液，将吸附柱重新放回收集管中；向吸附柱中加入 500µl Buffer GW1（使用前检查是否加入无水乙醇），10 000r/min 离心 1 分钟，倒掉收集管中的废液，将吸附柱重新放回收集管中；向吸附柱中加入 500µl Buffer GW2（使用前检查是否加入无水乙醇），10 000r/min 离心 1 分钟，倒掉收集管中的废液，将吸附柱重新放回收集管中；10 000r/min 离心 2 分钟，倒掉收集管中的废液。将吸附柱置于室温数分钟，以彻底晾干；将吸附柱置于一个新的离心管中，向吸附柱的中间部位悬空加入 100µl Buffer GE，室温放置 5 分钟，10 000r/min 离心 1 分钟，收集 DNA 溶液，–20℃保存 DNA。

7.2 试剂准备（试剂准备区）

试剂的分装：*CYP2C19* 扩增液（1 和 2）融溶后，将其分装到 0.2ml 离心管中，19µl/ 管。

从 –20℃冰箱中取出试剂取出原先分装好的扩增液，在管内按照如下体系配制 PCR 反应液，并做好标记。每人份检测使用 1 管 *CYP2C19* 扩增液 1（19µl/ 管）和 1 管 CYP2C19 扩增液 2（19µl/ 管）。

表 6-26　*CYP2C19* 基因分型检测 PCR 反应体系

1组		2组	
试剂组分	用量（μl）	试剂组分	用量（μl）
扩增液 1	19	扩增液 2	19
反应液 A	1	反应液 A	1
DNA	5	DNA	5

7.3　加样（标本制备区）

向反应液中加入处理好的 DNA 模板及阴性阳性质控品各 5μl，反应体系见表 6-26。盖紧 PCR 反应管管盖，以 2 000r/min 转速离心 10 秒钟，使反应液体集中在 PCR 反应管的底部，转移至扩增区。

7.4　扩增（扩增区）

将各 0.2ml 离心管放入 PCR 仪中，按下列条件扩增：50℃ 5 分钟；94℃ 5 分钟；（94℃ 25 秒，48℃ 40 秒，72℃ 30 秒）35 cycles；72℃ 5 分钟。

7.5　杂交显色

取出杂交显色试剂盒。将反应液 B 低速离心，吸取 10μl 加入杂交缓冲液瓶中混匀，备用。

配制杂交反应液：吸取 190μl 杂交缓冲液加入到 8 联管中的对应位置，再向其中加入 10μl *CYP2C19* 扩增产物混匀。

临用前，取出 1 支抗体，低速离心，加入 1ml 抗体稀释剂，振荡混匀，制成抗体使用液，吸取 200μl 加入到 8 联排管中的相应位置，剩余试剂 –20℃保存。

向 8 联排管中的相应位置加入 200μl 显色液。

取出 *CYP2C19* 基因芯片，做好标记，将基因芯片（标签面朝上）放入芯片卡槽内，确保芯片与温控平台平齐、贴紧，关上反应舱压盖。

注意：芯片装载时应平行插入，芯片装载的位置编号须与试剂托架上对应的试剂管所放置编号一致。

将加好试剂的 8 联管逐一装载在试剂托架上。

注意：排管的装载方向及编号，并保证装载完毕后各 8 联排管在同一高度上。

点击"关闭"按钮，关闭试剂舱。

点击软件运行窗口各区域（A/B/C）温控状态栏上的"加载"按钮，载入"*CYP2C19*–42 度 .scri"程序，确认流程加载完毕，试剂及芯片也装载正确后，点击"运行"按钮开始实验。

7.6　扫描

杂交反应结束后，取出芯片，用蒸馏水冲洗芯片表面，自然晾干。

启动 *** 生物芯片识读仪。

将计算机与本仪器各组件连接好后，打开仪器电源开关，此时扫描仪启动。

运行 ArrayDoctor 软件，分析结果。

数据分析及结果报告发布见第九章内容。

附录6-11 遗传性肿瘤基因突变检测标准操作规程

1 目的

规范遗传性肿瘤基因突变检测项目的流程，项目用于检测与遗传性肿瘤密切相关49个基因生殖细胞突变。以静脉血或唾液中提取的DNA为检测样本，提供突变类型状态的评估，共涵盖了17种癌种，779个外显子区域，检测突变类型包含SNV、Indel、CNV等。

2 范围

用于基于 *** 测序仪的目标区域捕获检测的实验操作。

3 试验原理

本试剂盒采用探针捕获技术，首先将全基因组进行片段化、加接头、PCR扩增等步骤制备文库；其后采用具有特定序列的DNA探针与文库进行杂交，从而特异性捕获来自人类基因组49种基因中的部分外显子与内含子区域，之后通过磁珠法富集被探针捕获的目标区域DNA片段。在对捕获富集后的文库进行定量与质控后，采用高通量测序仪（型号：***，*** 公司生产）进行高通量测序。对于测序数据采用生物信息学软件判读靶基因中是否存在来自肿瘤的变异。

4 样本采集与稳定性

4.1 标本采集前患者准备
受检者无需空腹。

4.2 标本种类
全血（EDTA抗凝全血）。

4.3 标本储存
全血样本在EDTA抗凝全血，室温保存不超过7天，2~8℃不超过1个月，–20℃不超过7周，反复冻融不超过5次。全血的运输必须遵守国家相关规定。应避免反复冻融（最多冻融3次）。

4.4 标本运输
采用低温运输箱或泡沫箱加冰密封进行运输。

4.5 标本拒收标准
枸橼酸钠抗凝标本、肝素抗凝标本、严重溶血或脂血标本不能作测定。

5 安全方法

5.1 日常的安全防范
5.1.1 工作人员在进行样本检测过程中必须穿戴口罩、帽子、手套和工作服。

5.1.2 所有接触过样品的手套、枪头和其他物件须丢弃在标有生物危害的垃圾箱中。

5.1.3 生物危害的垃圾必须每天适时的处理以保持清洁。

5.1.4 工作台在工作结束后用 10% 的次氯酸钠溶液清洗，空间用紫外线照射 60 分钟。

5.1.5 工作完毕，应脱去手套后洗手，再脱去工作服，然后用消毒液洗手。

5.2 样本检验后处理

5.2.1 检测完的样本，放冷冻冰箱保存 3 个月。

5.2.2 过期的样本交医院医用垃圾处理中心处理。

6 试剂及仪器设备

6.1 试剂

6.1.1 试剂盒组成

核酸提取试剂：活化液 BH1、活化液 BH2、缓冲液 BL、缓冲液 BW1、缓冲液 BW2、洗脱液 BE、蛋白酶 K、吸附柱、收集管（2ml）

E1 修复反应液：Taq DNA 聚合酶、T4 DNA 聚合酶、T4 聚核苷酸激酶

A01-024 接头 1-24：Hepes 缓冲液、双链寡核苷酸接头

E2 连接酶：T4 DNA 连接酶

B2 连接缓冲液：Tris-HCl、MgCl2、DTT、ATP、PEG6000

E3 PCR 扩增反应液：Tris-HCl、10% 甘油、MgCl$_2$、高保真热启动 DNA 聚合酶、dNTP、NP-40

P1 PCR 扩增引物 5μM 通用引物 1，5μM 通用引物 2

P2 富集探针：富集探针

B3 DNA 封闭液：Human Cot-1 DNA

S1 封闭序列：寡核苷酸序列

B4 杂交缓冲液 1：SSC 缓冲液、磷酸钠、SDS

B5 杂交缓冲液 2：多聚蔗糖、聚乙烯吡咯烷酮、牛血清白蛋白

MB 磁珠：链霉亲和素标记磁性微球

W1 清洗缓冲液 1：SSC 缓冲液、SDS

W2 清洗缓冲液 2：SSC 缓冲液、SDS

W3 清洗缓冲液 3：SSC 缓冲液

W4 清洗缓冲液 4：SSC 缓冲液、SDS

BW 磁珠清洗液：Tris-HCl、Tween-20

NC 阴性对照品：汉族健康人 DNA、TE 缓冲液

PC 阳性对照品：*EGFR* L858R、*ALK* 融合、*ROS1* 融合、*BRAF* V600E、*KRAS* G12C 及 *HER2* 20 外显子插入突变序列的 DNA

详细内容详见 *** 公司遗传性肿瘤基因突变检测试剂说明书。

6.1.2 试剂贮存与稳定性

-20℃ 以下贮存，有效期为 12 个月；避免反复冻融。启封后，DNA 提取试剂盒可在 2~8℃ 贮存至有效期。各组分在 -20℃ 贮存期间，冻融次数不超过 5 次。运输采用干冰保持低温，运输时间不应超过 4 天。

6.2 仪器设备

低温高速离心机、小型高速离心机、可调式微量移液器（1 000µl）、生物安全柜、可移动紫外消毒车、水浴锅、*** 核酸定量计、荧光定量 PCR 仪、*** 测序仪。

7 操作步骤

7.1 基因组 DNA 提取操作程序

7.1.1　活化吸附柱吸附柱在使用前需要活化，活化方法：将吸附柱置于收集管中，加入 500µl 缓冲液 BH1，静置 2~3 分钟，12 000r/min 离心 30 秒；弃去收集管中的废液，将 7.1.2 吸附柱重新放回收集管中，在吸附柱中加入 500µl 缓冲液 BH2，12 000r/min 离心 30 秒，弃去收集管中的废液，将吸附柱放回收集管中待用。

7.1.2　取 1.5ml 离心管，做好标记，每管中加入 20µl 蛋白酶 K 溶液。

7.1.3　加入 200µl 血液样品（注意：在加入血液样本之前一定要把全血充分混匀）。

7.1.4　加入 200µl 缓冲液 BL，振荡 15 秒，混匀。低速离心，使管壁血液离心至底部（注意：不可将缓冲液 BL 直接加入蛋白酶 K 中）。56℃放置 10 分钟。

7.1.5　加 200µl 无水乙醇，振荡 15 秒，混匀，低速离心。

7.1.6　将上一步所得溶液和絮状沉淀都加入一个已活化的吸附柱中（吸附柱放入收集管中），不要弄湿管口，12 000r/min（9 500×g）离心 1 分钟，弃去装废液的收集管，将吸附柱插入新的收集管中。

7.1.7　向吸附柱中加入 500µl 缓冲液 BW1（使用前请先检查是否已加入无水乙醇），不要弄湿管口，12 000r/min 离心 1 分钟，倒掉收集管中的废液，将吸附柱放入收集管中。

向吸附柱中加入 500µl 缓冲液 BW2（使用前请先检查是否已加入无水乙醇），不要弄湿管口，12 000r/min 离心 1 分钟，倒掉收集管中的废液，将吸附柱放入收集管中。

7.1.8　将吸附柱放回收集管中，12 000r/min 离心 1 分钟，以彻底去除吸附材料中残余的漂洗液。

7.1.9　将吸附柱转入一个干净的离心管中，向吸附膜中间位置悬空滴加 60µl 洗脱缓冲液 BE，室温（推荐 56℃）放置 5 分钟，12 000r/min 离心 1 分钟，将溶液收集到离心管中。

7.1.10　质量控制：DNA 片段可用紫外分光光度计检测 DNA 浓度及纯度，DNA 应在 OD260 处有显著吸收峰，OD260/OD280 的比值应为 1.7~1.9。OD260 值为 1 相当于大约 50µg/ml 双链 DNA。DNA 浓度应在 10~60ng/µl 为宜。

7.2 文库构建

7.2.1　DNA 打断：取试剂盒中阳性对照品（PC）和阴性对照品（NC）各 50µl 与待测样本同步检测，待测样本按如下步骤进行操作：①DNA 进入量为 0.25~1.0µg，选择破碎片段大小为 350bp。②推荐使用 Diagenode Bioruptor 超声破碎仪或 Covaris M220 Focused-Ultrasonicator 聚焦超声破碎仪进行超声打断。推荐打断条件如下：Diagenode Bioruptor 超声破碎仪的条件是 time on 30 秒、time off 30 秒、6 个 cycles、4℃；*** 聚焦超声破碎仪的条件是 peak power 50、duty factor 20、200 个 cycles 或 burst、6℃。

7.2.2　磁珠纯化步骤如下：①核酸纯化试剂在使用前充分漩涡震荡混匀。②加入样品体积 1.5 倍的核酸纯化试剂，用移液器上下混匀 10 次。③室温下静置 5 分钟后，置于磁力分离架上 5 分钟，直至上清液澄清。小心移去上清液。④置于磁力分离架上，加入 200μl 新鲜配制的 80% 乙醇，室温静置 30 秒，吸弃上清液。⑤重复步骤④，并尽量去除所有残留乙醇溶液。⑥离心管留于磁力架上室温开盖 5 分钟干燥，使乙醇全部挥发。⑦加入 53μl 无酶水，使用移液器上下混匀 10 次。室温孵育 5 分钟。⑧置于 1.5ml 磁力架上 5 分钟，取 50μl DNA 溶液进入下一步末端修复。

7.2.3　片段质控：取出 1μl 的样品用于生物分析仪检测打断片段的效果。质控标准：弥散条带范围在 100~500bp，主带位于 150bp 左右视为合格，否则要重新打断。

7.2.4　末端修复加 A：①在 0.2ml PCR 管中，配制文库混合液 1：DNA 片段 50μl、E1 3μl、B1 7μl；②使用移液器上下吹吸将液体混匀，快速离心收集液体；③将文库混合液 1 置于 PCR 热循环仪中按照以下条件进行孵育：20℃ 30 分钟、65℃ 30 分钟、降到 4℃。

7.2.5　加接头：①孵育完成后按下表向装有混合液 1 的反应管中加入试剂盒内相应组分试剂，完成混合液 2 配制（配制过程于冰上完成）：混合液 1 60μl、无酶水 5μl、E2 10μl、B2 30μl、接头 5μl。要求同批次检测时，不同样本分别加入不同编号的接头试剂。②使用移液器上下吹吸将液体混匀，快速离心收集液体。将反应管置于 PCR 仪上，20℃ 孵育 15 分钟。

7.2.6　磁珠纯化：①核酸纯化试剂在使用前充分漩涡震荡混匀；②连接反应完成后，立即加入连接反应体积 0.85 倍的核酸纯化试剂。使用移液器上下混匀 10 次；③室温下静置 5 分钟后，置于磁力分离架上 5 分钟，直至上清液澄清，小心移去上清液；④置于磁力分离架上，加入 200μl 新鲜配制的 80% 乙醇，室温静置 30 秒，吸弃上清液；⑤重复步骤④，并尽量去除所有残留乙醇溶液；⑥离心管留于磁力架上室温开盖 5 分钟干燥，保证所有乙醇全部挥发；⑦加入 22.5μl 无酶水，使用适宜量程的移液器上下混匀 10 次，室温孵育 5 分钟；⑧置于磁力架上 5 分钟，取 20μl DNA 溶液进入 PCR 扩增。

7.2.7　PCR 扩增：①配制混合液 3（配制过程于冰上完成）：E3 25μl、P1 5μl、纯化产物 10μl；②使用移液器上下吹吸将液体混匀，短暂离心收集液体；③将配制好的混合液 3 置于 PCR 仪，按以下反应程序扩增：98℃ 45 秒一次、98℃ 15 秒　60℃ 30 秒　68℃ 30 秒条件共 4~7 个循环、72℃ 1 分钟、降至 4℃，推荐 250ng 进入量使用 7 个 PCR 循环，样本量每增加约 1 倍，可减少 1 个 PCR 循环。

7.2.8　磁珠纯化：①核酸纯化试剂在使用前充分漩涡震荡混匀；②加入 PCR 反应终体积等量的核酸纯化试剂。使用适宜量程的移液器上下混匀 10 次；③室温下静置 5 分钟后，置于磁力分离架上 5 分钟，直至上清液澄清。小心移去上清；④置于磁力分离架上，加入 200μl 新鲜配制的 80% 乙醇，室温静置 30 秒，吸弃上清液；⑤重复步骤④，并尽量去除所有残留乙醇溶液；⑥离心管留于磁力架上室温开盖 5 分钟干燥，保证所有乙醇全部挥发；⑦加入 23μl 无酶水，使用移液器上下混匀 10 次。室温孵育分钟；⑧置于磁力架上 5 分钟，取 20μl DNA 溶液进入下一步文库富集。取 1μl 使用 Qubit® dsDNA HS Assay Kit 进行 DNA 定量。

7.3　文库质控

纯化后样品进行 2100 检测文库条带，通过 Qubite 2.0/3.0 检测浓度，如果不合格及时重做。质控标准：①Pre-PCR 扩增合格文库一般要求主带位置在 200~300bp，文库要求浓度大于20ng/μl，若过低，可能扩增失败，可能不够杂交起始量。②如果阴性对照浓度大于5ng/μl，则怀疑样品存在被污染的风险，需检测是否由气溶胶污染所致，清洁实验环境后重新安排实验。

7.4　杂交

7.4.1　杂交捕获

（1）根据Qubit2.0/3.0测定结果，按照每张芯片1μg上样量，根据Pooling两管（一管备用）的总量即2μg来计算各样本上样体积，并Pooling混匀。

（2）接头封闭液的配制。8μl BGISEQ-500封闭Bottom与8μl BGISEQ-500封闭液-N。

（3）取10μl封闭液Ⅰ，封闭液Ⅰ管上标记相应的样品pooling编号，将Pooling后的样品DNA和配制好的接头封闭液加入封闭液Ⅰ管中；现在杂交混合物中含有以下几种成分：Pooling总DNA 1μg、封闭液18μl、封闭液28μl、封闭液310μl。

（4）盖好管盖，用干净的注射器针在分装的EP管盖上戳数个孔，将上述样品文库和封闭的混合物置于SpeedVac中蒸干，温度设置为60℃。

（5）将恒温混匀仪调到95℃，将分装好的4.5μl探针从-20℃冰箱中拿出，放在冰上化冻（建议打开试剂盒后将探针按4.5μl每管分装到0.2ml PCR管备用，避免反复冻融）。

（6）将蒸干的样品取出，贴上封口膜，分别加入以下两种试剂：7.5μl 2×杂交液Ⅰ和3μl杂交液Ⅱ。

（7）将样品震荡混匀后置于离心机上按short键离心10秒。将离心后样品移至95℃恒温混匀仪中10分钟（每5分钟拿出来震荡混匀，按short键离心10秒后继续反应），使DNA变性。

（8）将样品取出，震荡混匀后室温条件下按short键离心10秒。

（9）将上述杂交混合物转入分装好的4.5μl探针中（0.2ml PCR管或96孔PCR板），移液器混匀，若有挂壁，需短暂离心。

（10）将待杂交混合物放在PCR仪上47℃杂交20~24小时，PCR仪热盖应设置保持在57℃。

7.4.2　洗涤与洗脱

（1）准备洗涤液

1）提前解冻所需洗涤试剂，按照比例将五种洗涤试剂（10×磁珠清洗液、10×洗涤液、10×洗涤液Ⅰ、10×洗涤液Ⅱ、10×洗涤液Ⅲ稀释配制成1×溶液。其中洗涤液Ⅰ分两管，一管（100μL）47℃预热，一管（200μl）室温；

2）47℃预热两种溶液：1×洗涤液和1×洗涤液Ⅰ。

（2）准备磁珠Ⅱ

1）提前从4℃冰箱中拿出磁珠Ⅱ，混匀后平衡30分钟待用；

2）在1.5ml的EP管中加入100μl磁珠Ⅱ后，将EP管置于磁力架上至液体澄清，去除上清液。

3）加入200μl 1×磁珠清洗液，振荡5秒混匀，将EP管置于磁力架上至液体澄清，去除上清液。

4）重复上一步，总共洗涤两次。

5）吸 100μl 的 1× 磁珠清洗液，悬浮磁珠转到 0.2ml 的 EP 管中。

6）用磁力架结合磁珠（将小管靠到磁力架上），直到液体澄清，去除上清液；此磁珠用来结合捕获的 DNA。

（3）捕获到的 DNA 与磁珠Ⅱ珠结合

1）将杂交混合物转到准备好的磁珠Ⅱ中，吹打混匀 10 次；

2）将小管放在 PCR 仪上 47℃孵育 45 分钟（PCR 仪热盖应设置保持在 57℃，每隔 15 分钟拿出来在振荡 3 秒以防磁珠沉淀）。

（4）结合了捕获 DNA 的磁珠Ⅱ的洗涤

1）孵育 45 分钟后，将产物转至 1.5ml 的 EP 管中，再将 EP 管置于磁力架上到液体澄清，去除上清液。

2）加入 100μl 47℃的 1× 洗涤液Ⅰ，振荡 5 秒混匀，再将 EP 管置于磁力架上至液体澄清，去除上清液。

3）从磁力架上取下 EP 管，加入 200μl 47℃的 1× 洗涤液，吹打混匀，47℃孵育 5 分钟，再将 EP 管置于磁力架上至液体澄清，去除上清液。再重复此步骤一次，即共用 1× 洗涤液洗两次。

4）加入 200μl 常温的 1× 洗涤液Ⅰ，于 Thermomixer 上常温混匀 2 分钟，再将 EP 管置于磁力架上至液体澄清，去除上清液。

5）加入 200μl 常温的 1× 洗涤液Ⅱ，于 Thermomixer 上常温混匀 1 分钟，再将 EP 管置于磁力架上至液体澄清，去除上清液。

6）加入 200μl 常温的 1× 洗涤液Ⅲ，于 Thermomixer 上常温混匀 30 秒，再将 EP 管置于磁力架上至液体澄清，去除上清液。

7）加入 45μl DNA 溶解液（不用将 DNA 从磁珠上洗脱下来，可以直接进行 PCR），混匀保存。

（5）捕获文库 LM-PCR

1）从 -20℃冰箱中取出 PCR 反应液和引物 BGISEQ-500 Primier 1 和 BGISEQ-500 Primier 2，将其置于室温化冻并充分混匀，

2）配制 PCR 反应体系：捕获产物 45μl、PCR 反应液 50μl、BGISEQ-500 Primier 1 2.5μl、BGISEQ-500 Primier 2 2.5μl。

3）置于 PCR 仪中按下列程序反应：98℃变性 2 分钟后，进行 14 个 PCR 循环，（98℃ 15 秒，56℃ 15 秒，72℃ 40 秒），72℃延伸 5 分钟。

（6）PCR 产物的纯化

1）提前将磁珠Ⅰ置于室温下平衡 30 分钟。

2）将 PCR 产物转入 1.5ml 的 EP 管中，再将 EP 管置于磁力架上至澄清，再将上清液转至对应管号的 EP 管中，弃链霉素磁珠Ⅱ。上清中加入 120μl 磁珠Ⅰ，吹打混匀，回溶于 40μl DNA 洗脱液中。

（7）测定核酸浓度

1）取 1μl 文库使用 Qubit2.0/3.0 或 QPCR 对文库浓度定量。

2）取 1μl 文库使用 Agilent 2100 High Sensitivity DNA Kit 检测文库大小和浓度。文库检测后，要求文库 DNA 的主峰范围在 200~400bp 之间，主带集中在 200~300bp，呈良好的

单峰状态，没有小于100bp的引物污染；浓度与Qubit HS大致一致。

3）文库检测后，合格文库要求BMG检测浓度大于20ng/μl，并且片段范围200~300bp，如果文库质检不合格，则立即安排重新杂交，同时反馈实验负责人；重新安排杂交仍然质检不合格的情况下，负责人需要安排重新构建文库并提前把情况反馈给客户。

7.5　单链环化

7.5.1　样本准备

（1）取160ng检测合格的文库，补DNA洗脱液至48μl，加到PCR管上，离心待上PCR。

（2）开启PCR仪，打开热变性程序（95℃6分钟后降温到4℃），程序跑完要立刻将反应样本取出，切勿待温度降下才取出。

（3）95℃热变性完要立刻取出反应样本，放置冰盒上，再反扣一个冰盒（碎冰效果更好），计时3~5分钟，稳定样本，防止DNA再次复性，结合为双链模式。

7.5.2　环化

（1）取出环化缓冲液置于常温解冻，连接酶置于冰盒上。

（2）配制环节mix（环化缓冲液11.6μl，连接酶0.5μl），环化缓冲液震荡混匀，环化mix垫手上震荡混匀。

（3）分别向每个样本加入12.1μl的mix，共60μl，用枪混匀。

（4）放到PCR仪反应槽，盖上上盖，打开程序（37℃30分钟后降至4℃），运行程序。

7.5.3　纯化

（1）取出4℃保存的磁珠Ⅰ，室温放置30分钟平衡，震荡混匀分装到2.0ml离心管待用。

（2）磁珠Ⅰ使用前震荡均匀，按照体积M μl分装至对应的浅孔板中（分装过程间隔震荡以减少磁珠沉淀）。

（3）产物转到浅孔板中并吹打10次（小心防止液体挂壁），使样品与磁珠Ⅰ充分混匀，静置10分钟。

（4）将浅孔板置于磁力架上，约静置10分钟直至澄清；静置期间可用10μl的吸头将底部妨碍磁珠吸附的气泡戳破。

（5）小心吸去上清液，逐列加入250μl 75%乙醇并吹打洗涤10次（小心朝非磁珠的方向吹打，不能吹打到磁珠），弃上清液（加入乙醇时应缓缓加入，尽量不要让液体往磁珠方向添加，否则会使磁珠脱离而被损耗）。

（6）重复（5），尽量去除上清液；用保鲜膜将浅孔板封好，用10μl吸头戳孔。

（7）置Heatblock 40℃干燥，至磁珠干裂，当有多于3个孔干裂了就马上拿出来，放到磁力架上轻轻撕掉保鲜膜（仔细观察磁珠干裂情况，持续加热有使磁珠崩离加样孔的潜在风险，造成损失和样品间污染）。

（8）下架，往浅孔板中加入X μl水，充分混匀，静置5分钟，然后置于磁力架至澄清。

（9）把（8）澄清液吸取用于上机测序。

7.6　测序

7.6.1　文库预处理

（1）准备变性试剂：取 200μl 1N 文库变性液浓储，加 800μl 无酶水配制成 0.2N 文库变性液，涡旋混匀，短暂离心，室温放置备用。

（2）文库变性：取 5μl 文库（4nM）至低吸附管管底，再加入 5μl 0.2N 文库变性液，吹打混匀。关闭管盖室温孵育 5 分钟，之后立即置于冰上。

（3）文库稀释：变性后的 10μl 文库中加入 990μl 冰上预冷的稀释缓冲液，混匀后快速离心，置于冰上备用。

7.6.2　上样

（1）使用洁净的 1ml 枪头刺穿 Load Samples（装入样品）孔的封箔，将 600μl 已制备文库注入 Load Samples（装入样品）孔中。避免接触封箔。

（2）加载样品后检查孔中是否有气泡，如果有气泡在工作台轻轻敲打试剂盒以释放气泡。

（3）将加载好样品的测序试剂盒使用测序仪（*** 公司）进行测序，获得下机数据。数据分析及结果报告发布见第九章内容。

附录6-12　无创产前基因检测标准操作规程

1　目的

规范 NIPT 项目高通量测序标准操作流程，项目用于孕妇外周血胎儿染色体非整倍体疾病 21– 三体综合征、18– 三体综合征和 13– 三体综合征进行产前辅助检测。

2　范围

用于基于 *** 测序仪的目标区域捕获检测的实验操作。

3　试验原理

本试剂盒采用探针捕获技术，首先将 DNA 进行片段化、加接头、PCR 扩增等步骤制备文库；连接上测序通用引物的 DNA 文库可以在基因测序仪的测序芯片内部杂交固定，利用基因测序仪读取目标 DNA 片段的序列数据，数据通过生物信息软件分析，获得染色体数目评价结果。

4　样本采集与稳定性

4.1　标本采集前患者准备

采集时间一般在孕 12 周后，空腹采集。需 EDTA 抗凝血。

4.2　标本种类

EDTA 抗凝全血 5~10ml。

4.3　标本储存

在 4 小时内分离血浆并低温保存。

4.4　标本运输

采用低温运输箱或泡沫箱加冰密封进行运输。

4.5　标本拒收标准

枸橼酸钠抗凝标本、肝素抗凝标本、严重溶血或脂血标本不能作测定。

5　安全方法

5.1　日常的安全防范

5.1.1　工作人员在进行样本检测过程中必须穿戴口罩、帽子、手套和工作服。

5.1.2　所有接触过样品的手套，枪头和其他物件须丢弃在标有生物危害的垃圾箱中。

5.1.3　生物危害的垃圾必须每天适时的处理以保持清洁。

5.1.4　工作台在工作结束后用 10% 的次氯酸钠溶液清洗，空间用紫外线照射 60 分钟。

5.1.5　工作完毕，应脱去手套后洗手，再脱去工作服，然后用消毒液洗手。

5.2　样本的处理

5.2.1　检测完的样本，放冷冻冰箱保存 3 个月。

5.2.2　过期的样本交医院医用垃圾处理中心处理。

6　试剂

血浆游离 DNA 提取试剂盒（磁珠法）、胎儿染色体非整倍体（T13/T18/T21）检测试剂盒、高通量测序文库构建 DNA 纯化试剂盒（磁珠法）、*** 高通量测序试剂盒。

7　操作步骤

7.1　血浆分离

核对采血管数量、查看是否有异常情况。扫描采血管上的二维码，打印条码，准备贴在 EP 管上。4℃，1 600g，10 分钟，配平离心采血管。记录离心时间。贴条码在 EP 管上，双人复核样品编号。移液器调至 700μl，将离心完毕的采血管按 EP 管顺序摆放，双人复核后转样。吸取白细胞时，观察有无异常（凝血或堵枪），如 3 个中转管配平离心，常温，16 000g，10 分钟。将离心完毕的中转管，放回原来的位置，双人复核管号。转管，移液器调至 650μl，注意不要碰触管底沉淀。转管完毕后，再次核对管号，然后将中转管丢弃。观察血浆有无异常情况。合格血浆取 1 支进入 DNA 提取，剩余血浆及白细胞放至冻存盒。

7.2　血浆 DNA 提取操作程序

7.2.1　试剂准备及样品转移：

Reagent2	15μl
磁珠	30μl
Reagent1	100μl
Lysis buffer	2.0ml
血浆	1.2ml

7.2.2　操作步骤：将 BD 管 12r/min，混匀 20 分钟；按照血浆原管对 1.5ml、2ml 离心管进行编号复写磁力架吸附磁珠及转移，吸弃上清液；500μl wash buffer Ⅰ，充分混匀，吸

弃上清液 500μl wash buffer Ⅱ，充分混匀，吸弃上清液；550μl wash buffer Ⅲ，吸弃上清液；瞬离（4 000~5 000g），吸走残留液体；42μl Elution buffer，充分混匀，55℃水浴 10 分钟；瞬离（4 000~5 000g）放回磁力架，取上清到 1.5ml 离心管内；检测 DNA 浓度。提取后上清液如不立即用于检测，则应放置于 –20±5℃条件下保存。–20±5℃条件下可保存 36 个月。

7.2.3 质量控制：用 Qbuite 2.0/3.0 检测浓度及条带大小。DNA 浓度要求：0.05~0.60ng/μl。

7.3 文库构建

7.3.1 预处理，加入组分 1：DNA 40.5μl、BUF 17μl、ENZ 11.5μl，置于 PCR 热循环仪中按照以下条件进行孵育：37℃ 20 分钟、72℃ 20 分钟、4℃ ∞。

7.3.2 末端修复，加入组分 2：BUF2 25μl、ENZ2 1μl、Adaptor 2μl，置于 PCR 热循环仪中按照以下条件进行孵育：20℃ 30 分钟、65℃ 30 分钟、降到 4℃。

7.3.3 磁珠纯化：①核酸纯化试剂在使用前充分漩涡震荡混匀；②连接反应完成后，立即加入连接反应体积 0.85 倍的核酸纯化试剂。使用移液器上下混匀 10 次；③室温下静置 5 分钟后，置于磁力分离架上 5 分钟，直至上清澄清，小心移去上清液；④置于磁力分离架上，加入 200μl 新鲜配制的 80% 乙醇，室温静置 30 秒，吸弃上清液；⑤重复步骤④，并尽量去除所有残留乙醇溶液；⑥离心管留于磁力架上室温开盖 5 分钟干燥，保证所有乙醇全部挥发；⑦加入 22.5μl 无酶水，使用适宜量程的移液器上下混匀 10 次，室温孵育 5 分钟；⑧置于磁力架上 5 分钟，取 20μl DNA 溶液进入文库检测。

7.4 文库检测

7.4.1 试剂配制：将 5ml 的 KAPA SYBR FAST qPCR Master Mix（2×）加入 1ml 的 GA primer premix（10×），vortex 混匀，分装后于 –20℃储存，随用随取；将 Prepare qPCR/primer mix 和 ROX High 从 –20℃拿出，室温溶解。取 1.5ml EP 管并做好标记，按照所做的样品个数适量配制 qPCR buffer：（5.8μl qPCR/primer mix+0.2μL ROX High）×（所做样品个数 +15）。

7.4.2 检测过程

（1）在冰箱的文库中转盒中取出需要定量的文库。

（2）进行稀释（10×）：2μl 要定量的文库加入到 18μl 的 0.05%tween 20 稀释液中，vortex 混匀瞬离。稀释过文库放到试管架的前一行，以示区分没有稀释的文库。最后稀释 CK，平行稀释 4 管。文库和稀释后的模板要加一个样品盖一个样品管，以防样品之间的混淆。

（3）按照文库的稀释顺序将 Dilution 的 EP 管按照从小到大的顺序写上 1、2、3、4、5、6……，全部用黑色记号笔标记。

（4）将整板进行 vortex，放在 vortex 上混匀 2 分钟，务必使每管液体均能振动混匀，瞬时离心 2 秒。

（5）准备 qPCR 板，将 8 连管纵向放在专用板座上，每孔加入 6μl 的已配好的 qPCR Master Mix，每次实验，需要做 5 个标准，4 个 CK，一个 NTC。

（6）使用 Illumina GA DNA 标准品作为定量的标准曲线。即将 Illumina GA DNA 标准品（1~5）分别取 4μl 加入前 5 个标准品孔中，最后一孔是 NTC 孔，用 4μl 的 0.05%tween

20 代替模板。

（7）加 4μl 稀释样品时必须使枪头数和加样品数的用量和位置相一致，以防竖着加样发生漏加或加重，将 8 连管盖放在 8 连管之上，一手固定 96 孔板架，一手用按盖器上下按压，使管盖与 8 连管紧密契合，若还有管盖没有压实的，可一手戴 PE 手套按压，直到完全盖严，避免交叉污染，避免橡胶手套接触管盖上部。

（8）把 8 连管托放于 96 孔板架上，配平，在离心机上 1 600r/min 离心 1 分钟，确保 8 连管底部没有气泡，上机，程序为预变性 95℃ 5 分钟，变性 95℃ 30 秒，退火延伸 60℃ 30 秒，35 cycle，melt curve 设定在 60~95℃收集荧光，每 0.5℃收集一次。

7.4.3　文库检测数据分析

（1）首先判断此 run 数据是否可用，要求 reaction efficiency 范围在 90%~110%，R2 ≥ 0.99，slope 在 –3.6~–3.1 之间，NTC 无扩增。如此 run 数据不符合上述标准，则认为失败，需要重新定量。

（2）如果标准曲线 R2 接近而没有达到 0.99，可以试着将 standard 4 或者 5 忽略（omit）再判定是否符合判定标准。前提是将某个 standard 忽略后，样品的读数符合步骤（1）要求。

（3）如果 CK 值有误差，根据 CK 的已知摩尔浓度（13~14）调整整个 run 的样品浓度。

（4）反应完毕后，产物扩增分析室的人员从"文件"中点"导出"，导出 excel 格式，如果样品浓度 ≥ 10pM 且没有 dimer 峰、宽峰、双峰则认为该样品合格。

7.5　混合文库，构建文库池。

7.5.1　根据上机终浓度及总上样体积计算出需用混合文库体积：取混合文库体积 =Total volume* 上机浓度 / 混合文库浓度。

上机浓度　　　　　　3.6pM

Total volume　　　　3 000μl

7.5.2　混合文库的变性：变性条件为 2N NaOH：混合文库体积 = 1：39。准备一个新的 1.5ml 的 EP 管，加入相应体积的混合文库和变性液。加样过程中需要复核人读出混合文库和变性液的体积数值，实验员将移液器调到相应量程后，复核人需复核量程是否正确，确认无误后加到混合文库的 EP 管中。将加了变性液的混合文库混匀，离心，室温静置 5 分钟。

7.5.3　变性文库的中和及稀释：室温条件下在离心管中按如下体系配制中和平衡液：平衡液 I 1μl、平衡液 II 9μl，将配制好的平衡液充分涡旋混匀 30 秒，离心机瞬离。将变性文库稀释到上机浓度 3.6pM；总体积 =3000μl。

7.6　测序

7.6.1　使用洁净的 1ml 枪头刺穿 Load Samples（装入样品）孔的封箔，将 600μl 已制备文库注入 Load Samples（装入样品）孔中。避免接触封箔。

7.6.2　加载样品后检查孔中是否有气泡，如果有气泡在工作台轻轻敲打试剂盒以释放气泡。

7.6.3　将加载好样品的测序试剂盒使用测序仪（*** 公司）进行测序，获得下机数据数据分析及结果报告发布见第九章内容。

（熊玉娟　龙炫辉　黄宪章　孙世珺　赵　娟）

实验室质量控制是指为将实验室检测结果的误差控制在允许限度内所采取的控制措施。质量控制保证分析结果的精密度和准确度，对于确保患者诊疗质量具有重要意义。本章将从室内质量控制（internal quality control，IQC）要求、室间比对管理要求和检验结果的可比性要求三方面介绍临床分子诊断检验结果的质量保证。

第一节　临床分子诊断实验室室内质量控制要求

一、总则

室内质量控制简称室内质控，是由实验室工作人员通过采取一定的方法和步骤，连续评价本实验室工作可靠性程度的一项工作，也是实验室内为达到质量要求的操作技术和活动。

分子诊断检测项目应有室内质量控制程序以保证结果的可靠性，定量测定可参照《临床实验室定量测定室内质量控制指南》（GB/T 20468，2006）。质量控制程序中应有针对核酸检测防污染的具体措施。

室内质控应监控核酸提取、扩增、产物分析等标本检测全过程。本节主要从室内质量控制程序、核酸提取效率及扩增效率要求和测序分析质量要求三个方面介绍分子诊断检测项目室内质量控制要求。

知识链接

《All Common Checklist》（CAP Checklist，2017）

实验室要制定质量控制的程序，明确规定监控分析性能的政策、流程以及职责。内容包括：①确定质控品的数目和检测频率；②明确质控检测的可接受限；③基于质控数据所采取的纠正措施。对于定性和定量分子检测，实验室均可建立个性化的质量控制计划（individualized quality control plan，IQCP）。IQCP应基于风险评估监测标本提取和扩增过程，并且得到实验室管理者的批准。质控程序中要定义所有质控过程，

质控品和标准品的可接受限。

《Molecular Pathology Checklist》（CAP Checklist，2017）

当无法购买商品化质控品时，实验室应有文件化的室内质控替代方案，以便监测项目的分析性能，包括准确度、精密度和临床鉴别能力（clinical discriminating power）。替代质控方案必须实时记录。

二、室内质量控制要求

采用已知阴性和弱阳性质控品进行室内质控是保证检测质量的关键环节，其监控的是实验室测定的最重要的性能指标即重复性，并决定了当批实验测定是否有效，报告能否发出，是对实验室测定的即时性评价。

（一）质控品的分类

质控品定义可以基于它们的来源、它们包含的序列和变异体、它们所控制的分析步骤或组分来指定。这些类型不是相互排斥的，如下例所示：

1. 根据来源　质控品可以来源于灭活的阴性或阳性血清、体外构建的细胞株、人基因组 DNA、克隆基因组、质粒或以前检测过的阳性临床样本制备而成。根据来源可以分为以下两类：

（1）基因组质控（Genomic controls）：含有人类基因组序列的对照样品，可从残留患者样品和固定的细胞系中获得。

（2）合成质控（Synthetic controls）：通常包含目的核酸序列的寡核苷酸序列或亚克隆片段。

2. 基于所代表的序列 / 突变

（1）阳性质控（positive controls）：最常见的是含有检测程序的突变、变异体或核酸靶标的质控样品；

（2）阴性质控（negative controls）：含有正常或"野生型"序列的质控标本；

（3）无模板质控（no template controls）：含有除了待扩增的核酸模板之外的扩增程序的所有组分的样品；常用于监测核酸扩增期间的交叉污染。

3. 基于分析过程　包括分析全过程质控品及阶段性过程质控品两部分：

（1）分析全过程质控

1）内部质控（internal controls）：管家基因或其他常见基因组序列的非目标序列，用于监测扩增程序的特异性。

2）外部 RNA 质控（external RNA controls）：为了评估扩增、杂交或测定平台的技术性能，在检测前添加到 RNA 样品中的 RNA 样本［参见《Use of External RNA Controls in Gene Expression Assays》（CLSI MM16，2006）］。

（2）阶段性过程质控

1）提取质控（extraction controls）：能够监测分析过程提取阶段的质控标本或者质控序列。

2）检测质控（detection controls）：能够监测分析程序检测阶段的质控标本或者质控序

列。包括：①扩增质控（amplification controls）：能够监测分析程序扩增阶段的质控标本或者质控序列；②杂交质控（hybridization controls）：能够监测分析程序杂交步骤的质控标本或者质控序列。

（二）质控品的选择

质控品可以实验室自制或者从质控品供应商处购买。理想的室内质控品应该具有以下特点：基质一致，即与待测样本具有相同的基质；容易制备，单批可大量获得，以便于长期连续监测；在贮存和使用过程中稳定性好；检测结果应该是确定的；能监测检测的全过程；具有安全性，不得有生物传染危险性。实验室应使用与检验系统响应方式尽可能接近患者样品的质控物。纯化的 DNA 质控品不能监测提取过程。

1. 定性检测项目质控品的选择　每次实验应设置阴性、弱阳性和（或）阳性质控物。如为基因突变、基因多态性或基因型检测，则应包括最能反映检测情况的突变或基因型样品，每批检测的质控品至少应有一种基因突变或基因型（接近 cut-off 值的弱阳性质控品为宜）。实验室最好有多个突变或基因型质控品，并在日常检测中轮流使用，在一定时间内将已有质控品的突变或基因型全部检测到。

CNAS-GL029：2018《基因扩增领域检测实验室认可指南》中要求：基于基因扩增检测方法结果的可靠性，每个基因扩增检测步骤均应设置阳性质控对照、阴性质控对照和空白质控对照，当一种对照达不到预期结果时，以一定的时间间隔加入其他对照方法。适用时，阳性对照可包括阳性提取对照、阳性目标序列对照、弱阳性目标序列对照、抑制反应阳性对照、方法阳性对照和基质添加；阴性对照可包括实验室环境对照、核酸提取空白对照、基因扩增试剂对照、阴性目标序列对照和方法空白对照。

2. 定量检测项目质控品选择　每次实验应设置阴性、弱阳性和阳性质控物。质控品浓度应在检测的线性范围内，尽可能选择与医学决定水平或与其接近的浓度。《感染性疾病相关个体化医学分子检测技术指南》（国卫办医函〔2017〕1190 号）建议，为保证检测结果的准确性，必要时可向每份标本中加入内部校准品以评估整个检测过程。

知识链接

《Molecular Pathology Checklist》（CAP Checklist，2017）

临床分子检测项目通常需要使用阴性和阳性质控品，特定情况下还需增加灵敏度（弱阳性）质控品，以证实低浓度（突变）被测物质可在每批次中检出。此外，还可以采用内部质控（internal control）、提取质控和污染质控（适用时）。同一质控品可以被用于多种质控用途。质控品应由检测患者样本的工作人员以检测患者标本相同的方式进行检测，从而监测整个分析批的运行情况，并且记录。

（1）定性检测：定性项目每分析批应包含阳性质控、阴性质控和灵敏度质控（适用时）。当被测量物浓度很低（如病原体，嵌合体等）时，需要设立灵敏度质控品。当检测项目有多个突变位点时，实验室可以设定多个含不同突变位点的阳性质控品，在一定周期内轮流使用。

（2）定量检测：定量检测项目应至少包括两个浓度水平的质控，质控品浓度应覆盖临床决定水平，用于确认该项目的分析性能。

（三）室内质控品位置

质控品的位置应该尽可能随机而不应该固定。

1. 核酸提取　在核酸提取的整个过程中，阴、阳性质控品应随机均匀分散放在临床标本的中间，以充分反映实际检测可能存在的问题。

2. 扩增　质控样本在扩增仪中的位置不应持续性的固定在同一个孔，而应在每次扩增检测时，进行相应的顺延，尽可能在一定时间内可以监测到每一孔的扩增有效性。

3. 杂交　在板上杂交和斑点杂交时，质控品应该在同一块板或同一张膜上与患者标本平行进行分析。

（四）室内质控规则

室内质量控制的方法包括统计学质量控制和非统计学质量控制两大类。定量项目采用统计学质量控制，定性检测一般采用非统计学质量控制。

1. 定性检测项目　定性检测项目通常采用非统计学方法进行室内质量控制，其质控结果应阴阳性符合预期，否则为失控。此外，个体化医学检测的定性检测项目还须定期统计阴阳性是否符合预期，即是否与本地区耐药基因发生率、基因型分布和人类基因多态性分布频率相符合。

2. 定量检测项目　定量检测项目通常采用统计学方法进行室内质量控制。统计学质量控制方法主要包括两大类：阳性样本测定重复性统计质控方法和"假阳性"的统计质控方法。

阳性样本测定重复性统计控制方法包括基线测定、Levey-Jennings质控图方法、Westgard多规则质控方法、累积和（CUSUM）质控方法及"即刻法"质控方法。

假阳性的统计质控方法包括根据日常患者结果阳性率的"半Levey-Jennings质控图"和直接概率计算法两种。可用于分析病原体定性检测项目统计阴阳性是否符合预期，即与本地区耐药基因发生率、基因型分布和人类基因多态性分布频率相符合。如条件允许，应与病原体培养、药敏试验等检测结果进行比对。突然出现的阳性结果，尤其是弱阳性结果，可能提示存在污染，应该引起关注。阳性值的降低可能提示分析灵敏度的降低，原因可能有试剂缺陷、过程差错或者突发的靶序列变异（探针或引物不结合）。该方法还可用于基因分型、基因突变等检测项目的回顾性评价。《孕妇外周血胎儿游离DNA产前筛查与诊断技术规范》（国卫办妇幼发〔2016〕45号）中要求，21-三体综合征、18-三体综合征、13-三体综合征的复合假阳性率不高于0.5%。

（五）室内质控数据的管理

1. 失控处理　失控实验室应制定程序以防止在质控失控时发出患者结果。当违反质控规则并提示检验结果可能有明显临床错误时，应拒绝接受结果，并在纠正错误情况并验证性能合格后重新检验患者样品。实验室还应评估最后一次成功质控活动之后患者样品的检验结果。

2. 质控数据的利用　应定期评审质控数据，以发现可能提示检验系统问题的检验性能变化趋势。发现此类趋势时应采取预防措施并记录。

知 识 链 接

《Molecular Pathology Checklist》（CAP Checklist，2017）
实验室应该在报告患者结果前审核质控数据，当质控失控时，不能报告患者结果，并且需要记录所采取的纠正措施。实验室主任或者指定负责人应该每月审核和分析质控数据。当质控数据精密度有较大改变时，实验室应当有文件化的程序指导分析和采取纠正措施。

（六）质控记录

日常质控内容记录应包括：检验项目名称，方法学名称，分析仪器名称；试剂生产商名称、批号及有效期；质控物生产商名称、批号和有效期，质控品在开瓶使用时要记录，记录内容包括编号、操作者、保存条件和稳定期；每次原始质控结果都需记录，并且每个月的月末应将当月的所有质控数据汇总整理后存档保存；失控时，应分析造成失控的根本原因，采取纠正措施，必要时引入预防措施。

1. 定性检测项目　阴阳性符合预期。

2. 定量检测项目　质控图应包括质控结果、质控物名称、浓度、批号和有效期、质控图的中心线和控制界线、分析仪器名称和唯一标识、方法学名称、检验项目名称、试剂和校准物批号、每个数据点的日期和时间、干扰行为的记录、质控人员及审核人员的签字、失控时的分析处理程序和纠正措施等。

三、国内外相关指南的室内质量控制要求

1. 《感染性疾病相关个体化医学分子检测技术指南》（国卫办医函〔2017〕1190号）　感染性疾病分子检测可分定性和定量检测两大类，前者包括病原体基因型、耐药基因和与疗效相关宿主基因检测等，后者主要是病原体核酸的定量检测。

目前病原体核酸检测中常用的质控品主要包括质粒 DNA 和阳性患者血清两种。质粒 DNA 作为质控品无生物传染危险性，易于定量，稳定性相对较好，但不能参与核酸提取过程，主要用于制备耐药基因突变、基因多态性和基因型等定性检测的质控品，尤其用来制备少见基因突变或基因型的质控品，以及不易保存或稳定性较差标本的定量检测。阳性患者血清作为质控品制备相对简单，但具有传染性，而且其稳定性有限，在反复冻融后病毒载量会明显降低，具有明显的批间变异。

密切关注相关研究进展及数据库内容更新，订购或制备相应质控品，对于少见突变型或基因型也应定期进行检测。对于人基因多态性检测项目在上述质控品基础上还需增加空白对照质控，以监测实验体系是否存在外源污染。

如果在单个扩增运行中检验多个提取批次的样本，则每个提取批次都需要进行提取对照，必须在单个扩增运行中检验所有提取对照品。定期对内部或外部质控品进行评估，当超出合格范围或出现失控趋势时必须采取纠正措施。

知识链接

《Molecular Diagnostic Methods for Infectious Diseases》（CLSI MM03，2015）

质控品对于检测系统的研发、优化、生产和实施以及整体评估都至关重要。稳定质控品的验证标准用于试剂规格制定、设备校准、试剂稳定性、重复性、干扰实验等性能评估。质控品可以实验室自制或者从质控品供应商处购买。质控品稳定性要很

好。室内质控品可采用"纯化的标本",例如提纯的DNA、克隆基因组或者质粒。最理想质控品的制备应来自临床标本,当无法获得大量临床标本的情况下,受感染的细胞系可替代临床样本来制备质控品。如果使用的是细胞系,要确保该细胞系包含有目标基因。此外,还需注意细胞系中染色体重排是否会成为引物或者探针的无意目标序列。质控材料可以是细胞系,也可以是纯化的DNA或者RNA。

(1)阳性质控品:阳性质控品可来源于纯化的核酸、人工合成基因或者临床样本。

(2)空白对照:空白对照只添加无DNA酶/无RNA酶水、缓冲液等,不添加任何样品或核酸。主要用于排除试剂污染和背景信号。

(3)阴性质控品:阴性质控品除了添加无DNA酶/无RNA酶水、缓冲液等,还包括无靶基因的核酸序列。阴性质控品可反映非特异扩增、杂交或检测过程。

《Quantitative Molecular Methods for Infectious Diseases; Approved Guideline—Second Edition》(CLSI MM06-A2, 2010)

质控品是质量控制程序的重要组成部分,因为操作人员在使用未知浓度的患者标本报告结果之前,能根据质控品的结果验证该批次试验是否有效。质控品可由检测试剂盒中提供,也可独立提供。对于新批号质控品,实验室操作人员应按要求检测质控品,给质控品赋值并建立范围。质控品可分为外部质控(external quality control)和内部质控(internal quality control)。外部质控通常为患者标本的替代品,用于监测检测系统的精密度,以反映试剂或者仪器系统的波动状态。外部质控通常独立于患者标本,在同一个分析批内进行检测。内部质控包含非目标序列,与患者标本同管检测。内部质控用于监测提取效率和评估潜在抑制剂对PCR扩增的影响。在试剂开发和验证过程中,应确定最佳的内部质控物质浓度。

《Genotyping for Infectious Diseases: Identification and Characterization; Approved Guideline》(CLSI MM10-A, 2006)

在病原体基因分型检测中,通常无需设置内部质控,而是采用外部质控来做基因型的检测。每日采用已知基因型的阳性质控标本与患者标本平行检测。实验室可以用梯度稀释的方法来确定最低基因型检出浓度,作为日常质控品的控制浓度。

《Microarrays for Diagnosis and Monitoring of Infectious Diseases; Approved Guideline》(CLSI MM22-A, 2014)

(1)实验室质量保证:使用基因芯片检测多态性的项目,在每批实验过程中设置阳性质控和阴性质控是必要的,以保证微阵列每个特异组件功能有效。

1)对于定量程序,应包括阴性质控和阳性质控。

2)对于提取阶段的检测系统,应包括两种质控品,其中一种能监测提取过程导致的误差。

3)对于扩增阶段程序,应包括两种质控品。如果核酸抑制物是假阴性结果的重要来源,其中一种质控品应能监测核酸抑制物存在与否。

(2)阴阳性质控

1)阴性质控:阴性质控包括无DNA聚合酶和无RNA聚合酶的水,可分为提取阴性质控、PCR 阴性质控和杂交阴性质控。建议每次实验中使用多个阴性质控。

2）阳性质控：阳性质控为含有目标序列的阳性样本，在每批实验过程中与临床标本一同检测。阳性质控品处理、提取和检测的过程与临床标本一致。在分析患者标本结果之前，应分析阳性质控品结果。若同批次的阴阳性质控结果与预期不符，应查找原因并判断该批患者标本是否需要重测。

2. 《遗传病相关个体化医学检测技术指南（试行）》（原国家卫生和计划生育委员会医政医管局 2015 年印发）　涉及人基因组的检验项目，可包含如下质控品：

（1）阴性质控品：判断假阳性反应，人类遗传病检测中应当使用经过确认的正常对照或者标准品；

（2）阳性质控品：判断假阴性反应，需要考虑纯合子、杂合子等不同阳性情况；

（3）内对照：监测提取 / 酶切 / 扩增 / 杂交等环节的效率是否符合要求；

（4）空白对照（无模板）：检测实验体系是否存在外源污染。此外，根据实验特点，还应当适时采用标准分子量 marker、片段长度 marker 等对照品进行质控。

实验室应当保证外来质控品的稳定性和同质性，以避免质控品本身带来的影响。质控品应当首选标准品，在无标准品或标准品不易获得的情况下，阴性质控也可以选用经过确证的已知阴性样本；阳性质控品也可以选用经过确证的已知阳性样本，或者经过验证的疾病相关细胞系或体外构建的含已知突变基因的质粒等，优选的原则是对照标本的特征尽可能接近临床样本。在检测目标可能存在多种突变可能性或者复杂复合突变，检测结果不可预测时，可以采用最常见的一种突变作为阳性对照，此时，若出现对照之外的结果，应当考虑验证实验进行确认。

一次检测中质控品的设置数目与检测系统的稳定性、试剂的稳定性、罕见突变质控品的可获得性、检测样本的数目等相关。一般情况下可按照以下原则设定室内质量控制：

1）如果只检测 1 个基因突变，且标本量不多于 30 份，一套质控样本即可。部分基于正常对照进行结果判断的相对定量实验，可适当增加阴性（正常）对照品的数量。

2）当同时检测多个突变基因时，可以根据实验室自身的条件，可只设立能最灵敏地反映检测问题的 2 个或 3 个突变基因的阴阳性质控，下次检测改用跟上次不同的基因突变的阴阳性对照，依次类推，循环往复。

进行产前诊断的检测项目，除了考虑外源污染外，还应当考虑到母体细胞污染的可能性。因此，除外以上对照的设置，必要时应当进行母体污染排除实验。

知识链接

《Molecular Methods for Clinical Genetics and Oncology Testing；Approved Guideline--Third Edition》（CLSI MM01-A3，2012）

（1）实验室质量保证

1）质控品的类型及浓度选择：除了选择阴性对照和阳性质控外，定量项目还需设置不同浓度的质控品，如弱阳性质控和强阳性质控，以更好地监测该项目在线性范围的性能。质控品能够用于确定分析灵敏度和线性等性能是否在一个可接受范围内。

当基因检测涉及单个核苷酸多态性时，应选择多种质控品监测野生型基因型、纯合子基因型和杂合子基因型。质控品的特征应尽可能接近临床样本。

2）质控频率：质控品频率应基于实验室对特定项目的风险评估。影响风险的考虑因素包括稀有突变质控品是否能够获得，批间变异，新批号或者同一批号不同货运号试剂和耗材，储存或者测试环境温度波动，以及项目本身的可靠程度。

3）每个批次中质控位置：质控品可放在同批样本的前面、后面或者任何一个位置进行检测。质控品位置选择应基于可接受的风险范围。实验室操作人员应意识到临床标本结果的有效性与有效质控的位置选择有关。

4）每批结果有效性验证标准：实验室应该采用统计质量控制方法来监测质控数据。此外，实验室还需定期核查质控数据是否呈趋势性变化来判断是否存在系统误差。对于定量项目，通常采用 Westgard 质控规则。对于定性项目，可根据通过设置一个低于定量值下线的阈值来建立每批结果验证标准。

5）失控处理：质量控制程序包括当质控结果出现失控时的处理步骤，并且采取相应的措施解决系统误差。

（2）质控物质的来源：质控品应尽可能地与患者标本类似，以确保能验证检测过程的所有步骤。例如，体细胞突变检测的质控品应该是用野生型细胞稀释突变细胞得到。在采用包含特定基因序列的合成质控品时，应该考虑到其有可能形成二级结构，从而影响核酸扩增的有效性。

1）生产商提供的质控品：生产商提供的质控品已经由生产商验证质量。在每一分析批中都要与检测患者标本同样的方式检测质控品。

制造商提供的质控品有几种类型。比如说内部质控是与一段非目标序列（如 β-球蛋白），该对照与患者标本一起处理，将与目标序列一同被扩增。此外，一些生产商提供的配套质控品是独立包装的，其可接受标准将由生产商提供。

2）独立质控品 / 参考物质：用于检测目标序列的独立的质控品通常不是由生产商提供。独立质控品可以从质控品供应商、细胞库、非营利性卫生组织等机构购买，也可以由实验室自己制备。实验室将质控品自制过程写入质量控制程序中，并评价自制质控品的稳定性和均一性。

3. 《药物代谢酶和药物作用靶点基因检测技术指南（试行）》（国卫医医护便函〔2015〕240 号） 质控样本的选择视检测项目而定，如药物代谢酶的 SNP 检测的阴性质控样本可以是无相关突变的同类样本和不含任何核酸的水样本，阳性质控样本可以为以前检测过的特定基因突变已知的样本或体外构建的已含特定突变质粒的细胞株。常用的做法为：在每次检测时同时设立试剂对照、阴性质控、阳性质控、弱阳性质控，且这些质控样本与待检样本同时进行检测，每隔一定数量的临床标本插入一份质控样本。当同时检测多个变异位点时，可根据实验室的条件设立针对 2~3 个位点的阴性或阳性对照，但不同批次间要注意更换阴性和阳性对照样品。

4. 《肿瘤个体化治疗检测技术指南（试行）》（国卫医医护便函〔2015〕240 号）

阳性对照：以含有目的片段的 DNA（或质粒）作为模板进行扩增，证明 PCR 试剂是否有效、扩增过程是否正确。但阳性样品扩增效率高，应严格控制其浓度和存放位置，避免其成为潜在的污染源。例如，检测基因突变时，应根据选用的检测方法，选择该方法最低检测限的阳性样本。

阴性对照：以不含有目的片段的阴性样品作为模板进行扩增，用于证明扩增过程中无假阳性现象。

空白对照：以纯水作为模板进行扩增，用于证明扩增过程中无假阳性现象。

PCR 抑制物对照：在与阳性对照相同的反应体系中，加入相同数量的待测样品 DNA，如果未扩增出目的片段，证明此待测样品 DNA 中存在 PCR 抑制物。

SNP：需要设置多个阳性对照用于检测野生型纯合子基因型、杂合子基因型，突变纯合子基因型。

基因突变检测：

（1）如果只检测 1 个基因突变，定性测定有一份接近 cut-off（2~4 倍）的弱阳性和一份阴性质控样本即可。质控品的设置数量随检测样本数的增加而按比例适当增加，例如临床样本数量达到 50~60 份，则可将阳性和阴性质控样本的数量翻倍。质控品应随机放置在临床样本中间随同临床样本一起同时处理。

（2）当同时检测多个突变基因时，可以根据实验室自身的条件，可只设立能最灵敏地反映检测问题的 2 个或 3 个突变基因的阴阳性质控，下次检测改用跟上次不同的基因突变的阴阳性对照，依次类推，循环往复。

此外，临床样本中每次检测阳性和阴性结果的出现频率，以及同一基因型或基因突变出现频率或连续出现频率等，均可作为提示实验室"污染"的质控指标。

四、其他质量控制指标

（一）核酸提取质量及扩增效率要求

1. 核酸提取质量　核酸提取质量评价包括核酸纯度和核酸完整性。

（1）核酸纯度：按检验程序提取标本核酸，将核酸提取液用分光光度计测定 A260/280 比值。要求待测物质为 DNA 时，A260/280 比值在 1.7~1.9 之间；待测物质为 RNA 时，A260/280 比值在 1.8~2.0 之间。

（2）核酸完整性：采用琼脂糖凝胶电泳方法评价核酸完整性，要求在期待核酸分子量相应的位置可观察到清晰或弥散的条带，无明显降解。

2. 扩增效率　扩增效率太低提示 PCR 体系可能存在抑制物，扩增效率太高提示可能存在非特异扩增。采用荧光定量 PCR 方法进行核酸定量检测时，在结果分析前需进行扩增效率的评估。

将标准品按照厂家要求处理，然后进行扩增。将浓度对数值作为横轴，对应的 Ct 值作为纵轴，绘制曲线，计算斜率（K），按以下公式计算扩增效率（E）：$E=10^{-1/K}-1$。要求 $E \geqslant 90\%$ 且 $\leqslant 110\%$。

（二）测序分析质量要求

参照《Guidelines for Validation of Next-Generation Sequencing Based Oncology Panels》（Jennings LJ，J Mol Diagn，2017）及《高通量测序技术》（李金明，科学出版社，2018）。

1. 文库质量　在进行上机测序前，需对文库的质量进行评估。文库中二聚体的含量过高或大分子量片段含量过高，会影响测序质量，另外上机测序前文库上样量太高，会导致测序质量下降；上样量太低，测序深度和数据量达不到要求。

文库质量检测内容包括文库片段分布及文库浓度测定。文库质量要求由每个实验室在进行检验程序方法学性能评估时确定。要求文库片段大小应落在较窄的预期分子量范围内，尽量减少引物二聚体及接头二聚体的产生，也尽量减少不在文库分子量范围的高分子量区域。

2. 原始数据的质量控制　原始数据质量评估的主要指标包括测序数据量、碱基质量值、碱基分布，碱基分布检查用于检测有无 AT、GC 分离现象。由于所测的序列为随机打断的 DNA 片段，因随机性打断及碱基互补配对原则，理论上 G 和 C、A 和 T 的含量在每个测序循环中应分别相等；GC 含量，外显子为 49%~51%，基因组为 38%~39%，正常 GC 含量的差异不超过 10%。

（1）测序数据量：统计 reads 数是否达到性能确认时建立的标准（一般 reads 长度都是预先确定的）。

（2）碱基质量值：每批实验均需监测碱基识别质量值。通过序列的平均质量报告，我们可以查看是否存在整条序列所有的碱基质量都普遍过低的情况，这种序列需要过滤掉。如果测序数据中序列质量较差的比例超过实验室规定范围，则此次测序失败，测序数据不可用。

（3）碱基分布：一个完全随机的文库内 A 和 T 之间或 G 和 C 之间的比例应该大致相同，如果 A 和 T 之间或 G 和 C 之间的比例相差 10% 以上则报"警告"，相差 20% 以上则报"不合格"。

（4）GC 含量分布检查：检测每一条序列的 GC 含量。在一个正常的随机文库中，GC 含量的分布应接近正态分布，且中心的峰值和所测基因组的 GC 含量范围一致。如果样品的 GC 含量分布图不呈正态分布，或不在规定范围内，表明测序数据中可能有其他来源的 DNA 序列污染，或者有接头序列的二聚体污染。这种情况下需要进一步确认这些污染序列的来源，然后将污染清除。

3. 数据比对及后处理的质量控制　原始数据初步处理后使用 NGS 数据比对软件将测序 reads 比对到参考基因组，需进行比对数据质控，主要指标如下：

（1）比对率及靶向捕获效率：需达到性能确认时建立的标准。

（2）平均测序深度与测序覆盖均一性：统计样本的平均测序深度，并计算测序覆盖均一性。样本的测序深度与覆盖均一性应达到性能确认时建立的标准，某些区域的测序深度如果未达到标准，应采用其他方法进行验证。

（3）重复率：应在每次测序中进行重复率分析，进而监控每个样本的建库多样性。

4. 变异识别、过滤及解读质量控制

（1）转换 / 颠换比值：转换 / 颠换比值在全基因组中约为 3，在全外显子中为 2~3。因此，当转换 / 颠换比值 >3 或 <2 时，表示数据质量出现问题或变异检测软件算法有缺陷，需根据实际情况决定重新测序或使用其他方法进行验证。

（2）比对质量值：在生物信息学分析时，需要将比对到错误位置的 reads 去除，因此需要监测比对质量值。当比对质量值异常时，提示检测存在异常，应分析原因。例如，在靶向测序中，富集过程中非特异扩增、捕获非靶向的 DNA 序列或污染，都会导致比对质量值下降。

（3）链偏倚和在靶率：应在每次测序中进行链偏倚和在靶率监测，观察其是否在实验室规定的范围内。如果链偏倚偏差过大则表明测序过程出现问题，该突变位点不可信。如果在靶率降低，提示检测存在异常。例如，非特异性扩增、污染和捕获特异性不高等，都会导致在靶率低。

附录 7-1　临床分子诊断实验室内部质量控制管理程序

1　目的

室内质量控制是实验室为达到质量要求，用于连续评价本实验室检测结果的稳定性，以及判断检验报告是否可发出的操作技术和活动。室内质量控制是实验室质量控制保证体系中的基本要求之一。

2　范围

临床分子诊断实验室室内质控品的选择、质控靶值的设定、质控规则、质控频次和失控处理。

3　职责

临床分子诊断实验室技术人员制定程序并执行，由科主任监督实施。

4　操作程序

4.1　开展室内质量控制前的准备工作

4.1.1　培训工作人员

在开展室内质控前，每个实验室工作人员都应对质控的重要性，基础知识，一般方法有较充分的了解，并在质控的实际过程中不断进行培训和提高，在实际工作中实验室应培养一些质控工作的技术骨干。

4.1.2　建立标准操作规程

实施室内质控需要有一套完整的标准操作规程文件。如仪器的使用，维护操作规程，试剂，质控品记录等。

4.1.3　仪器的检定 / 校准

对测定临床样本的各类仪器要按一定要求进行检定 / 校准。

4.1.4　核酸提取及其质量分析

室内质量控制的实施在每批临床标本的测定中，除操作外，还应有专人对实验过程各个阶段及测定数据进行质检。

（1）核酸纯度：按照试剂盒要求，提取含有不同浓度待测核酸的标本，核酸浓度宜覆盖厂家声明的可提取的核酸浓度，将核酸提取液用分光光度计测定 A260/280 比值。待测物质为 DNA 时，A260/280 比值在 1.7~1.9；待测物质为 RNA 时，A260/280 比值在 1.8~2.0。

（2）核酸提取得率：核酸提取得率应不低于厂家声明或实验室制定的标准。

（3）核酸完整性：采用琼脂糖凝胶电泳对核酸提取液进检测。要求在期待核酸分子量相应的位置可观察到清晰或弥散的条带，无明显降解。

4.2 室内质量控制的方法

应用统计学原理或非统计学方法判断测定批次的结果是失控还是在控，是室内质控的核心。室内质量控制的方法包括统计学质量控制和非统计学质量控制两大类。一般而言，定性检测（如基因分型）采用非统计学质量控制，而定量检测如基因表达水平检测、基因甲基化水平测定，以及实验室"污染"所致的假阳性定量检测一般采用统计学质控。部分定性检测方法因可计算出样本中突变等位基因的比例，也可应用统计学质控方法进行质控分析。

统计学质控主要从不精密度和偏离度两个方面确定检测程序或分析方法稳定性的性能特点，其具体做法是在常规检测临床标本时，除阴性质控外，还要对连续的一个浓度梯度的阳性质控样本进行检测，分析判断质控样本的测定结果是否偏出所用方法的测定范围，进而决定常规临床测定标本结果的有效性。

统计学质量控制方法主要包括两大类：阳性样本测定重复性统计质控方法和假阳性的统计质控方法。

4.2.1 阳性样本测定重复性统计质控方法：阳性质控品测定重复性统计能较准确地反映实验室仪器、试剂、实验员操作的稳定性，也是实验室实时监控检测结果是否可信的重要手段，其主要统计控制方法包括基线测定、Levey-Jennings 质控图方法、Westgard 多规则质控方法、累积和（CUSUM）质控方法及"即刻法"质控方法。本附录主要以即刻法和 Levey-Jennings 质控法为例。

4.2.1.1 即刻法：对于某些试剂盒有效期较短，批号更换频繁的项目可采用即刻性质控方法，只需连续测定 3~5 次，即可对第 3 次及以后的检验结果进行控制。计算出至少 3 次测定结果的平均值和标准差；计算出 SI 上限值和 SI 下限值：SI 上限 = （X 最大值 $-\bar{x}$）/S，SI 下限 = （$\bar{x}$-X 最小值）/S；查 SI 值表，将 SI 上限和 SI 下限与 SI 值表中的数值进行比较。当检测的数据超过 20 个以后，可转入使用 Levey-Jennings 质控法进行质控，根据获得的 20 次质控测定结果，计算出平均数，作为暂定靶值。

4.2.1.2 Levey-Jennings 质控图法

（1）平均数和标准差：由均值和标准差计算出质控界限，表示实验室使用的分析方法对某质控品作分析具有的变异。例如，1_{3s} 质控规则的质控界限为均值加减 3 个标准差。质控品的均值和标准差应建立在实验常规使用方法对质控品重复测定的基础上。

（2）新批号质控品均值的建立：新批号质控品的每个项目都应和现用的质控品作平行检测，最好是在不同天内至少做 20 瓶的检测。若无法从 20 天内得到 20 个数值，至少在 5 天内，每天做不少于 4 次重复检测来获得。

（3）新批号质控品标准差的建立：若在相当长的时间内操作稳定，有大量质控数据，则由此确定的标准差估计值可用于新批号。但对标准差估计值应定期重新评估。若无较好的资料，则应重新作估计。最好是在 20 天得到至少 20 个数据。在以后能有较长的稳定操作的数据时，计算的估计值更好，用其替代前者。

（4）累积值：由每个月质控数据对标准差的估计（对均值亦有一定影响）常因检测数的固有困难，造成月与月之间的变异较大（例如：由 20 个检测数估计标准差，它和标准差真值间的差异可达 30%；由 100 个检测数估计标准，估计值和真值的差异还要大于

10%）。较好的估计是将短时间周期内的质控数据累积起来，例如，累计 6 个月连续每月质控数据成为 6 个月累积值。要注意的是作为每个月周期的均值没有持续下降或上升的改变。

（5）质控规则：用 A_L 方式表示质控规则，A 代表质控测定值个数，L 是从正态统计量得到的质控界限。例如，1_{3S} 质控规则指的是当一个质控结果超出了均值加减 3 倍标准差界限后，应采取措施。2_{2S} 质控规则指的是在同一批检测的两个质控结果同时同方向超出均值加减 2 个标准差的界限，或者两次不同批的质控结果同方向超出均值 2 个标准差的界限。常用的失控规则是 1_{3S} 和 2_{2S}。

极差质控规则可表示为 R_L，R 是同批检测中两个质控结果的绝对差，L 是由正态统计量得到的界限。例如，R_{4S} 质控规则指的是在两个质控值之间的差值超过 4 个标准差，应采取措施。质控规则应设计成为可检出随机误差和系统误差。一般用 1_{3S} 和 R_{4S} 可检出随机误差，用 2_{2S} 或连续 4 个质控值超过了均值加减一个标准差的某一侧（4_{1S}），或有连线 7 个或 10 个质控值在均值的同一侧（$7\bar{x}$，$10\bar{x}$），可检出系统误差。1_{3S} 规则亦可检出非常大的系统误差。应根据每个检测系统和临床目标去选择质控规则，应根据不同的检测系统和不同的临床需求选择不同的质控规则。

4.2.2　假阳性的统计质控方法：假阳性的统计质控方法包括根据日常患者结果阳性率的"半 Levey-Jennings 质控图"和直接概率计算法两种，其中 Levey-Jennings 质控图法是目前临床检验中应用较为广泛的一种方法，适合于质控样本多次重复、检测结果可用数值表示且呈正态分布的情况。

以每次日常检测的阳性率比值作为计算数据，在其具有正态分布特性的基础上，计算阳性率比值的均值和标准差，并绘制质控图。其靶值和标准差设定方法同阳性样本测定的 Levey-Jennings 质控图法。质控上限值为 $\bar{x}+3s$；质控下限值为 $\bar{x}-3s$。

4.3　质控品的选择、检测频次与失控判断规则

4.3.1　质控品来源

阳性质控品：来源于灭活的阳性血清、体外构建的细胞株、人基因组 DNA 或以前检测过的阳性临床样本制备而成。

阴性质控品：临床阴性标本自制、野生型同类样本、无甲基化同类标本或不含任何核酸的水样本。

4.3.2　定性检测

4.3.2.1　质控品选择

（1）对于耐药基因突变、基因型或人基因多态性等定性检测项目，每次检测应设置阴性质控品和最能反映检测情况的突变型或基因型的阳性质控品（接近 cut-off 值的弱阳性质控品为宜），每批检测的质控至少应有一种基因突变型或基因型，阳性质控品应包括正常和异常或不同常见基因突变或基因型。

（2）对于人基因多态性检测项目在上述质控品基础上还需增加空白对照质控，以监测实验体系是否存在外源污染。

4.3.2.2　测定频次：每台仪器，每检测日或分析批，至少测定一次室内阴阳性质控品。

4.3.2.3　判断规则：定性检测项目通常采用非统计学方法进行室内质量控制，其质控

结果应阴阳性符合预期，否则为失控。此外，个体化医学检测的定性检测项目还须定期统计阴阳性符合预期，即与本地区耐药基因发生率、基因型分布和人类基因多态性分布频率相符合。

4.3.3　定量检测

4.3.3.1　质控品选择：对于定量检测项目，每次检测应设置至少一个阴性质控品和两个浓度水平的阳性质控品，其浓度应在检测的线性范围内，且阳性质控浓度包括低水平和高水平浓度，低水平质控浓度尽可能选择与医学决定水平或与其接近的浓度。

为保证检测结果的准确性，必要时可向每份标本中加入内部标准品以评估整个检测过程。

4.3.3.2　测定频次：每台仪器，每检测日或分析批，至少测定一次室内阴阳性质控品。

4.3.3.3　判断规则（以 L~J 图为例）阴性质控样品：阴性质控样品结果检测应为阴性，否则为失控。阳性质控样品：1_{2S} 警告；1_{3S}、2_{2S} 失控。

4.4　质控数据分析

4.4.1　保证阴性质控品、试剂空白是阴性结果，否则试验失败。阳性质控品结果在阴性质控品、试剂空白是阴性结果的前提下，判断是否在控。

4.4.2　如果出现 1_{3S} 线、2_{2S} 失控，停发报告，迅速查找原因。必要时复测标本，在控后批准报告；并将失控原因、查找过程及处理结果等详细记录。

4.4.3　如果结果在 $\bar{x} \pm 2s$ 以外、R_{4S}、4_{1S}、$7\bar{x}$、$10\bar{x}$ 等规律变化，暂不作失控规则，但应查找原因，积累经验，以便今后应用更多的失控规则，逐步提高 PCR 检验质量。

4.4.4　通过观察图形的规律性变化进行误差分析，消除误差来源。

（1）曲线漂移：提示有随机误差，不精密度发生了一次性的向上或向下改变。这种变化往往是由于一个新的情况引起的。如更换不同批号试剂，启用新批号的质控血清、操作人员的变换等。在找原因时，应重点注意"漂移"前后发生了哪些变动的因素。

（2）趋势性变化：向下或向上的趋势性变化表明检测的不准确度发生了渐渐的变化。这种变化往往是由于一个逐渐改变的因素造成的。如质控血清的降解，试剂效价的降低等。

（3）连续多点分布在靶值一侧：4_{1S}、$10\bar{x}$ 出现，则应迅速查找原因，如结果与靶值偏离并不太大，不会给临床使用带来太大影响时，报告可以照常批准发布。

（4）其他规律变化：可逐步采用其他失控规则，逐步提高 PCR 检验质量。

4.5　失控情况处理及原因分析

若发现失控应立刻查找失控原因，并采取预防措施。失控信号的出现受多种原因的影响，这些因素包括操作上的失误，试剂、质控品的失效，仪器维护不良以及采用的质控规则和控制限范围不恰当等。

4.5.1　常见的阴性质控失控原因分析流程及处理：阴性质控品呈阳性提示核酸"污染"，污染来源可能是扩增产物和（或）核酸提取过程中的交叉污染。如果检测标本全都阳性，提示扩增产物或试剂污染，应更换试剂或进行实验室清洁、通风；如果检测标本部分阳性、部分阴性，考虑为扩增产物轻度污染或标本间交叉污染，可通过对 5~8 份水样品进行检测，查明污染来源，阳性提示实验室污染，则应进行实验室清洁、通风，阴性要提醒检测人员注意操作过程（图 7-1）。

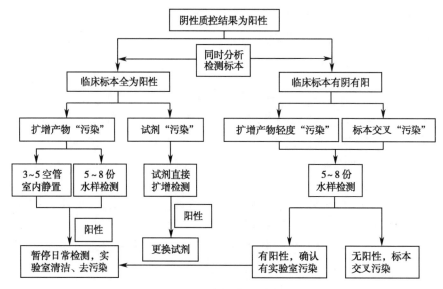

图 7-1 阴性质控品失控流程及处理

4.5.2 常见的阳性质控失控原因分析流程及处理：阳性质控品失控常见的原因包括核酸提取中的随机误差、仪器问题或试剂问题。应对策略包括：更换离心管等耗材、更换核酸提取试剂、避免核酸反复冻融；换用新的检测试剂；标本重复双份测定；对可能含 PCR 扩增抑制物的标本进行稀释等（图 7-2）。

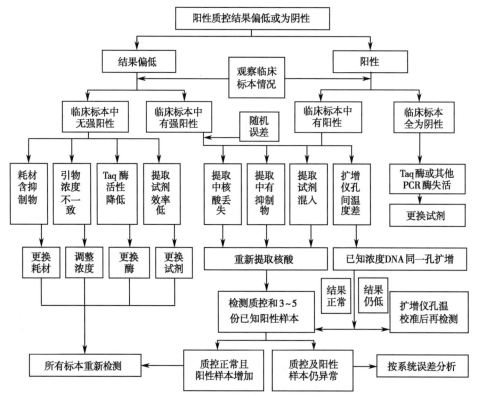

图 7-2 阳性质控品失控流程及处理

4.6　每月室内质控数据的汇总和保存

4.6.1　质控数据汇总：每个月的月末，应将当月的所有质控数据汇总，通过质控图的资料对比进行误差分析，消除误差来源。

（1）每个月的月底将该月的全部质控检测结果的均值（$\bar{x}$）和标准差（s）与该批测定的 $\bar{x}$ 和 s 进行比较。如果 $\bar{x}$ 发生了变化，说明不准确度发生了变化，提示有非随机误差存在。如果当月 s 变化较大则表明检测的不精密度发生了变化。

（2）将使用同一批号质控血清的 Ct 值的 $\bar{x}$ 和 s 按月份列出。如果 $\bar{x}$ 在逐月上升，应考虑保存不当造成的试剂效价降低或质控本身出现降解。如果各月份 $\bar{x}$ 基本一致而 s 逐月加大，则主要提示常规工作的不精密度下降，应重点从操作、管理上找原因。

（3）对过去多月的 CV 和失控规律列表分析，可用作检测质量的历史性回顾及趋势分析。

4.6.2　质控数据保存：应将当月的所有质控数据汇总整理后存档保存，存档的质控数据包括：①当月的所有项目原始质控数据；②当月的所有项目质控数据质控图；③所有质控的计算数据（包括平均数，标准差，变异系数及累积的平均数，标准差，变异系数等）；④当月的失控报告单（包括违背哪一项失控规则，失控原因，采取的纠正措施）。

4.7　核酸检测防污染措施

4.7.1　实验室分区独立：临床基因扩增检验实验室分 4 个区：①试剂准备区；②标本制备区；③扩增区；④产物分析区。各区相应隔离，有独立缓冲间，并遵循从①→②→③→④区的单方向工作，并有公共缓冲走廊。各区有完善的清洁及消毒措施，并定期清洁和消毒。各区物品严格分开，不能串用。微量移液器应定区使用，定期校准，定时灭菌。

4.7.2　标本的采集和保存：由专人收集标本或统一医师取材，标本保存方法依据检测项目而定。接收标本在 PCR 4 个工作区以外，根据不同的实验项目要求采集标本。分装标本时依据《标本管理程序》进行，严格禁止将分装的标本又回倒入原始容器。标本根据相应要求进行保存。

4.7.3　技术人员：技术人员进行岗前培训及定期考核，以确保熟练掌握 PCR 技术。严格遵循标准操作程序进行检测，操作避免气溶胶的污染。

4.7.4　实验操作注意事项

（1）戴一次性手套，若不小心溅上反应液，立即更换手套；

（2）使用一次性吸头，吸头不要长时间暴露于空气中，避免气溶胶的污染；

（3）避免反应液飞溅，打开反应管时为避免此种情况，开盖前稍离心收集液体于管底。若不小心溅到手套或桌面上，应立刻更换手套并用 10% 的次氯酸钠擦拭桌面；

（4）使用加样枪加样或吸取模板核酸时要十分小心，吸样要慢，吸样时尽量一次性完成，忌多次抽吸，以免交叉污染或产生气溶胶污染。

（5）在试剂准备区制备反应液，操作多份样品时，制备反应混合液，先将缓冲液和酶等试剂混合好，然后分装。

5　质量记录

《室内质控失控报告表》见表 7-1。

表 7-1　室内质控失控报告表（20　年度）

使用部门：　　　　　　　　版本号：　　　　　　　　　　　表格编号：

部门		仪器名称（编号）	
项目名称：		失控时间：	
失控描述	不符合质控规则（请打√）： □ 1_{2S} □ 1_{3S} □ 2_{2S} □ R_{4S} □ 4_{1S} □ $10\bar{x}$ □其他 □回顾性报告		
原因分析	时间：		操作者：
	分析前： □仪器状态　□环境温度　□是否更换试剂　□质控品是否新配 □是否进行校准　□是否进行设备维护　□试剂上机时间是否过期　□其他 异常描述： 分析中： □质控品复溶时间　□质控品保质期　□校准周期　□其他 异常描述： 		
	误差类型：□系统误差　　□偶然误差		
纠正活动	□重新校准　□重测质控品　□更换试剂　□重新配制质控品 □重新进行仪器校准　□寻找厂家工程师 / 技术人员解决　□其他		
	处理后是否在控：□是　□否，停止该项目检测，上报科主任 是否可能影响当天患者结果：□否　□是（做下列标本回顾分析）		

样本条码	故障前	故障后	偏倚 %	1/3TEA	是否可接受

跟踪验证	后一日（次）质控在控□ 后两日（次）质控在控□ 后三日（次）质控在控□

调查者：　　　　　　　　审批者：

日期：　　　　　　　　　日期：

第二节 临床分子诊断实验室能力验证 / 室间比对管理要求

一、总则

室间质量评价（external quality assessment，EQA）是指由外部机构控制实验室质量的客观过程。临床分子诊断实验室应制定实验室能力验证（proficiency testing，PT）/ 室间比对程序，该程序包括职责规定、参加说明，以及任何不同于实验室间比对计划的评价标准。宜参加满足 GB/T 27043–2012（ISO/IEC 17043：2010）相关要求的 EQA 计划。

实验室参加能力验证 / 室间比对并获得满意的质评结果，可以用来证明实验室检测系统的准确性和可靠性。若室间比对成绩不理想，实验室可以通过分析实验过程，查找问题，采取改进措施并加以记录。

二、实验室能力验证 / 室间比对计划的选择

1. 临床分子诊断实验室应按照 CNAS–RL02：2018《能力验证规则》的要求参加相应的 PT/EQA。应保留参加 PT/EQA 的检测结果、回报表和证书。

2. 实验室申请认可和获准认可的每个项目每年至少参加 2 次 PT/EQA 活动。应优先选择参加获认可的 PT 提供者的 PT 计划；当无获认可提供者提供的 PT 计划时，优先参加卫生系统权威机构（省部级）提供的 EQA；当没有可供利用的 PT 和 EQA 项目时，实验室应采取其他方式评价该检验项目，由 CNAS 组织技术评估后可予承认。

实验室选择的能力验证 / 室间比对计划应尽量提供接近临床实际的，模拟患者样品的比对试验，具有评估全部检验过程的功能（适用时）。

知识链接

《All Common Checklist》（CAP Checklist，2017）

实验室应有文件化的 PT 管理程序，该程序应能满足实验室所开展检测的范围与复杂程度要求。实验室应当制定 PT 评价程序，内容涵盖处理、检测、审核以及上报 PT 结果的全部过程。当 PT 结果不符合要求时，应有证据显示其在一定时间内评估对患者标本结果的影响及纠正措施。在不合格 PT 结果分析中，应从 PT 物质（包括处理过程）、分析过程（包括仪器设备、校准、试剂、室内质控、操作等）、书写错误、其他（如分组不当）等方面进行原因分析。

三、实验室能力验证 / 室间比对样品的接收

实验室收到 PT/EQA 样品后应检查其是否有遗漏或破损的情况。如有，应及时与样品提供方联系。同时做好接收登记，记录信息应包括质评内容、质评物的编号、批号、接收日期、接收时质控品状态、储存条件、建议测试日期、上报截止日期和接收者等信息。

四、实验室能力验证 / 室间比对样品的分析

能力验证 / 室间比对样品在使用时要记录，记录内容包括分装日期、批号、编号、分

装规格、操作者、保存条件和分装后稳定期等。

实验室需按照 PT/EQA 样品说明书上的建议测定日期，安排具体测定日期，由从事常规检验工作的人员进行样品检测。

1. PT/EQA 样品必须按实验室常规工作程序，由进行常规工作的人员测试，使用实验室的常规检测方法。

2. 实验室在检测 PT/EQA 样品的次数上必须与常规检测患者样品的次数一样。

3. 实验室在提交 PT/EQA 数据日期之前，不应与其他参加者互通数据。这包括由多个检验场所或者分开场所之间的实验室交流。

4. 实验室在提交 PT/EQA 数据之前，不应将比对样品转至其他实验室进行确认检验。任何实验室如从其他实验室收到 PT/EQA 样品必须通知 PT/EQA 组织机构。当 PT/EQA 组织机构确认某一实验室意图将能力验证/室间比对样品送给其他实验室检测，则此次 PT/EQA 定为不满意成绩。

5. 实验室进行 PT/EQA 样品检测时，必须将处理、准备、方法、审核、检验的每一步骤和结果的报告程序文件化。实验室必须保存所有记录的复印件至少 2 年，这包括室间比对结果的记录表格（包括室间比对计划的说明、实验室主任和分析人员的签字和室间比对样品与患者样品同样方式检测的声明文件）。

五、能力验证/室间比对结果的回报和存档

临床分子诊断实验室应评价在参加实验室间比对中的表现，并与相关人员讨论。检测人员将原始数据、报告表副本、EQA 回报结果和总结报告表整理成一份报告，交质量负责人签字确认后归档。

实验室在 PT/EQA 活动中当实验室表现未达到预定标准（即存在不符合）时，应依照能力验证/室间比对纠正活动的要求进行整改，并记录纠正措施：要求实验室尽快寻找和分析出现不满意结果的原因，开展有效的整改活动，并将详细的整改报告以书面形式保存。有效的整改活动包括对质量体系相关要素的控制、技术能力的分析及进行相关的试验和有效地利用反馈信息等。应监控纠正措施的有效性。

应评价参加 PT/EQA 的结果，如显示出存在潜在不符合的趋势，应采取预防措施。

《全国临床检验操作规程（第 4 版）》（尚红等，人民卫生出版社，2015）中 EQA 计划的成绩要求包括：

1. 每次活动每一分析项目未能达到至少 80% 可接受成绩则称为本次活动该分析项目不满意的 EQA 成绩。

2. 每次 EQA 所有评价项目未达到至少 80% 得分称为不满意的 EQA 成绩。

3. 未参加 EQA 将定为不满意的 EQA 成绩，该次得分为 0。只有在下列情况下可以认为是未参加 EQA 活动：①在规定检测 EQA 样品时，暂停了患者样品的检测；②实验室在提交 EQA 结果时间内暂停了患者样品测试和未能进行 EQA 样品的测试的情况通知了 EQA 组织者。

4. 在规定的回报时间内实验室未能将 EQA 的结果回报给 EQA 组织者，将定为不满意的 EQA 成绩，该次活动的得分为 0。

5. 对于不是由于未参加而造成的不满意 EQA 成绩，实验室必须进行适当的培训及采取纠正措施，并有文件化的记录。实验室对文件记录必须保存 2 年以上。

6. 对同一分析项目，连续两次活动或连续三次中的两次活动未能达到满意的成绩则称为不成功的 EQA 成绩。

7. 所有评价的项目连续两次活动或连续三次中的两次活动未能达到满意的成绩则称为不成功的 EQA 成绩。

六、替代方案

当无能力验证 / 室间比对计划可利用时，实验室应采取其他方案并提供客观证据确定检验结果的可接受性。这些方案应尽可能使用适宜的物质，适宜物质可包括：①有证标准物质 / 标准样品；②以前检验过的样品；③细胞库或组织库中的物质；④实验室间比对计划中日常测试的质控物；⑤与其他实验室的交换样品。

通过与其他实验室（如已获认可的实验室、使用相同检测方法的实验室、使用配套系统的实验室）比对的方式确定检验结果的可接受性时，应满足如下要求：①规定比对实验室的选择原则；②样品数量：至少 5 份，包括正常和异常水平或不同常见基因突变或基因型；③频率：至少每年 2 次；④判定标准：应有 ≥ 80% 的结果符合要求；⑤结果不一致时，应分析不一致的原因，必要时，采取有效的纠正措施，并定期评价实验室间比对对其质量的改进作用，保留相应的记录。

知 识 链 接

《All Common Checklist》（CAP Checklist，2017）

实验室所开展的项目均应参加合适的能力验证，实验室由于 CAP 没有相应 PT 产品或 PT 产品供应或运输原因无法得到适宜的 PT 产品时，也应参加其他外部质量评价活动 / 替代评估方案，即采取行动证明自己"在 PT 方面确实采取了行动"。其他 EQA 或替代评估的频率每年至少 2 次。

附录 7-2　临床分子诊断实验室室间质量评价管理程序

1　目的

室间质量评价（EQA）包含能力验证功能计划与室间比对计划，既能考察本实验室结果的准确性，检查实验室室内质控的质量，同时还能了解自己实验室与其他实验室之间的差异。本程序对参加室间质量评价的全过程进行管理，通过实验室之间的比对来判定实验室的检测能力。

2　范围

临床分子诊断实验室参与的外部机构质量评估、国家卫生健康委员会临床检验中心、广东省临床检验中心要求的质评项目。

3　职责

3.1　检验科秘书负责申请和与组长确定参加何种组织的 EQA 和测定项目。

　　3.2　组长协助和监督检测人员按常规标本检测程序完成 EQA 项目的检测，并撰写 EQA 总结报告。

　　3.3　分子诊断组检验人员负责 EQA 标本的检测和记录。

4　EQA 程序

4.1　接收和验收

收到质评标本后由相关人员根据标本的有关说明对血清的数量、批号、包装进行验收，然后登记和签字。

4.2　保存

按照 EQA 说明书妥善保存质评标本。

4.3　检测

在 EQA 样品说明书上的建议测定日期内检测。应与常规工作一同检测，由负责该项目检测岗位的员工按照日常检测流程操作，并保留检测的原始数据。

4.4　上报

应该按照质评说明书规定的上报日期和方式上报质评结果，并由双人核对。

4.5　质控结果分析

每次 EQA 成绩回报后要认真分析。对失控样品应尽可能复测和进行失控原因分析，提出整改措施和纠正措施。

5　室间质量评价的要求

　　5.1　EQA 样品应与常规标本一起，按照日常工作流程，由负责检测该项目的工作人员操作，而非由专人进行检测。实验室所有授权检测的技术人员都可检测质评标本。

　　5.2　应按检测患者标本同样的方法、步骤及试剂来检测 EQA 标本。

　　5.3　如果室内质控在控，当检测完成后，应像常规标本一样解释和报告质评结果，而不是多次重复检测该样品。

　　5.4　实验室在规定回报结果截止时间之前，不得在实验室之间进行检测结果交流，不得将 EQA 的标本或标本的一部分送到另一实验室进行分析。

　　5.5　在 EQA 结束后，必须将所有的原始数据以及记录资料保存 2 年。

第三节　临床分子诊断实验室结果可比性要求

一、总则

分子诊断实验室应规定比较程序和所用设备和方法，以及建立临床适宜区间内患者样品结果可比性的方法。此要求适用于相同或不同的程序、设备、不同地点或所有这些情况。

二、可比性验证的时机和方法

实验室应按照管理方法要求定期或者按需进行比对。

1. 实验室使用两套及以上检测系统同一项目时，应对不同方法 / 检测系统间进行比对。使用不同生物参考区间的检测系统间不宜进行比对。比对频次至少每年 1 次，样品数量不少于 20，浓度水平应覆盖测量区间。使用不同生物参考区间的检测系统间不宜进行比对。

2. 实验室应定期进行检验人员的结果进行实验室内部比对。比对频次至少每年 1 次，至少 5 份临床样品。

3. 当实验室出现以下情况时也应进行仪器间比对。①室内质控结果有漂移趋势时；②室间质评结果不合格，采取纠正措施后；③需提高周期性比对频率时（如每季度或每月 1 次）；④更换重要部件或重大维修后；⑤软件程序变更后；⑥临床医生对结果的可比性有疑问；⑦患者投诉对结果可比性有疑问（需要确认）时。

知 识 链 接

《All Common Checklist》（CAP Checklist，2017）

如果使用两套及以上检测系统对同一项目进行检验，每年至少要进行两次以上比对实验。该条款是为了验证同一检测项目不同方法学，不同仪器或不同检测地点之间的可比性。实验室必须制定书面的作业指导书，并且制定比对结果差异的可接受限。

质控数据也可用来评估相同仪器平台之间的可比性，前提是质控品和试剂都来源于同一个生产商和同一批号。否则，应优先使用临床标本而非商品化质控品，以避免基质效应对检测结果的影响。可以使用混合标本来进行比对，因为其基质是一样的。

三、比对标本选择

推荐使用临床标本作为首选比对物质；不得不使用其他物质时，应验证比对物质的互通性。

1. 定性检测　对于定性检测项目，实验室应选择阴性和弱阳性的样品进行比对。

2. 定量检测　对于定量检测项目，样品浓度应覆盖测量区间（包括低值、中值和高值）。

四、比对结果分析

比对实验结束后，应评价比对结果的可接受性，其具体要求如下：

1. 应不低于国家标准、行业标准、地方法规要求。

2. 实验室内分析系统定期比对：样品数 $n \geqslant 20$，浓度应覆盖测量区间，计算回归方程，系统误差应 $< \pm 7.5\%$。

3. 没有标准和室间质评要求时，实验室间结果比对合格标准可依据制造商声明的性能标准而制定。

对于不符合可比性要求的检测系统，应分析原因，必要时采取相应的纠正措施，其后再将该检测系统与规范操作检测系统的结果进行比对，确认比对结果符合分析质量要求。

知 识 链 接

《All Common Checklist》（CAP Checklist，2017）

实验室需要制定比对结果的可接受范围。当不符合比对要求时需要采取相应的纠正措施，并且记录。

五、比对记录

实验室应对比对的结果进行整理、记录，适当时，迅速采取措施。应对发现的问题或不足采取措施并保存实施措施的记录。比对记录应由实验室负责人审核并签字，并应保留至少2年。

附录7-3　临床分子诊断实验室检验结果可比性管理程序

1　目的

实验室比对是指实验室内或2个以上实验室通过各发放同一组样本，在规定时间内测定，收集结果作出统计学分析。其目的是调查各参加实验室人员、设备、不同人员操作间的工作质量，观察试验的准确性。比较各实验室的数据，并采取相应措施，使实验室内/间的结果趋于一致。

2　范围

适用于分子诊断实验室内部人员之间的比对；同一检测项目不同检测系统之间的比对；也适用于实验室间的比对。

3　职责

3.1　技术主管负责组织讨论并确定比对方案的实施计划，准备实验材料等，确保比对计划按时进行。

3.2　分子诊断组组长负责比对试验的实施、全过程质量监督和不具有可比性项目的整改。

3.3　分子诊断组检验人员负责实验室内部质量控制、仪器设备的维护与保养，并完成比对标本的检测和结果分析。

4　实验室内部比对方案

4.1　不同检测系统间的比对

实验室使用两套及以上检测系统同一项目时，应有比对数据表明其结果的一致性，比对频次每年至少1次，样品数量不少于20，浓度水平应覆盖测量区间。使用不同生物参考区间的检测系统间不宜进行比对。

4.2　人员比对

实验室应至少每年1次进行内部人员比对。至少5份临床标本，浓度水平应覆盖测量区间。

4.3　判断标准

（1）应不低于国家标准、行业标准、地方法规要求。

（2）实验室内分析系统定期比对：样品数$n \geq 20$，浓度应覆盖测量区间，计算回归方程，系统误差应$< \pm 7.5\%$。

（3）5个样品比对时，浓度应覆盖测量区间，至少4个样品测量结果偏倚$< \pm 7.5\%$。

5　室间比对方案

对于尚未开展能力验证/室间质评的检测项目，实验室可以通过与其他实验室以比对的方式进行替代评估实验，以评估实验室检测质量。

在进行替代评估实验时，建议满足如下要求：

（1）比对实验室及检测系统选择原则：为保证检验结果的准确性和检测样本运输的安全性和及时性，优先选择同级或相近的、物流可以尽快到达的医疗机构临床检测实验室进行。

（2）样品数量：对于定性检测项目，至少5份标本，包括正常和异常水平或不同常见基因突变或基因型；对于定量检测项目，至少5份标本，浓度水平应覆盖测量区间。

（3）比对频率：每年至少2次。

（4）判定标准：应有≥80%的结果符合要求。没有标准和室间质评要求时，实验室间结果比对合格标准可依据制造商声明的性能标准而制定。

6　比对实验流程

6.1　检验人员有足够的时间熟悉检测系统的各个环节，熟悉评价方案。

6.2　在整个实验中，保持实验方法和比较方法都处于完整的质量控制之下，始终对实验结果有校准措施。

6.3　按照要求留取标本，标本的浓度和量均应满足要求。

6.4　比对标本与患者标本同时检测。

6.5　标本检测人员进行数据统计、结果分析判定、形成比对报告。比对记录至少保存2年。

7　结果不可比时的处理

比对结果不可接受时，应该查明原因，重新进行比对试验。

（沙燕华　何　敏　熊玉娟　黄宪章　龙炫辉）

第八章 临床分子诊断检验后过程

检验后过程也称分析后过程，是指检验之后的过程，包括结果复核、临床材料保留和储存、样品（和废物）处置等。分析后质量管理是为了使检验数据准确、真实、无误并转化为临床能直接采用的疾病诊疗信息而确定的措施和方法。检验后样本的保存和处理，以及实验结束后对工作区域的分区清洁是本章介绍的主要内容。

第一节　临床分子诊断检验结果复核

一、总则

分子诊断实验室结果复核是依据该项目质量标准及检验操作规程对检验结果的审查核对，实验室应制定程序确保检验结果在被授权者发布前得到复核。

二、结果复核要求

1. 复核的内容　包括检验项目完整性，检验依据与质量标准一致，谱图信息完整，各数据符合要求，谱图上的数据在记录上誊写无误。实验记录填写完整、正确等。

审核的基本内容有包括临床医师所申请的检测项目是否已全部检测、是否漏项；检验结果填写是否清楚、正确；有无异常的、难以解释的结果；是否需要复查等。

2. 复核的方式　检验报告单发出前，除操作人员签字外，还应由另一位有资格的检验人员核查并签名，最好是本专业室负责人核查签名。

应建立明晰异常结果的复核或复查制度。可对照室内质控、可利用的临床信息及以前的检验结果等进行评估。

分子诊断实验室应规定哪些情况下的检测结果须与以前的检测结果进行比较，观察当前检测的结果及其变化是否符合规律，可否解释，必要时可与临床医生联系。特殊项目的检验报告及一些关系重大的检验报告，需检验科主任或由科主任授权的人员，复核无误并签名后尽早把结果发给临床。

第二节 临床分子诊断实验室检验后标本的储存、保留和处置

一、总则

实验室应制定文件化程序对临床样品进行识别、收集、保留、检索、访问、储存、维护和安全处置。实验室应规定临床样品保留的时限。应根据样品的性状、检验和任何适用的要求确定保留时间。出于法律责任考虑,某些类型的程序(如组织学检验、基因检验、儿科检验)可能要求对某些样品保留更长的时间。样品的安全处置应符合地方法规或有关废物管理的建议。

二、标本储存、保留和处置的一般要求

检验后标本的保存主要是为了对有疑问的结果进行复查或核对标本的患者信息,因此保存时间各实验室可根据各自保存空间和其他情况适当延长,但超出标本稳定期的复查结果只能用于核实,不能用于纠正以前的报告。保存的标本应按日期和类型分别保存,并有明显标志,以易于查找,直至程序规定的保存期限结束。

原始样品、核酸提取物和(或)核酸扩增产物应规定保存期,便于复查。为便于追溯,凝胶图像和斑点杂交条带和(或)通过扫描、拍照等方式保留的结果应作为技术记录保存,保存期限参照相关行业要求。样本的处理和相关材料的处理要符合《医疗废物管理条例》、《医疗卫生机构医疗废物管理办法》及国家、地区的相关要求。

根据原国家卫生和计划生育委员会个体化医学检测专家委员会编订的个体化医学检测技术系列指南,根据标本类型和检测目的的不同,整理了以下保存条件以供参考:

1. 全血或血清/血浆标本 室温可保存 24 小时,2~8℃保存 72 小时;血浆/血清标本用于 DNA 检测时:建议在 -20℃或 -70℃以下长期保存;用于 RNA 检测时:应在 -70℃以下保存血浆;避免反复冻融。

2. 体液标本 痰液标本应保存在 -70℃以下,用于分枝杆菌分子检测需液化后保存;支气管肺泡灌洗液标本 2~8℃可保存 72 小时,长期保存应在 -70℃以下;脑脊液、胸腹水标本如用于 DNA 检测应在 -20℃或 -70℃以下保存,如用于 RNA 检测应在去除红细胞后在 -70℃以下保存;宫颈和尿道拭子标本用于 DNA 检测时可在 2~8℃保存不超过 10天,长期保存应在 -20℃或 -70℃以下;尿液、乳汁、粪便标本应根据检验目的建立保存条件。

3. DNA 样本 在 TE(Tris-EDTA)中保存更稳定,室温可保存 26 周,2~8℃可保存1 年,-20℃可保存 7 年,-70℃以下则可保存 7 年以上。

要使用适宜的容器保存标本和预处理后的样本,如血浆在有分离胶的采血管中冻存后会使 HIV-1 病毒载量检测值假性升高,因此需离心分离出血浆后,转移至无 RNA 酶的可密封容器中保存。如果有条件,可在用于 RNA 检测的标本采样器中加入 RNA 稳定剂后再进行冻存。

实验室应规定标本的保存条件,和在特定保存条件下的保存时限,并建立程序验证在该条件下达到最大保存时限的标本,是否能够满足再次检测时对核酸质量的要求。

知识链接

《Molecular Methods for Clinical Genetics and Oncology Testing》（CLSIMM01-A3, 2012）

标本应在兼顾样本稳定性、可用空间以及存储成本的情况下保留尽可能长时间。有时标本应保留一段适当的时间，以待用测序结果确认（法规要求或实验室操作规程建议）。有时标本需保留至下一个能力验证周期以备用作比对目的（这些能力验证用于独立评估测试性能）。标本和核酸的保留时间应考虑伦理和法律要求，如知情同意、标本所有权、保密性等。当标本保留和（或）重新使用需要特定同意时，应在初始知情同意过程中有效地处理和记录这些问题。

分离的DNA应该储存在密封的容器中。在密闭容器中，DNA样品可以在4℃下稳定保存几个月。长期储存应在-20℃或低于-20℃，以防止降解。反复冻融循环可能导致DNA剪切，这可能会影响某些技术的结果（如Southern印迹）。如果标本已经储存了很长一段时间，在使用前应重新评估标本的完整性。

RNA的适当存储可以减少RNA分离过程中携带的核糖核酸酶（RNase）所引起的问题。单链mRNA比双链DNA更不稳定，核糖核酸酶是特别稳定和强健的。通常建议RNA存储在-70~-20℃之间，以减弱任何残留RNase的活性，并最大限度地保存RNA。核糖体RNA、micro-RNA和DNA-RNA互补双链复合体是比RNA的更稳定的、不易降解的形式。为了短期储存，RNA样品可以存储在无核酸酶水或缓冲液中，置于-80℃，可以通过等量分装样品，避免多次冻融循环。为了长期储存，RNA样品可以以盐/乙醇的形式储存，无需离心，因为低温、低pH和乙醇会抑制RNase。

分子遗传标本，特别是其中含有的DNA，对于家族研究和远亲后代，在当前疾病之后很久都具有潜在的重要性。患者的DNA对于连锁研究或直接突变鉴定都是必不可少的，可能涉及尚未开发的测试。

关于标本保留的首要问题涉及伦理和法律方面的考虑，例如样本所有权、保密性和知情同意。在通过普遍建议或实施条例之前，每个实验室都应制定自己的政策，以保留和使用存档的标本或储存的DNA。标本保留可以在几个级别（例如机构、地方、区域、国家）管理，也可以取决于样品类型。实验室人员应该检查适用于他们所在地点的规章制度。

知识链接

《Nucleic Acid Amplification Assays for Molecular Hematopathology; Approved Guideline—Second Edition》（CLSIMM05-A2, 2012）

应同时考虑短期和长期的样品储存条件，以尽量减少样品降解。

全血：用于DNA检测的抗凝全血（EDTA、柠檬酸或柠檬酸，葡萄糖）室温（22~25℃）存储可达24小时，在2~8℃存储可达72小时。全血标本的不要冷冻。RNA降解十分迅速，样本不宜在室温下暴露超过6小时。虽然DNA降解较慢，但也应避免在室温下长时间储存。

骨髓抽吸物：抗凝（EDTA 或柠檬酸盐）骨髓抽吸物应在 4℃储存。

细胞和其他液体的储存：培养的细胞系；来自脑脊液的细胞；胸膜、心包和腹水；以及来自血液和骨髓的分离的单核细胞适合于分子检测。细胞通常通过离心制备成球状物，并以最小体积冷冻储存。细胞可以接收新鲜、冷冻于低温保存培养基中、冷冻为干颗粒、在二甲亚砜中冷冻、固定于乙醇中或制备为细胞学细胞块并嵌入石蜡中储存。

固定细胞：已经固定的细胞可以长期保存在醇基或丙酮基固定剂中；然而，暴露于交联固定剂，如甲醛溶液或戊二醛，会使细胞悬浮液不适合于分子检测。

冷冻组织：速冷冻组织可以储存在 −80℃。

固定组织：在乙醇中粉碎的固体组织可以在室温下储存超过一年的时间。固定在甲醛溶液中并嵌入石蜡中的固体组织在从患者身上取出后数年仍然可得到可接受的分子检测结果。

冷冻切片：在低温恒温器中切割薄切片应保持冷冻直到处理。冷冻切片可以在 −70℃储存多年。

三、不同指南对分析后标本保存和处理的要求

1. 《感染性疾病相关个体化医学分子检测技术指南》（国卫办医函〔2017〕1190号）　应根据样品的类型、检验方法或其他适用要求来确定保存时间和保存条件。建议保存原始样品，便于复查；对于病原体核酸在原始样品中稳定性较差的，建议保存经适当处理过的样品（如经液化处理的痰液标本）、核酸提取物（如体液标本中提取的病原体核酸）和（或）核酸扩增产物。为便于追溯，凝胶图像应通过扫描、拍照等方式留作技术记录保存，保存期限及废物处理等要求请参见相关行业要求。

2. 《测序技术的个体化医学检测应用技术指南（试行）》（原国家卫生和计划生育委员会医政医管局 2015 年印发）及《药物代谢酶和药物作用靶点基因检测技术指南（试行）》（国卫医医护便函〔2015〕240 号）　样品在检测后要进行一定时间的（尽可能长期）保留，以备必要时复查。样品的保存也可为科研工作的开展和回顾性调查提供条件。完成检测后剩余的 DNA 样品至少在 −80℃保存 2 年。DNA 在 −70℃的环境下可保存至少 7 年。纯度不高的 DNA 样品建议保存在 −20℃或更低的温度中，以确保 DNA 的完整性。在不影响受检者个人隐私及利益的前提条件下，DNA 及临床资料可以匿名用于科学研究。废弃的样品应作为生物危险品处置。

3. 《肿瘤个体化治疗检测技术指南（试行）》（国卫医医护便函〔2015〕240 号）　肿瘤个体化治疗基因检测报告发出后的样本应尽可能较长期保存。实验室应制定样本储存制度对样本进行保存，建立样本储存的规章制度，做好样本的标识并按规定存放，保存好样本的原始标码，建立配套的样本存放信息管理系统。

4. 《个体化医学检测微阵列基因芯片技术规范》（国卫办医函〔2017〕1190 号）　对于检测靶标为 DNA 的样本，在 2~8℃可保存 3 天。对于检测靶标为 RNA 的样本，一旦采

集送到实验室后，则应在 −20℃以下冻存。如为血液循环中的 RNA，最好不要使用血清样本，而应使用 EDTA 抗凝尽快分离后的血浆样本。临床体液样本长期（超过两周）保存应在 −70℃下。

5.《孕妇外周血胎儿游离 DNA 产前筛查与诊断技术规范》（国卫办妇幼发〔2016〕45 号）　采血机构负责保存知情同意书，产前诊断机构负责保存检测申请单第一联。检测机构负责保存检测申请单第二联、实验室检测核心数据信息和剩余标本。标本、信息和资料的保存期限应不少于 3 年。

四、特殊检测项目的标本储存、保留和处置

为保证核酸的完整性和稳定性，选择适宜的温度保存。不能使用无霜冰箱保存标本，要记录冰箱温度，如有条件可安装冷链系统监测冰箱温度。反复冻融会降解核酸，因此应避免反复冻融。保存病原微生物标本的冰箱需双人双锁，取用具有高致病性病原微生物标本需申报，经审批后按相应生物安全要求操作。以下介绍一些检测项目的标本储存、保留和处置的特殊要求：

1. 单基因遗传病及用药指导相关项目报告发出后的标本的储存、保留和处置　原始血标本在报告发出后放入低温冰箱 −20℃保存 1 个星期，以备复查。超过 1 个星期保存期的标本则酌情处理，一般按生物传染性物品交医院统一处理。如长期保存则置于 −80℃保存。已检样品一般统一保存于标本冰箱中，一般样品保存期为报告后 14 天，特殊样品根据特定要求保存至相应期限，以便能在出具结果报告后复检或做附加检验，所有原始样品管必须按要求妥善保存（包括内无样品的原始样品管）。

2. 基因突变检测项目标本或标本处理产物的保存　在各平台的标本或标本处理产物应有明确的标识（静态或动态标识）标明标本或标本处理产物所在检验过程中的状态（比如未检、已检）。已检的标本或标本处理产物由各平台根据标本保存要求保存，保存期限按照国家相关法律法规，无相关法律法规的，按照行业内的规则。存放标本或标本处理产物要按日期存放，便于查取。存放标本或标本处理产物在规定（或特殊的）环境条件下存放时，应配备必要的环境条件和设施，如冷冻柜、恒温恒湿、防光照等，并进行维护、监控和记录。保证标本在保存期间不发生非正常的损坏和变质。易腐败变质或易分解的标本或标本处理产物均不作留样保存。存放标本或标本处理产物的取用：对检验结果有疑问，或有争议，或被投诉，或需要加做其他检测时，平台负责人可取用存放标本或标本处理产物进行复检或加做其他检测，并做好记录。

3. 基因甲基化检测项目标本的储存、保留和处置　检验人员对临床标本有唯一性的识别标记，它包括样品所属患者的姓名、ID 号及申请单序号等。有专门且适宜储存需保留的临床样品的场所，应对需保留的临床样品分类存放、标识清楚以便于检索及访问。样品贮存环境应安全、无腐蚀、清洁干燥且通风良好。对要求在特定环境与条件下贮存的临床样品，应严格控制环境条件，环境条件应定期加以记录。检测人员负责维护需保留样品的完好性和完整性。各实验室应规定对于本室临床样品的保留时限，应根据样品的性状、检验和任何适用的要求确定保留时间。对于无需保留的临床样品应进行安全处置，应符合地方法规或有关废物管理的建议。

4. NIPT 项目标本的储存、保留和处置　产前诊断的结果可以在胚胎或胎儿出生或者

医疗措施处理后得到相应的确认和验证，所以对标本的储存、保留和处置要求也比较高，以便在有争议的时候可以对标本进行复查。

第三节 临床分子诊断实验室检验后分区清洁要求

一、总则

根据《医疗废物管理条例》（中华人民共和国国务院令〔2003〕第 380 号）、《中华人民共和国传染病防治法》、《中华人民共和国固体废物污染环境防治法》等，临床分子诊断实验室应依照各分区清洁方法及标准，实验检测结束后，及时对实验各区域进行清洁消毒，对废弃标本及其容器进行消毒处理。

二、《医疗机构临床基因扩增检验实验室工作导则》（卫办医政发〔2010〕194 号）对工作区域清洁的要求

1. 临床基因扩增检验实验室工作基本原则　工作结束后，必须立即对工作区进行清洁。工作区的实验台面应该可耐受诸如次氯酸钠的化学物质的消毒清洁作用。实验台表面的紫外照射应当方便有效。由于紫外照射的距离和能量对去污染的效果非常关键，因此可使用可移动紫外线灯（254nm 波长），在工作完成后调至实验台上 60~90cm 内照射。由于扩增产物仅几百或几十碱基对（bp），对紫外损伤不敏感，因此紫外照射扩增片段必须延长照射时间，最好是照射过夜。

2. 临床基因扩增检验实验室各区域工作注意事项

（1）试剂储存和准备区：贮存试剂和用于标本制备的消耗品等材料应当直接运送至试剂贮存和准备区，不能经过扩增检测区，试剂盒中的阳性对照品及质控品不应当保存在该区，应当保存在标本处理区。

（2）标本制备区：在样本混合、核酸纯化过程中可能会发生气溶胶所致的污染，可通过在本区设立正压条件，避免从邻近区进入本区的气溶胶污染。为避免样本间的交叉污染，加入待测核酸后，必须盖好含反应混合液的反应管。对具有潜在传染危险性的材料，必须在生物安全柜内开盖，并有明确的样本处理和灭活程序。

（3）扩增区：为避免气溶胶所致的污染，应当尽量减少在本区内的走动。必须注意的是，所有经过检测的反应管不得在此区域打开。

（4）扩增产物分析区：核酸扩增后产物的分析方法多种多样，如膜上或微孔或芯片上探针杂交法（放射性核素标记或非放射性核素标记）、直接或酶切后琼脂糖凝胶电泳、聚丙烯酰胺凝胶电泳、Southern 转移、核酸测序方法、质谱分析等。本区是最主要的扩增产物污染来源，因此必须注意避免通过本区的物品及工作服将扩增产物带出。在使用 PCR-ELISA 方法扩增产物时，必须使用洗板机洗板，废液必须收集至 1mol/L HCl 中，并且不能在实验室内倾倒，而应当至远离 PCR 实验室的地方弃掉。用过的吸头也必须放至 1mol/L HCl 中浸泡后再放到垃圾袋中按程序处理，如焚烧。

由于本区有可能会用到某些可致基因突变和有毒物质如溴化乙锭、丙烯酰胺、甲醛或放射性核素等，故应当注意实验室人员的安全防护。

三、临床分子诊断实验室清洁和消毒

（一）各分区清洁方法

实验检测结束后，用 75% 酒精对台面及加样枪进行清洁，各区的加样器应有各自的标识，清洁和消毒时，应分别处理，要求如下：

1. 清洁区清洁　用 250~500mg/L 有效氯溶液或 0.1%~0.2% 过氧乙酸溶液，每天擦拭桌椅、地面，作用时间为 30~60 分钟，每天开窗通风数次。

清洁区若无明显污染，每天开窗通风换气数次，湿抹擦桌面、椅面及地面 1 次，保持清洁；每周（或有明显微生物污染时）应用消毒液如含有效氯 500mg/L 的消毒剂或 1 000mg/L 过氧乙酸溶液抹擦桌、椅、门、窗及地面，地面消毒浓度应加倍，所有清洁消毒器材（抹布、拖把、容器）不得与污染区或半污染区共用。员工未脱工衣不得坐在学习室的椅子上。工作人员每次下班前应用肥皂流水洗手 1~2 分钟。

2. 半污染区清洁　每日采用含氯剂或 0.1%~0.2% 过氧乙酸擦拭，桌椅地面的消毒液用 500mg/L 有效氯擦洗。

半污染区的生物安全与消毒：空气、桌、椅、门、窗消毒同清洁区，地面消毒同污染区。拖鞋每天用含有效氯 500mg/L 的消毒剂或 0.1%~0.2% 过氧乙酸溶液浸泡或抹擦 1 次。工作衣和帽每周换洗 2 次；检验室工作人员，每次连续佩戴口罩不得超过 4 小时，每次用后放入密闭污衣袋（箱）内，待压力蒸汽灭菌后再用，工作衣若有明显致病菌污染或从事烈性传染菌标本检验后，应随时更换，并用压力蒸汽灭菌。

3. 污染区清洁　污染区是标本收集、存放、处理实验室等处。消毒方法如下：

（1）桌椅等表面每天开始工作前用清水擦抹 1 次，禁用干抹干扫，抹布和拖把等清洁工具各室专用，不得混用，用后洗净晾干。污染的工作台面和地面，必须用消毒剂进行处理，下班前用 250~500mg/L 有效氯溶液或 0.1%~0.2% 过氧乙酸擦洗 1 次。

（2）地面应在开始工作前用清洁湿拖把拖地 1 次，下班前用高于消毒台面浓度 500mg/L 有效氯进行消毒。用 2 倍浓度上述消毒液拖擦。各种表面也可用便携式高强度紫外线消毒器近距离表面照射消毒。若被明显污染，如具传染性的标本或培养物外溢、溅泼或器皿打破、洒落于表面，应立即用消毒液消毒，用 1 000~2 000mg/L 有效氯溶液或 0.2%~0.5% 过氧乙酸溶液洒于污染表面，并使消毒液浸过污染物表面，保持 30~60 分钟，再擦，拖把用后浸于上述消毒液内 1 小时。

（3）各种表面、台面可采用高强度便携式紫外线灯进行照射。

（4）所有清洁器材、物品、用具不得三个区域共用，专区专用，用后及时消毒、清洁。

（二）空气消毒

分子诊断实验室的空气除微生物专业的细胞培养（生物安全柜、超净台）外，属于Ⅲ类环境，这类环境要求空气中的细菌总数 ≤ 500cfu/m³，空气环境定期用紫外线进行消毒，同时做好相应记录。

1. 紫外线消毒　可选用产生臭氧的紫外线灯，以利用紫外线臭氧的协同作用。一般按每立方空间装紫外线灯瓦数 ≥ 1.5W，计算出装灯数。考虑到紫外线兼有表面消毒和空气消毒的双重作用，可安装在桌面上方 1 米处。不考虑表面消毒的房间，可及顶安装。也

可采用活动式紫外线灯照射。上述各种方式使用的紫外线灯，照射时间一般均应大于 30 分钟。使用紫外线灯直接照射消毒，人不得在室内。使用的紫外线灯，新灯辐照强度不得低于 $90\mu W/cm^2$，使用中紫外线的辐照强度不得低于 $70\mu W/cm^2$，凡低于 $70\mu W/cm^2$ 者应及时更换灯管。测定紫外线强度应采用经过计量部门检定的紫外线强度计。要求用于消毒的紫外线灯在电压为 220V、环境相对湿度为 60%、温度为 20℃时，辐射的 253.7nm 紫外线强度不得低于 $70\mu W/cm^2$（普通 30W 直管紫外线灯在距离灯管 1 米处测定，特殊紫外线灯在使用距离处测定，使用的紫外线测强仪必须经过标定。）

2. 对明显产生传染性气溶胶的操作（搅拌、研磨、离心等），特别是可通过呼吸道传播又含有高度传染性微生物（炭疽杆菌、结核分枝杆菌、球孢子菌、组织胞浆菌、军团菌、流行性感冒病毒等）的操作，应在生物安全柜内进行。使柜内空气经细菌滤器或热力杀菌通道排出室外，柜内形成负压；或在风筒式紫外线空气消毒器的进风口邻近进行，使产生的微生物气溶胶立即经紫外线风筒消毒。

3. 要求严格无菌的操作如倾倒培养基、菌种转种和细胞转瓶等，应在 100 级洁净间或 100 级净化操作台柜内进行，使空气经初效、中效及高效滤器进入室（柜）内，形成正压，最大限度地减少污染。但应注意及时更换滤器，定时检测滤效。

（三）器材消毒
除已知无传染性器材外，凡直接接触或间接接触过临床检验标本的器材均视为具有传染性，应进行消毒处理。

1. 金属器材 小的金属器材如接种环，可用酒精灯烧灼灭菌。当接种环上有较多物品，尤其是液体时，应先在火焰上方，把接种环烤干后再缓慢伸入火焰烧灼，以免发生爆裂或溅泼而污染环境。较大的金属器材或有锋刃的刀剪受污染后不宜烧灼灭菌，可煮沸腾 10~30 分钟。

2. 玻璃器材 采标本用的器材或玻片、吸管、玻瓶要做到一人一份一用一消毒。凡曾受污染的吸管、试管、滴管、离心管、玻片、玻棒、玻瓶、平皿等，应立即浸入洗涤剂或肥皂液中，再煮沸 15~30 分钟，反复洗刷，沥干，37~60℃烘干。也可用消毒液如 1 000mg/L 有效氯溶液浸泡 2~6 小时后再洗。曾装过含蛋白较多的液体或血清、胸、腹水等的玻璃容器，用含有效氯 1 000mg/L 的消毒液浸泡 30 分钟。细胞培养用的玻璃器皿可用压力蒸汽 121℃，102kPa 灭菌 15~30 分钟，吸管应直放，空试管和空瓶口应朝下，且不能完全密闭，带螺旋帽的管瓶，灭菌时应将螺旋帽放松，玻塞容器灭菌时应在塞子与容器间填一纸条以利气体流通，灭菌后再塞紧。

3. 塑料制品 一次性使用的塑料制品如薄膜手套、无纺布帽子、工作衣、口罩等用后放污物袋内集中烧毁。耐热的塑料如聚丙烯、聚碳酸酯、尼龙及聚四氟乙烯酯的器材，可用肥皂或洗涤剂溶液煮沸 15~30 分钟，洗净后，用压力蒸汽 121℃，102kPa 灭菌 20~30 分钟。不耐热的聚乙烯、聚苯乙烯，可用 0.5% 过氧乙酸或用含有效氯 1 000mg/L 的消毒液浸泡 30~60 分钟，再洗净，晾干；也可用环氧乙烷灭菌器灭菌，800mg/L，于 55~60℃和相对湿度 60%~80%，作用 4~6 小时；若为薄膜或板也可用高强度紫外线消毒器照射 1~3 秒。一般血清反应使用过的塑料板可直接浸入 1% 盐酸溶液内 2 小时以上或过夜；对肝炎检验的反应板可用 0.5% 过氧乙酸或 3 000g/L 有效氯溶液浸泡 2~4 小时后，洗净再用。

4. 橡胶制品 橡胶制品如手套、吸液管（球）受污染后可用肥皂或 0.5% 洗涤剂溶液煮沸 15~30 分钟，煮时吸液管（球）内应无空气，全部浸入不浮出水面，清洗后扣晾干；必要时再用压力蒸汽，115℃，灭菌 40 分钟。纺织品、棉质工作服、帽子、口罩、鞋套等放专用污物桶内，送洗衣房清洗，每周更换。

5. 贵重仪器 如显微镜、分光光度计、天秤、酶标检测仪、冰箱、培养箱等不宜加热，不能用消毒液浸泡。局部轻度污染，可用 2% 戊二醛溶液擦拭，污染严重时，可用环氧乙烷消毒（请厂家工程师和消毒供应室消毒员负责消毒）。若离心时离心管未密闭，试管破裂，液体外溢，应消毒离心机内部，特别是有可能受肝炎病毒或结核分枝杆菌污染时，宜用 2% 戊二醛溶液擦拭；或整机有环氧乙烷消毒，在 55~60℃ 和相对湿度 60%~80%，800mg/L 密闭消毒柜内消毒 6 小时。

（四）废弃标本及其容器的消毒处理

采集检验标本或接触装有检验标本的容器，特别是装有肝炎、HIV 和结核病患者检验标本者，应戴手套，一次性使用的手套用后放收集袋内，集中烧毁；可反复使用容器用后放消毒液内集中消毒，无手套时可用纸套使皮肤不直接与容器表面接触，用后将纸放入污物袋内烧毁。夹取标本的工具，如钳、镊、接种环、吸管等，用后均应消毒清洁，进行微生物检验时，应重新灭菌，金属工具可烧灼灭菌或消毒液浸泡；玻璃制品可干热或压力蒸汽灭菌。对于再次使用的物品（如移液管、吸头等），必须用消毒剂进行处理。

实验室的医疗垃圾不得随意放置，必须放入指定的容器内。废弃标本如尿、胸水、腹水、脑脊液、胃液、肠液、关节液等加入含有效氯 2 000mg/L 的消毒剂，搅匀后作用 30 分钟后倒入厕所或化粪池；痰、脓、粪便（包括动物粪便）及其他固形标本，直接用黄色塑料袋按感染性废物收集后送广州市无害化处理中心焚烧；血液、血清标本加入含有效氯 2 000mg/L 的消毒剂，搅匀后作用 30 分钟后按感染性废物收集后送广州市无害化处理中心焚烧。

盛标本的容器，若为一次性使用的纸质容器及其外面包被的废纸，应焚毁；对可再次使用的玻璃、塑料或搪瓷容器，可煮沸 15 分钟，或加入含有效氯 2 000mg/L 的消毒剂，作用 30 分钟后，用洗涤剂及流水刷洗，沥干；用于微生物培养采样者，用压力蒸汽灭菌后备用。

废弃标本及其容器应有专门密闭不漏水的污物袋（箱）存放，分类放置、专人收集、专人运送到医院医疗废物暂时贮存地，每天至少处理 1 次，并有交接登记和签名，登记记录至少保存 3 年。

（五）手的消毒

工作前、工作后，或检验同类标本后再检验另一类标本前，可遵循 3M™ Avagard™ 建议专业洗手法，用洗手液流水洗手 1~2 分钟，搓手使泡沫布满手掌手背及指间至少 10 秒钟，再用流水冲洗。若手上有伤口，应戴手套接触标本。水龙头应采用感应开关。甲型肝炎和戊型肝炎标本污染手和皮肤的消毒可采用 0.1% 过氧乙酸消毒液浸泡 1~3 分钟，或用异丙醇与氯己定（洗必泰）配制成的速效消毒液等，擦拭作用 3 分钟。对于乙型肝炎、丙型肝炎和丁型肝炎标本污染的手，可用流水、肥皂洗手后用 0.2% 过氧乙酸溶液或异丙醇–氯己定（洗必泰）消毒液浸泡 5 分钟，然后用水冲洗。

附录 8-1 临床分子诊断实验室检验后标本的储存、保留和处置程序

1 目的

规范检验后临床样品的储存、保留和处置，满足临床要求和检验复核要求以及生物安全要求。

2 范围

临床分子诊断实验室检测的所有标本。

3 职责

3.1 实验室规定本专业各检测项目的检验后样品保存时间，并提交质量主管。

3.2 质量主管审核检验后样品保存时间，并组织与临床医护代表进行服务协议评审。

3.3 科主任审批检验后样品保留时间。

3.4 所有人员按程序要求储存、保留和处置检验后样品，确保符合生物安全要求。

3.5 实验室生物安全管理小组负责监控检验后临床样品的生物安全处理，指导检验科人员的生物安全防护和操作由 PCR 实验室负责制定程序性文件，由专业技术人员负责执行，实验室现有工作人员都应熟知标本的采集、编码全过程。

4 工作程序

4.1 检验科在信息系统中设置检验后标本处理模块，包括对样品的识别、收集、保留、检索、访问、储存、维护和安全处置等。

4.2 检验人员标本检测完成后要执行信息系统的"查漏"程序，防止漏做标本。从仪器或者检测后标本架上的标本，在信息系统检验后程序模块中扫描，并按照顺序放入专用试管架，加盖盖子或者保鲜膜以防止蒸发或落入水珠、灰尘等影响标本质量，加盖后或者加膜后的标本按试管架及冰箱编号储存。该步骤可进一步检查漏做标本。

4.3 应规定检测后标本的保存条件和保存时间。在保存期内，其保存的环境条件应得到保障，以尽可能保证标本性能稳定、不变质。实验室仅对在保存期内的标本进行复检或核对，不负责对超过保存期或无保存价值的标本进行复检或核对，当复检无法完成时，或者因为标本稳定性问题而无法复检时，保存的标本只作为核对或复核用。

4.4 对性能不稳定标本或标本部分测定参数在保存过程中有效期较短以及无法保存的标本，应在作业指导书中予以说明。

4.5 对标本保存的条件进行有效监控。当环境条件失控时，按《设施和环境条件管理程序》进行处理。

4.6 检验后废弃标本及其容器的消毒处理

4.6.1 采集检验标本或接触装有检验标本的容器或其他工具，特别是装有肝炎、

HIV 和结核病检验标本者，应戴手套，一次性使用的手套用后放收集袋内，集中烧毁或高压消毒后由医院集中处置；可反复使用的容器也应使用后放消毒液内集中消毒或高压消毒。

4.6.2　实验室的医疗垃圾和检验后废弃标本不得随意放置，必须放入指定的容器内。废弃标本如尿、胸水、腹水、脑脊液、胃液、肠液、关节液等加入含有效氯 2 000mg/L 的消毒剂，搅匀并作用 30 分钟后倒入厕所或化粪池；痰、脓、大便（包括动物粪便）及其他固形标本，直接用黄色塑料袋按感染性废物收集后送广州市无害化处理中心焚烧；血液、血清标本加入含有效氯 2 000mg/L 的消毒剂，搅匀并作用 30 分钟，或高压消毒后按感染性废物收集，并送处理中心焚烧。

4.6.3　盛标本的容器，若为一次性使用的纸质容器及其外面包被的废纸，应焚毁；对可再次使用的玻璃、塑料或搪瓷容器，可煮沸 15 分钟，或加入含有效氯 2 000mg/L 的消毒剂，作用 30 分钟后，用洗涤剂及流水刷洗，沥干，可高压灭菌的应高压灭菌；用于微生物培养采样者，用压力蒸汽灭菌后备用。

4.6.4　废弃标本及其容器应有专门密闭不漏水的污物袋（箱）存放，分类放置、专人收集、专人运送到医院医疗废物暂时贮存地，每天至少处理 1 次，并有交接登记和签名，登记记录至少保存 3 年。

4.7　定义与分类

医疗废物定义：是指在医疗活动中产生的具有直接或间接感染性、毒性以及其他危害性的废物。分子诊断实验室产生的医疗废物主要有感染性废物、损伤性废物、化学性废物三类。

附录 8-2　临床分子诊断实验室检验后清洁管理程序

1　目的

规范检验后分子诊断实验室清洁管理，满足临床要求以及生物安全要求。

2　范围

临床分子诊断实验室。

3　职责

3.1　所有人员按程序要求做好分子诊断实验室应清洁要求。

3.2　生物安全管理小组负责监检验后分子诊断实验室的生物安全清洁和操作。

4　工作程序

4.1　离开实验室的工作人员必须脱去手套；不能穿工作服在实验室外活动。工作后脱去手套，用手消毒液消毒双手，流动水洗净。

清洁人员每天用各区专用的清洁工具以消毒液擦洗地面和工作台面及加样枪。具体消毒液配制方法见表 8-1。

表 8-1　消毒液配制方法

消毒对象	有效氯浓度	消毒时间	使用方法
被污染的实验耗材	2~10g/L	30分钟	浸泡
地面和环境	1~2g/L	30分钟	擦洗或喷洒
物体表面、工作台面	1~2g/L	30分钟	擦拭

4.2　实验室日常消毒措施

4.2.1　个人及防护用品消毒

防护品消毒：实验衣、口罩、手套、鞋套等用压力蒸汽121℃消毒20~30分钟，或浸泡在含有效氯1 000mg/L的消毒液内30~60分钟。护目镜用75%的乙醇擦拭消毒，或浸泡在含有效氯1 000mg/L的消毒液内30~60分钟。

手消毒：含有效碘3 000~5 000mg/L的消毒溶液或75%的乙醇溶液涂擦，作用1~3分钟。

4.2.2　检验仪器与器材消毒

仪器等表面消毒：使用含有效氯1 000mg/L的消毒液或75%的乙醇擦洗消毒，作用30分钟以上。

器材应分类消毒：将使用后的锐器直接放入防刺破、防渗漏的封闭专用锐器处置盒内，压力蒸汽121℃作用30分钟；其他部件在含有效氯2 000mg/L的消毒液内浸泡1小时以上，取出，蒸馏水冲洗10遍以上，烘干备用。处理时避免皮肤损伤。

废弃物的处理：可燃物质尽量焚烧，也可喷洒含有效氯2 000~10 000mg/L的消毒液，作用60分钟以上。剩余标本最好焚毁或用压力蒸汽121℃作用30分钟。

4.2.3　各台面、地面及传递窗消毒：台面每日用含有效氯1 000~2 000mg/L的消毒液擦拭（或喷洒，喷洒效果更佳）；用紫外线消毒时，灯管离台面不宜超过1米，消毒有效区域为灯管周围1.5~2.0米，每次时间不少于30分钟。地面用含有效氯1 000~2 000mg/L的消毒液喷洒（拖地）。生物安全柜每次使用后用75%酒精擦拭表面，作用30分钟以上；然后紫外线作用30分钟以上。

4.2.4　空气消毒：用紫外线灯照射，每次时间应大于30分钟，每天不少于1小时，消毒完毕开窗通风。当发生较严重污染时，可用低温蒸气甲醛熏蒸，作用时间6小时以上。

传递窗和生物安全柜用内配的专用紫外消毒灯分别在实验开始前和实验结束后照射30分钟。

4.2.5　实验室污染后处理方法：首先应去除实验室污染，保证实验室日常工作的正常进行，然后再排查寻找污染源。开窗通风，如需在短时间内去除污染，必须开窗通风，若实验室未有窗户或开不了，建议工程部"开"一扇窗户。用75%的乙醇空中喷雾，然后再使用含有效氯2 000mg/L的消毒液擦地面、实验室台面、墙面及移液器、生物安全柜、各种实验仪器；5~10分钟后，待表面液体快干时，再重复进行此操作步骤，原则上仪器及台面等表面应保持有效氯消毒液30分钟以上；一区、二区、三区都需进行消毒，强烈建议使用喷壶喷雾的形式，液体易保持，不易挥发，此操作步骤在实验室污染期间需每天

进行（注：含有效氯的消毒液有强氧化性，在日常消毒中生物安全柜及荧光定量 PCR 仪器采用 75% 的乙醇进行消毒）。

延长紫外线照射时间，建议使用移动紫外线灯和生物安全柜内灯进行通宵照射。

注：每半年对紫外线灯的强度用检测卡进行检测，达不到要求的立即更换。其检测程序如下：测定时，打开紫外线灯管 5 分钟待其稳定后，将指示卡置于距紫外线灯管下方垂直 1 米中央处，将有图案一面朝向灯管，照射 1 分钟。紫外线灯照射后，团中的紫外线光敏纸色块由乳白色变成不同程度的淡紫色，将其与标准色块相比，即可测定紫外线灯辐射强度值是否达到使用要求。指示卡上左右两个标准色块，表示在规定测试条件下灯管的不同辐照强度值，一个为 $70\mu W/cm^2$，一个为 $90\mu W/cm^2$。若测试的 30W 新紫外线灯管辐射强度值 $\geqslant 90\mu W/cm^2$ 为合格。使用中的旧灯管，辐射强度值 $\leqslant 70\mu W/cm^2$，为不合格。紫外线灯的辐照强度值 $\leqslant 70\mu W/cm^2$ 时应更换新灯管。

4.3 实验室日常防污染措施

分子诊断实验室工作人员必须有应对污染的能力，工作中要严格预防污染的发生，及时处理已发生的污染。

4.3.1 若在各区操作时发生试剂、标本的外泄，此时工作人员应先隔离开其他试剂和相关物品，戴上手套和相应的生物防护装置，用吸水纸吸干液体（吸过液体的吸水纸用清洁袋包裹好，移交专职人员进行焚烧处理），然后用 75% 酒精棉球擦拭；如果外泄的范围和程度较严重则必须停止当天的下一步实验工作，紫外线灯照射过夜，报告实验室负责人并作相应记录。

4.3.2 若发生离心管于离心机内破损则先用相应的工具处理掉破损物：离心管用镊子夹出，再用吸水纸吸干液体（吸水纸放入清洁袋中，移交专职人员做焚烧处理），然后用 75% 酒精棉球擦拭，紫外线灯照射过夜。

4.3.3 若发生实验室工作人员工作服、鞋、帽污染时，必须立即脱掉，把污染的工作服、鞋、帽包裹好交给实验室专职清洁消毒人员进行消毒处理，换上已经消毒的工作服、鞋、帽后方可继续工作，如果污染程度较严重则停止当天的下一步实验工作，或另换其他具有资质的人员进行工作。

4.3.4 若标本溅到皮肤上，用水和肥皂冲洗，并用 75% 酒精浸泡擦洗，如若皮肤损伤或针刺时，应尽可能挤压伤口，尽量挤出伤处的血液，然后用大量的水冲洗，再用碘酒、酒精消毒处理伤口。若标本溅入眼睛，立即用洗眼器冲洗，连续冲洗至少 10 分钟。

4.3.5 定期鉴别实验室是否发生核酸污染：将一个或多个空管打开，静置于标本制备区 30~60 分钟，然后加入扩增反应混合液，同时以水替代核酸样本扩增，如为阳性，而同样操作的未打开空管扩增结果为阴性，说明实验室有以前扩增产物的存在。

（邱 峰 晁 艳 王丽娜 王 意）

第九章　临床分子诊断检验结果报告

检验报告是医学实验室的"产品"，是实验室服务的最终体现，必须按照特定的流程进行，以保证检验结果清晰、准确、客观的表达。

分子生物学技术从检测原理上与其他检验技术有着本质的区别，临床分子诊断检测结果的解读和报告有其特殊要求。本章介绍常见的临床分子诊断检验项目结果报告的管理要求和报告流程，为临床实验室的结果报告提供范例。

第一节　临床分子诊断检验结果报告管理要求

一、总则

临床分子诊断学检验报告要求每一项检验结果数据准确、表述清晰明确、解释客观公正，因此需要依据特定的程序进行报告。报告程序应明确规定报告格式、详细的报告内容、针对某些特性的有效解释以及委托检验结果的正确转录等。

二、报告格式

临床分子诊断检验报告的格式应由实验室人员设计，同时充分咨询报告接受者或医疗信息使用者的意见，并由实验室管理层与医院管理部门、检验报告使用人员讨论后决定。检验报告正式确定使用后，仍需广泛收集临床医生、实验室人员、医院其他部门以及患者的反馈意见，并至少每年举行一次合同评审，对报告格式和内容进行讨论，以确保结果信息能够有效地传达给患者，并满足临床人员需求。

临床分子诊断学检验报告格式应能够体现检验方法的特性，容纳足够多的检验信息，检验结果信息应清晰、明确。检验报告根据介质可分为纸质报告和电子报告，纸质版和电子版结果应保持一致。

三、报告内容

临床分子诊断检验报告应包括以下基本信息：

（一）实验室基本信息

1. 发布报告的实验室具体信息，包括实验室名称、联系人、地址、电话或传真等，必要时包括实验室认可和（或）许可证信息。

2. 如果检验是委托由外部实验室完成，检验报告上应有委托检验的明确标识。

（二）患者和标本信息

1. 检验报告中应有患者的姓名和唯一标识（住院号或诊疗卡号）以及申请检验的部门，包括或能够查询到患者的详细联系信息（科室、床号或其他联系方式）。

2. 患者的基本临床信息也应在报告中显示，包括年龄、性别、民族、简要的临床诊断。上述信息应在报告的每一页中显示。当家族成员多人同时送检时，应有足够信息区分家庭成员身份，需要时在报告中包含家族或谱系信息等（对于家系的说明，表格或谱系所提供的信息更适合连锁分析）。对于 NIPT 检测，临床信息中应包括标本采集时的孕周、末次月经时间等信息。

3. 报告需要有每份样本的唯一标识、明确的标本类型以及标本采集部位。常用标本包括血浆、血清、全血、支气管肺泡灌洗液、骨髓、脑脊液、尿液、痰液、拭子、乳汁、羊水等。标本采集部位应尽可能详细，例如人乳头瘤病毒核酸检测，标本的采集部位可以注明来自泌尿生殖道的具体定位。胎儿标本（如羊膜穿刺标本、绒毛膜标本等）应与其母亲标本清晰分开，且不可以仅使用母亲姓名进行标识。

4. 样本采集日期（时间），到达实验室的接收日期（时间）等。

（三）检测项目和方法

1. 唯一且易于识别的检验项目名称，项目名称应充分体现检验目的，包含待检测的基因名称，可以是标准基因名，参照人类基因命名委员会（human gene nomenclature committee，HGNC），也可以是一类基因在结构和功能上的统称，例如地中海贫血基因；同时应清晰描述待检测的基因相对于标准序列的变异类型，例如突变或缺失；标准基因名和变异位点的命名可按照人类基因组变异协会（human genome variation society，HGVS）的规定。

2. 注明采用的检测方法、检测仪器，并对方法进行简述，包括相关检测参数等。

（四）结果信息

1. 报告单上应采用标准化的基因命名和计量单位。计量单位以 SI 单位或可以溯源至 SI 单位的单位或我国的法定计量单位报告结果。

2. 检测报告应有生物参考区间、临床决定值。对于定量检测的结果报告还应注明项目检测方法的检测限或可报告范围。由于个体内病原生物存在变异，病原体核酸定量检测结果可能在一定的范围内波动，但不影响患者病情判断，适当时，应在定量检测的结果报告中加入变异范围。对于无明确的致病变化的定性项目，如药物代谢酶基因多态性检测，可以不设参考区间。

适当情况下，可以将生物参考区间列表或表格分发给所有接受检验报告的实验室服务对象。

3. 结果相关信息　如果采用测序方法，应提供基因参考序列，说明测序深度等。涉及肿瘤病理标本应说明肿瘤细胞的百分比等信息。

4. 对检测结果的解释应包括：

（1）结果的解读：检测结果是否提示导致疾病的原因或临床治疗措施的更改。

（2）建议：遗传咨询或进一步更大范围检测的建议，适用时，给出具体的进一步检测项目、相关咨询人员姓名和联系方式。

（3）方法局限性：由于分子生物学方法的局限性，可能导致结果不准确的情况，应给予说明。

（4）项目或疾病的背景知识和参考文献：通常在结果解释所基于的研究数据没有被广泛了解或接受的情况下才需要引用参考文献，当不同出版物之间存在数据不一致，应指出报告中的解释是以哪一种出版物为基础。

5. 其他注释　包括危急值或传染病警示标志；如项目用于研发用途且测量性能未完全确定，应有标识。

（五）其他信息

1. 检验报告授权审核者、发布者的标识，如姓名、工号等。

2. 结果复核日期（时间）以及报告发布日期（时间）。

（六）其他信息

1. 注明负责范围，如仅对送检标本负责。

2. 报告每一页均应显示页数和总页数。

四、报告转录

若检验项目全部或部分需要委托外部实验室完成，检验报告上应有委托检验的标识、受委托实验室名称、委托项目名称等信息。若实验室要求对委托检验的结果进行转录后发布，需要有明确的检验结果转录程序和溯源程序，保证检验结果准确无误。转录的检验报告应有转录人员或复核人员标识。

知 识 链 接

《Quality Management for Molecular Genetic Testing：Approved Guideline》（CLSI MM20-A，2012）

实验室在确定临床分子遗传检测报告的格式、设计、媒介和语言时，应评估实验室用户的需求。使用的语言，包括术语和命名，应该可以被非分子遗传专业的临床医生和检测结果的其他特定用户理解。实验室应紧跟分子遗传命名法/术语的发展，在新术语成为标准惯例之前，可能需要同时使用新的和以前的（或传统的）命名法。这种做法应该成为实验室质量管理体系政策的一部分。测试报告应该包含所有必要的信息，易于理解，并且结构设计应该有助于用户阅读整个报告，而不仅仅是寻找积极或消极的提示。遵循公认的实践指南和评估报告有效性的出版物中推荐的报告格式，有助于确保报告结构的有效性。

第二节　临床分子诊断检验结果的报告流程

一、总则

根据检验目的不同或检验方法的特点，不同的临床分子诊断项目需要有特定的报告流程，以保证检验报告的准确、清晰、客观、公正。

二、结果报告流程要点

(一)结果审核

检验结果报告前应对结果有效性进行审核。

结果数据的审核要点:①结果的判读严格按照试剂盒说明书要求进行,同时要结合数据质量、室内质控结果等对结果有效性进行审核;②对整批实验数据(如整批实验中各基因型的比率等)进行分析,审核当次检测的结果与以往相比有无明显阳性率、阴性率偏低/偏高等情况;③对每位患者结果进行分析,包括纵向分析和横向分析,纵向分析即把患者之前的多次相关检测结果进行前后对比分析;横向分析即指对于该患者的某一基因的检测,不能只依靠单一检测结果,还应该与其他相关检测指标、临床表现综合分析,提高该疾病诊断的可信度。

(二)结果报告

1. 结果报告方式　根据《临床基因检验诊断报告模式专家共识》(中国医师协会检验医师分会分子诊断专家委员会,中华医学杂志,2016)建议,临床基因检验诊断报告应采用简洁清晰的报告方式,包含所采用的分析过程及对实验结果的解释,使得检验结果和所包含的信息能有效地传达给临床医师。应准确客观地描述所检验的结果,避免引起歧义。定性试验不应简单地报告为"阴性"、"阳性"或"不确定",不可使用"+"或"-"符号,结果报告中应至少包括检验目标,如:"HCV RNA 检验",阴性结果应描述为"未检出"、"低于检验下限"或"未检验到突变"。定量试验的检验结果需提供具体测定数值及参考范围。基因型或基因变异的检验结果需明确描述所检验的基因位点或变异位点。必要时,在报告解释中进行详细说明。

2. 结果的规范性表述　检验结果中的术语应使用国际权威组织或数据库发布的最新标准命名,可参照人类基因命名委员会(HGNC)。当某个非正式命名或通用名被广泛使用时,可以在使用标准突变命名的同时,在后面的括号中加上通用名,或者在报告的诊断部分使用非正式命名,在方法或结果解释中使用标准名。对于分子遗传检验,参考序列和命名应当使用当前的人类基因组变异协会(HGVS)的标准命名;对于细胞遗传和微阵列芯片,应当采用最新版本的人类细胞遗传学国际命名体制(An International System For Human Cytogenetic Nomenclature,ISCN)的标准命名。

(三)结果解释

1. 技术性解释　是指针对分析过程和原始结果的分析和解释。报告中应包括基因型对应的表现型、方法学局限性等。

2. 临床解释　是指将原始结果归纳为检测结果对患者影响的结论。临床解释可以用一般术语表述,也可以根据患者具体情况进行解释,参考患者其他临床相关信息以及家属相关资料,将实验结果归纳为一个清晰和全面的解释,同时临床指导意义的局限性也应明确说明。适当时,报告解释中应包含患者接受咨询的建议。

3. 参考文献　对于报告解释的内容应根据情况列出相关参考文献或数据库信息。

三、病原体检测项目检验结果的报告流程

病原体检测项目可分为定量检测和定性检测两种,其检验结果的报告流程如下:

（一）定性检测

病原体核酸定性检测主要包括以下三类：

1. 病原体核酸定性检测　病原体核酸定性检测结果的报告流程应参照试剂盒说明书，报告"检出"或"未检出"结果，报告单上可注明"正常"或"异常"标识，或进行更详细的解释说明。

2. 病原体基因分型　病原体基因分型检验结果需明确描述所检验的基因型，对于混合感染者报告所有检测到的病原体基因型。

3. 病原体耐药突变基因检测　突变基因的检验结果需明确描述所检验的基因位点和（或）变异位点，覆盖常用药物的耐药靶点。在报告解释中说明检测位点对应的敏感药物和耐药药物，并具备充分的信息（来源于文献、基因数据库等）。

（二）定量检测

病原体定量检测需对原始数据的质量进行审核，例如实时荧光 PCR 检测病原体 DNA，扩增效率应 $\geq 90\%$ 且 $\leq 110\%$，样本的扩增曲线也应符合要求（详见第六章临床分子诊断检验过程要求）。此外，还需结合室内质控数据、患者历史结果、其他检验项目结果、临床诊断等综合分析结果可靠性。

定量测定的结果报告以 IU/ml 或 copies/ml 的形式报告，报告单中应注明项目的参考区间或检测方法的检测限和可报告范围，其具体情况如下：

1. 如果检测结果小于检测方法的测定范围下限，则报告为"未检测到"或"低于检测下限"，不能报告为"0"或"阴性"。

2. 如果检测结果在检测方法的可报告范围内，则直接报告相应的数值。

3. 如果检测结果大于检测方法的可报告范围上限，所测结果仅供参考，报告上注明"> 可报告范围上限"。若患者或医生有要求需精确定量，可用正常人血清做相应稀释，使其拷贝数范围落在检测方法的可报告范围内再重新测定，测定结果应以稀释倍数进行校正。

4. 由于个体内生物变异的存在，病原体核酸定量检测结果可能在一定的范围内波动，但对患者病情判断无影响。如果可能，应在定量检测的结果报告中加入变异容许范围，如 HIV-1 病毒载量的变异容许限为 <0.5Log，HCV 病毒载量的变异容许限为 <1Log，如果两次检测的结果变化在变异容许限内，则说明结果变化无显著临床意义。具体内容可参考《感染性疾病相关个体化医学分子检测技术指南》（国卫办医函〔2017〕1190 号）。

知 识 链 接

《Molecular Diagnostic Methods for Infectious Diseases》（CLSI MM03，2015）

可疑结果：如果检测建立了一个不确定的临界值范围，则落在这个范围的结果可报告为"可疑"或"不确定"。如果使用相同或不同的方法或另一份标本来重新检测，实验室应遵循一定的算法来判断结果。在这种情况下，对于假阳性结果可能导致严重后果的患者（如 HIV 阳性结果），应该考虑重新测试原始标本和（或）测试第二份新鲜标本。

四、遗传病相关基因检验结果的报告流程

遗传病相关基因检测的常用方法有荧光定量 PCR 法、测序法、核酸杂交等，不同方法有不同的报告要求。

1. 结果报告　对检测到的结果有清楚的描述，包括检测的目的基因和位点、个体的基因型、检测到的突变位点、纯 / 杂合子，必要情况下需包括检测的正常范围、阳性判断值等。对于测序法还应报告参考序列信息（如以 NM 开头的 cDNA 的 GenBank 号）及符合人类基因组变异协会（HGVS）书写规范的突变类型、编码蛋白 GenBank 号（NP 开头）、突变类型、突变意义等。

遗传病相关基因检测结果报告还需注意以下要点：

（1）遗传病相关基因检测往往会出现许多基因位点、突变、多态性、杂合子、纯合子等概念，因此要求其报告单内容通俗易懂，使用标准的基因命名和标准的计量单位，尽量避免使用不常用的英文缩写，如有可能，可在报告单中注明中英文全称。

（2）对于高通量测序检测，报告标准应参考行标或推荐的指南，如变异位点的报告标准目前建议以美国遗传学会（American College of Medical Genetics and Genomics，ACMG）指南为标准，将变异位点分"致病、疑似致病、临床意义未明、疑似良性、良性"5 个等级。

对于与主诉无关的偶然发现或临床意义未明的变异（variant of uncertain significance，VUS）是否报告，目前还存在争议，《临床基因检测报告规范与基因检测行业共识探讨》（黄辉等，中国遗传学杂志，2018）认为，对于此类突变，应该在检测前进行充分沟通，并根据受检者知情同意要求选择性报告和解释，如果报告，也需要按照 HGNC 标准进行标注（www.genenames.org）。

知识链接

《Molecular Methods for Clinical Genetics and Oncology Testing；Approved Guideline—Third Edition》（CLSI MM01−03，2012）

通过高分辨筛选方法（例如测序）发现的序列变异，应按照 Richards 等人所描述的标准化分类方法进行分类：

1. 先前已被报道和公认的导致疾病的变异；

2. 先前未被报道但预测会致病的变异；

3. 先前未被报道，致病性未知的变异；

4. 先前未被报道，预测可能不致病的变异；

5. 先前被报道和公认的中性变异；

6. 未知或预测可能导致疾病，但是与临床表现相关的变异。

---

2. 结果解释　结果解释宜包括数据分析、临床意义分析、检测局限性、参考资料等。

（1）针对所用方法的解释：

1）测序法：①简述相关检测技术参数（例如测序深度、数据质量、包含所用基因包、

检测平台名称，分析软件版本号等）；②如未检测到突变，报告应对出现此阴性结果的可能原因进行解释和描述；③对使用到的 LDT 试剂应进行说明。（美国 ACMG 建议实验室使用 LDT 试剂进行结果检测时，应注明："该方法由 ＊＊＊ 实验室按照 CLIA'88 的要求建立并经过性能确认，该方法未经 FDA 批准。"）

2）荧光定量 PCR 法、核酸杂交法：应说明内参基因是否检出。

（2）针对临床意义的解释：①针对相应的遗传检测目的，应对实验结果有解释性的表述，可能包括对风险率的估计；②对变异所导致的基因功能或基因产物和对疾病的可能影响以及现有的证据进行评估；③给出对患者随访、遗传咨询或者继续检测其他基因的建议，如果根据患者的检测结果，推测需要进一步检测其他人员的基因，也应该在报告中作出建议，例如，对于遗传病患者的家庭成员，应该按照遗传病的遗传类型和外显度，对家庭成员提出基因筛查建议。

（3）针对检测局限性的解释：对遗传检测实验的局限性（如实验技术的局限性和临床有效性、非父源性等）应有清楚的解释和描述。

（4）针对信息来源的解释：必要时利用提供参考文献等形式提供所检测变异位点所参考的发表物或数据库。在估计风险率的结果报告中，需清楚描述用以计算风险率的信息和数据。

五、药物代谢酶和作用靶点相关基因检测结果的报告流程

药物代谢酶和作用靶点相关基因检测项目常用的检测方法有荧光定量 PCR、微阵列基因芯片、高分辨溶解曲线分析（HRMA）、扩增阻碍突变系统（ARMS）以及测序等方法，检测结果应严格按照试剂盒说明书要求进行判读。

1. 结果报告　报告使用标准基因名、核苷酸位置以及突变表述（参考 HGVC、HGVS），例如 VORCK1 基因启动密码子上游第 1 639 位鸟嘌呤突变为腺嘌呤，表述为 "VKORC1–1639 G>A"。有些代谢酶家族或超家族有专门的命名小组和命名规则，例如，CYP450 同工酶等位基因命名应与人类 CYP450 等位基因命名委员会（http：//www.cypalleles.ki.se/）保持一致，如 CYP2C19*2、CYP2C19*3。

报告的结果应包括明确的基因型以及检测的位点信息，例如 CYP2C19 基因型检测，两条染色体上 CYP2C19 基因 636 位点均为 G，一条染色体 681 位点为 G，另一条染色体 681 位点为 A，则报告 "检测位点为 636GG，681GA，基因型为 *1/*2"。适当时，报告上可显示原始结果（例如 PCR 扩增曲线或完整的芯片图片）。

该类项目一般为定性检测，对检测位点的阳性结果可用 "检出" 表示，阴性结果可用 "未检出" 表示，如果是定量试验，需给出具体数值、可报告范围和参考区间。

2. 结果解释

（1）针对表现型的解释：报告中应直接说明患者基因型对应的表现，例如酶代谢活性，同时列出本实验检测范围内的所有基因型及对应的表现型，适当时可给出各种基因型在人群中的比例。

（2）用药指导：报告中应根据患者的基因型，给出可能的用药建议、药物起始剂量，并提供相关参考、指南或剂量算法公式。

药物剂量的调整往往需根据随机对照临床试验的结果；对目前缺乏随机对照临床

试验的变异，可依据不同基因型与药物药代动力学曲线下面积大小关系估算剂量；当药物的反应性受多个基因或基因与环境因素间相互作用影响时，可根据国内、国际大规模临床试验推导出的"基因型－基因型"或"基因型－其他因素"用药剂量计算公式或表格来确定用药剂量，例如美国 FDA 认可的不同基因型华法林起始剂量（表9-1）。

表 9-1　美国 FDA 认可的不同基因型华法林起始剂量（mg/d）表（https：//www.fda.gov/）

VKORC: -1639G>A	CYP2C9 *1/*1	CYP2C9 *1/*2	CYP2C9 *1/*3	CYP2C9 *2/*2	CYP2C9 *2/*3	CYP2C9 *3/*3
GG	5~7	5~7	3~4	3~4	3~4	0.5~2
GA	5~7	3~4	3~4	3~4	0.5~2	0.5~2
AA	3~4	3~4	0.5~2	0.5~2	0.5~2	0.5~2

（3）检测局限性：①检测方法局限性，如检测的药物代谢相关基因有多种突变类型，而当前实验未包含所有基因型时，应做说明；应对结果可能出现的假阴性、假阳性等情况做特殊说明，例如由于检测方法学局限性，或样本质量问题导致可能出现结果不准确时应做说明。②临床意义局限性，应说明基因检测结果对临床用药指导作用的局限性，例如阴性结果不完全排除基因突变；检出的基因型所建议的药物剂量也需要结合临床信息分析，不能作为确定用药剂量的唯一依据。

（4）参考文献：针对报告中给出的用药指导建议，列出主要的参考文献或依据供临床参考。

六、肿瘤基因突变检测项目检验结果报告流程

肿瘤基因突变（体细胞突变）检测项目包括基因突变、基因表达、基因融合以及基因甲基化检测项目等，检测方法有测序法、荧光定量 PCR 法、FISH 等多种检测技术。

本部分主要以测序技术为例，介绍肿瘤基因突变检测项目的结果报告流程。

1. 数据处理、比对和质量审核　对于下机的原始数据首先需要进行批测序数据质量的审核，质量审核通过才能进行进一步的数据处理和序列比对。比对后需对每个样本的碱基质量、序列比对至参考基因组的比例、目标区域的平均测序深度等参数进行审核，如果质量审核不通过，则需要重新实验或发送检测失败报告。数据质量标准详见第六章临床分子诊断检验过程要求。

2. 突变分析和注释

（1）突变筛选：①通过查询体细胞突变数据库如 COSMIC、MSK 等，过滤掉不影响蛋白结构和功能的突变，一般是大部分的同义突变、启动子、内含子区域的突变；②对于已有报道的与肿瘤相关的非功能区变异则需要保留；③构建内部基线数据库来过滤掉常见的假阳性位点。

（2）突变分级：肿瘤基因突变的报告需要对突变进行分级，可以分为临床意义明确、有潜在临床意义、临床意义不明确和良性或可能良性突变。

《临床分子病理实验室二代基因测序检测专家共识》（《临床分子病理实验室二代基因测序检测专家共识》编写组，中华病理学杂志，2017）对使用二代测序检测肿瘤基因突变的分级作出建议：对于肿瘤体细胞突变，根据突变的类型和已有的报道及指南，对基因变异提倡进行分级处理。A级：FDA 或中国国家食品药品监督管理总局批准的用药治疗靶点；写入中外诊疗指南有明确诊断 / 治疗 / 预后意义的变异。在报告中注释该变异位点的临床诊断 / 治疗 / 预后意义的权威指南来源。B级：尚未进入诊疗指南，但已经写入该领域的专家共识的变异位点。注释时要批注研究报道及专家共识的来源，明确其药物及其临床意义、正在开展的状态等信息。C级：FDA 或 CFDA 批准用于其他肿瘤可预测疗效的基因变异，或者正在进行中的临床试验变异位点。注释时要批注用于其他肿瘤的权威指南，研究文献及临床试验正在开展的状态等信息。D级：处于学术争议或临床意义不明确的基因变异。同一实验室应该有统一的政策用来应对检测过程中出现的临床意义不明变异情况。

3. 结果报告

（1）结果列表应包含的信息：基因名称、结果阳 / 阴性（检出 / 未检出相关突变）、参考序列信息（如以 NM 开头的 cDNA 的 GenBank 号）及符合人类基因组变异协会（HGVS）书写规范的突变命名、编码蛋白参考序列（如以 NP 开头的 GenBank 号）、突变类型、变异所在外显子区域、变异基因百分比以及突变意义等。对于肿瘤组织标本，应报告经病理医师确认的肿瘤细胞所占百分比。

（2）对于临床意义不明的突变或与主诉无关的意外发现的突变，可不报告，也可根据知情同意要求进行报告和解释。

（3）当结果呈阴性反应时，应描述为"未检出突变"或"突变分析为阴性"，而不是"正常"，同时说明阴性并不能完全排除患者存在基因突变，适当时可计算残余风险值。

4. 结果解释

（1）结果说明

1）报告中应包括相关检测技术参数，例如测序深度、数据质量、包含所用基因 panel、检测平台名称，分析软件版本号。

2）病理信息：肿瘤组织类型、位置、TNM 分期、细胞含量、肿瘤细胞比例、特殊说明（出血、坏死、酸脱钙处理等）。

（2）临床意义解释：报告需要对各个检测到的肿瘤相关变异位点及临床意义进行解释。临床意义解读要客观平实的描述，语言尽量通俗化，只描述既往研究中此结果对疾病诊断、个体化用药和预测的意义，不能直接建议选择何种治疗手段或策略。

对肿瘤靶向治疗检测结果的解释需要证据化，参考公共药物数据库，依据 FDA/ 国家食品药品监督管理总局批准的药物清单、诊疗指南、临床试验、临床前研究等，对靶向药物进行初步筛选，并对证据进行分级。可通过检索基因药物疗效数据库、构建实验室内部数据库、文献检索等方法，收集药物疗效证据，对靶向药物的疗效进行预测。

（3）对检测范围和局限性的解释

1）报告应说明检测覆盖的范围，对于非全基因组或全外显子组检测，则应提供具体检测的基因 panel 的名称，并在报告解释中列出基因包内所有的基因、检测区域、所对应的疾病的列表或网上信息的链接。

2）报告应说明检测方法的局限性，例如测序深度低于 30× 的变异位点则假阳性率较高；应说明方法对突变基因百分比的检出限等；检测结果为阴性时，不能排除在基因组其他部位还存在致病突变。

（4）对信息来源的解释：报告中对结果进行的分析和临床相关性分析，均应给出相关文献或数据库信息。可列出结果分析过程中所用到的所有数据分析软件包、数据库等（应该注明名称和版本号），在线数据库最好注明网址。

七、NIPT 项目检验结果报告流程

无创产前基因检测主要用于孕妇外周血胎儿染色体非整倍体筛查，其主要使用的技术有测序技术、基因芯片技术等。

本部分主要以高通量测序技术为例，介绍 NIPT 项目的结果报告流程。

1. 数据处理和审核　下机的原始数据需要经过批测序数据质量的审核、数据处理和序列比对、比对后质量审核等过程，符合质量标准的数据才能进行后续分析。

2. 结果报告　结果列表应包含的信息有：描述高风险或低风险结果、目标染色体检测值、参考范围。另外，实验室可自行选择是否报告胎儿游离 DNA 浓度。

知 识 链 接

《Noninvasive prenatal screening for fetal aneuploidy, 2016 update: a position statement of the American College of Medical Genetics and Genomics》（ACMG STATEMENT, 2016）

实验室应在报告 NIPT 结果时，提供易于识别且清楚说明的报告检出率（detection rate, DR）、临床特异性（clinical specificity, SPEC）、阳性预测值（positive predictive value, PPV）和阴性预测值（negative predictive value, NPV），以帮助患者/孕妇和医疗服务提供者作出决策和解释结果。

实验室报告阳性结果时应提供特定患者/孕妇的 PPV（patient-specific PPV）。当该值由于缺乏临床信息而无法确定时，应提供实验室目前检测的总目标人群的 PPV（population-derived PPV），以帮助患者/孕妇和医疗服务提供者作出决策和解释结果。

---

3. 结果解释

（1）对于高风险结果，建议接受检测后遗传咨询，必要时进行介入性产前诊断以确认；对于低风险结果需说明不排除其他遗传异常的可能性，应进行胎儿系统超声以及其他产前检查。

（2）检测局限性：报告中需说明以下局限性：

1）检测的不适宜人群。

2）实验只是筛查试验，并非确诊试验。

3）方法的检测范围（如仅限于 21、18、13 三体筛查）。

4）方法可能存在假阴性、假阳性的情况。

附录 9-1　临床分子诊断检验结果报告程序

1　目的

检验报告是临床分子诊断实验室服务的最终表达形式，规范实验室结果报告的程序，保证出具的报告准确、清晰、明确、客观、完整、易懂，为患者及临床医生提供稳定、可靠的服务。

2　范围

适用于临床分子诊断检验所有的书面结果报告、电子结果报告。

3　职责

3.1　实验室负责人

负责制定、批准实验室检验结果报告程序，对结果报告内容及格式进行年度审核。

3.2　报告签发人

负责报告所有内容的审核、批准、修改。

3.3　技术人员

负责报告的结果录入、校核、基本资料的审核。

4　定义

4.1　纸质报告

是指以书面报告单提供给客户检测结果的报告形式。

4.2　电子报告

是指以网络传输、电子邮件或其他电子设备传送提供给客户检测结果的报告形式。

4.3　电话或传真结果报告

是指因客户要求急报结果或患者生命危急必须将结果报告给医生时，将结果通过电话或传真快速提供给客户的报告形式。

5　报告单的内容

5.1　报告单的格式由实验室根据项目要求、综合临床和管理部门意见统一设计；实验室发出的报告单必须清晰显示，排版必须干净、美观。

5.2　每份报告包含的信息（客户有特殊要求者除外）

5.2.1　实验室名称、地址、联系方式（委托检验报告单必须标明受委托实验室的名称、地址）。

5.2.2　患者的基本资料（姓名、性别、年龄、住院号、病床号、科室名称、临床诊断、报告唯一性标识等），且每一页报告都要包括这些内容。

5.2.3　标本采集日期和时间、标本接收日期及时间、报告审核、批准日期和时间。

5.2.4　检验项目、方法、仪器、结果和测量单位。

5.2.5　生物参考区间、临床决定值，或支持临床决定值的直方图/列线图，适用时，可以适当地发放参考范围的清单或表格给患者或临床医生。

5.2.6　检验者、审核者及批准者签名或电子签名标识。

5.2.7　"本报告仅对送检标本负责"字样。

5.2.8　报告结果的建议与解释（必要时）。

5.2.9　属于科研检测项目的应在报告单上注明相应的说明信息。

5.2.10　检测报告每一页都应标注当前页数及总页数。

6　报告单的审核与批准

6.1　原始结果审核

6.1.1　结果审核前由授权人负责对当天的室内质控进行审核，观察是否全部在控制范围内，如有项目失控，对失控进行原因分析，参照实验室室内质控程序进行处理，只有当质控结果全部处于控制范围内时，方可进行临床样本结果的审核。

6.1.2　结果审核按照具体项目或方法要求进行审核，例如使用荧光定量 PCR 法，注意标准曲线是否符合要求，标本扩增曲线是否呈 S 形，是否有假阴性、假阳性结果等。

6.2　结果录入

6.2.1　结果录入前审核检验系统内录入的样本编号是否与当天标本清单上编号一致。

6.2.2　结果录入应由授权技术人员按照 SOP 进行自动传输操作或手工录入。

6.3　录入结果核校

6.3.1　项目结果录入后认真审核检验系统内的结果是否与原始数据一致。

6.3.2　当出现录入的结果与原始数据不同时，认真寻找原因，通过合适的方法进行改正。

6.3.3　结合患者临床资料和诊断信息分析结果，如有明确不符合的情况，应进行结果复查或上报授权批准人；如果患者有可获得的历史结果，应与历史结果进行比对，关注结果变化趋势，如有无法解释的结果，应进行结果复查或上报授权批准人。

6.3.4　审核过程应包含对结果的建议与解释、对可能影响检测结果的标本状态的说明、进一步检测建议等。

6.3.5　审核录入的结果是否超出本项目 SOP 规定的测量允许范围，对超出测量允许范围的结果进行稀释，再报告真实结果。

6.4　报告单的批准

6.4.1　必须由授权批准人对报告单进行批准。结果批准过程重点在于核查并纠正报告书写规范问题、结果表述问题、分析错误以及少见或罕见的检测结果，确认报告无误后进行批准发布。若有无法纠正的问题应上报实验室负责人进行处理。

6.4.2　对审核人上报的样本质量问题、检测结果变化趋势问题进行处理，以决定复查、退检或与临床沟通。

6.4.3　批准人批准报告单必须注意下面内容：①基本资料和实验结果审核后才能进行结果批准，确保每一份报告单都经双人审核；②授权批准人认真分析当天结果是否有危急值的出现并参照《危急值管理程序》进行处理；③授权批准人对于传染性样本（如 HIV、结核等）的结果审核，应参照国家相关法律法规要求进行及时报告和快速处理。

6.4.4　结果报告后如果客户怀疑结果的准确性，实验室确认结果错误时，应当迅速纠正并重新报告给客户。

附录 9-2　乙型肝炎病毒核酸检测报告程序

1　目的
规范分子诊断实验室乙型肝炎病毒核酸（HBV DNA）检测的报告程序的完整性，保证检验结果能真正发挥其最大的价值。

2　范围
适用分子诊断实验室 HBV 核酸检测的报告程序的全过程。

3　职责

3.1　实验室负责人
负责制定、批准实验室检验结果报告标准程序、年度审核结果报告内容及格式。

3.2　报告审核、批准人员负责检测结果和报告内容的审核、批准、修改。

3.3　具有相应能力的技术人员负责结果判读、结果录入、录入结果核校、基本资料的核对。

4　工作程序

4.1　检测试剂、仪器、检测方法
试剂采用 *** 公司生产的乙型肝炎病毒核酸检测试剂盒（PCR–荧光探针法）；仪器：*** 荧光定量扩增仪；检测方法：实时荧光定量 PCR。

4.2　试剂盒产品性能
4.2.1　最低检出限：15 IU/ml。

4.2.2　定量检测限：1.0×10^2 IU/ml。

4.2.3　线性范围：$1.0 \times 10^2 \sim 1.0 \times 10^9$ IU/ml。

4.2.4　精密度：检测精密性参考品，量值对数值变异系数 CV% ≤ 5%。

4.3　操作步骤
按照试剂盒说明书进行。

4.4　结果审核
4.4.1　仪器 PCR 程序运行完成后，按软件要求进行结果保存和数据分析，输入 HBV 定量校准品的量值，软件将自动给出标准曲线，计算各样本的 HBV DNA 含量 C（IU/ml）。

4.4.2　审核结果的有效性，需达到以下几点要求：①根据预先输入的 5 个阳性参考品浓度，仪器自动以阳性参考品基因拷贝浓度的对数值为横坐标，以其实际测得的 Ct 值为纵坐标，作标准曲线，扩增效率 90% ≤ E ≤ 110%；②HBV 强阳性对照，FAM 通道 Ct 值在 19~23 之间，且量值符合要求；③HBV 临界阳性对照，FAM 通道 Ct 值在 28~35 之间，且量值符合要求；④阴性对照，FAM 通道无 Ct 值；⑤外部质控 Ct 值和定量值在控；⑥所有样本扩增曲线呈 S 形。如不满足以上要求的情况视为该次检测无效，应重新试验。

4.5 定量结果判断和解释

以上条件均达到要求后，依据仪器给出的 HBV DNA 含量 C（IU/ml），对每个标本进行审核，结果分以下几种情况：

4.5.1 如果增长曲线不呈 S 形或 FAM 通道无荧光扩增信号，说明结果低于最低检测限，报告结果为"低于最低检测限"或报告为 $C<1.0 \times 10^2$ IU/ml。

4.5.2 若仪器给出的定量数值 $C<1.0 \times 10^2$ IU/ml 时，则报告为 $C<1.0 \times 10^2$ IU/ml。

4.5.3 若仪器给出的定量数值 C 在线性范围内：$1.0 \times 10^2 \leqslant C \leqslant 1.0 \times 10^9$，则直接报告为 C IU/ml。

4.5.4 若仪器给出的定量数值 $C>1.0 \times 10^9$ IU/ml，所测结果仅供参考，报告为 $>>1.0 \times 10^9$ IU/ml。若患者或医生有要求需精确定量，可用正常人血清按 10 倍梯度相应稀释，使其拷贝数范围落在 $1.0 \times 10^2 \sim 1.0 \times 10^9$ IU/ml 范围内再重新测定，测定结果应以稀释倍数进行校正。

4.6 结果需复查的情况及相关要求

4.6.1 查询患者免疫学检测结果，当显示 HBeAg 阳性，而 HBV DNA 定量 $<1.0 \times 10^2$ IU/ml 时；或 HBsAg 阴性，而 HBV DNA 定量 $\geqslant 1.0 \times 10^2$ IU/ml，需对该样本进行复查。

4.6.2 查询患者一年之内 HBV DNA 定量的历史记录，若原先定量结果 $<1.0 \times 10^2$ IU/ml，而现在定量结果 $\geqslant 1.0 \times 10^2$ IU/ml，而肝功能正常或 HBeAg 阴性时；或病毒含量上升或下降 1 000 倍以上，肝功能无变化或上升时，需对该样本进行复查。

4.6.3 当某样本 HBV DNA 定量的扩增曲线为非 S 形扩增曲线，或有扩增曲线，但荧光变化值较其他阳性样本明显低时，需对该样本进行复查。

4.6.4 批量结果不符：当 1 列 8 个样本中有 3 个（含 3 个）以上的结果与历史记录不符时，该列 8 份样本须全部复查。

5 临床解释

结果报告为 $<1.0 \times 10^2$ IU/ml 的样本认为其浓度水平在测定方法的检测下限（100IU/ml）以下或无 HBV 病毒感染。

6 临床意义

6.1 观察抗病毒药物疗效，指导用药

血液循环中 HBV DNA 水平与 HBV 感染者病情和预后的关系密切，尤其是急性和慢性乙型肝炎患者。研究发现 HBV DNA 一直保持较高水平的急性肝炎患者易慢性化，而 HBV 复制水平较高的慢性肝炎患者不仅对干扰素治疗的反应性差，而且肝组织炎症反应更明显，病情更重，更易发生肝硬化和肝癌。根据《2000 年拉米夫定临床应用指导意见》，中国慢性乙型肝炎患者治疗的目的主要就是降低血清 HBV DNA，诱导 HBeAg 血清转换，使 ALT 正常化，改善肝脏组织学病变，改善疾病症状、体征，提高生活质量，降低肝硬化和肝癌的发生率。同时血清的 HBV DNA 滴度的动态变化还可在临床上对用药的剂量、用药时间以及是否需要联合用药等提供参考。

6.2 器官移植中的作用

肝脏器官移植是目前肝硬化晚期治疗的唯一方法，但有约 86% 以上既往 HBsAg 携带

者术后 HBsAg 重新出现。检测 HBV DNA 可用于观察免疫受损患者的 HBV 感染状况。肝移植后乙肝主要是复发，再感染为次要因素。特别是移植前 HBV 复制水平高者，复发的概率更高。定量检测 HBV DNA 对肝移植术后的跟踪观测具有较好的临床价值。

6.3　对阻断母婴传播的监测

联合应用高效价免疫球蛋白和乙肝疫苗时有效地阻断母婴传播，但仍有一些婴儿对疫苗呈低反应，检测婴儿血液循环中 HBV DNA 可对此进行监测，分析阻断失败的原因。

7　报告单示例

HBV DNA 检测报告单示例，见表 9-2。

表 9-2　HBV DNA 检测报告单示例

*** 医院 临床分子诊断室检验报告				临床分子诊断室 实验号：***	
姓名：	年龄：	性别：	标本号：	标本状态：	
病区：	床号：	诊疗卡号：	标本来源：	申请医生：	
检验项目：乙型肝炎病毒核酸定量（HBV DNA）检测					
检测项目	结果	单位	参考区间		检测方法
乙型肝炎病毒核酸定量	3.96×10^6	IU/ml	$<1.0 \times 10^2$		荧光探针法
采集时间：	接收时间：		报告时间：		
检验者：	审核者：		检测仪器：		
注：本报告只对此份标本负责，仅供临床参考，特定参考区间请结合临床实际情况及相关诊疗标准予以评估，如有疑问请 7 天内与检验科联系。					
地址：		电话：		网址：	
第 * 页，共 * 页					

附录 9-3　地中海贫血基因检测报告程序

1　目的

规范分子诊断实验室地中海贫血基因检测的报告程序的完整性，保证检验结果能真正发挥其最大的价值。

2　范围

适用分子诊断实验室地中海贫血基因检测的报告程序的全过程。

3　职责

3.1　实验室负责人

负责制定、批准实验室检验结果报告标准程序、年度审核结果报告内容及格式。

3.2　报告审核、批准人员负责检测结果和报告内容的审核、批准、修改。

3.3　具有相应能力的技术人员负责结果判读、结果录入、录入结果核校、基本资料的核对。

4　工作程序

4.1　检测试剂、仪器、检测方法

检测所用试剂为 ＊＊＊ 公司生产的地中海贫血基因检测试剂盒（PCR- 反向点杂交法）；仪器：PCR 扩增仪；杂交仪；检测方法：PCR- 结合反向点杂交法。

4.2　检测原理

根据 α- 珠蛋白基因（α2 和 α1）突变区域序列特点，在序列保守区设计 3 对高度特异的引物且 5′ 端用生物素进行标记，用于检测 3 种缺失型 α- 地中海贫血基因突变（$--^{SEA}$、$-\alpha^{3.7}$ 和 $-\alpha^{4.2}$）；根据 α- 珠蛋白基因（α2）突变区域序列特点，在序列保守区设计 1 对高度特异的引物且 5′ 端用生物素进行标记，用于检测 3 种非缺失型 α- 地中海贫血基因突变（$\alpha^{CS}\alpha$、$\alpha^{QS}\alpha$ 和 $\alpha^{WS}\alpha$）；根据 β- 珠蛋白基因突变区域序列特点，在序列保守区设计 2 对高度特异的引物且 5′ 端用生物素进行标记，用于检测 17 种 β- 地中海贫血基因突变（41-42M、-28M、654M、71-72M、17M、βEM、IVS- Ⅰ -1M、IVS- Ⅰ -5M、27-28M、43M、-29M、-30M、31M、-32M、14-15M、IntM 和 CAPM）。根据检测位点碱基差异，按照碱基互补配对原则，设计特异性识别某种基因型的寡核苷酸探针组合，分别固定在尼龙膜的特定位置上，制成检测膜条。PCR 扩增产物与探针通过分子杂交反应及显色反应，观察检测膜条上各位点信号的有无（信号为蓝色斑点），判断该探针是否与 PCR 产物杂交，从而确定待检样品基因型。

4.3　操作步骤

按照试剂盒说明进行。

4.4　结果审核

4.4.1　质控结果审核：①质控品来源于实验室自行制备、从中国药品生物制品检定所或生产企业购买，也可用试剂盒自带的工作质控品。②质控品的制备：使用 DNA 浓度测定仪对临床样本检测确定标本的浓度，然后使用特异性引物对目标引物进行人基因组扩增，使用测序方法确定样本的突变类型，为保证质控品的稳定性，要求使用单突变型阳性样本进行质控品制备。③质控品使用原则：检测标本量小于 30 份时，测定至少一份 DNA 的浓度为 10ng/μl，DNA 纯度（A260/A280）为 1.7~2.0 的有突变的阳性样本（DNA），一份无突变的质控样本和一份空白质控（H_2O）进行至少 1 次室内质控。阳性和正常质控样本的设置数量可随检测标本数的增加而按比例适当增加。分析判断每次室内质控结果是否偏出允许变异范围，进而决定本批次临床标本测定结果的有效性。④质控结果分析阴性质控品无基因型位置不出现蓝色点，否则有可能是发生污染；阳性质控品必须在相应的阳性质控品基因型位置蓝色点，否则说明实验失败。以上要求需在一次实验中同时满足，否则，本次实验无效，需重新进行。

4.4.2　临床标本结果审核：临床标本结果审核标准为：①质控标本审核成功；②所有临床样品 9 个正常位点应至少有 5 个位点显色；③除未设置正常对照的突变位点，其余位点的正常和突变应至少有一个位点显色。

5 膜条上的探针顺序

地中海贫血基因膜条探针顺序表，见表9-3。

表9-3 地中海贫血基因膜条探针顺序表

QSN	CSN	WSN	41–42N	654N	–28N	71–72N	17N	βEN	27–28M	31M	编号
QSM	CSM	WSM	41–42M	654M	–28M	71–72M	17M	βEM	IVS–Ⅰ–1M	IntM	
3.7	4.2	SEA	43M	–32M	–29M	–30M	14–15M	CAPM	IVS–Ⅰ–5M	––	地贫

说明：以上位点最后一个字母"N"代表正常，"M"代表突变。膜条上的突变位点有信号，说明待检样品含有该类型突变；若该突变位点对应的正常对照也有信号，说明待检样品为该类型突变的杂合子；若该突变位点对应的正常对照没有信号，说明待检样品为该类型突变纯合子。

6 检测的位点突变与正常对照关系说明

地中海贫血基因位点突变与正常对照关系说明表，见表9-4。

表9-4 地中海贫血基因位点突变与正常对照关系说明表

位点名称	检测的突变类型	突变位点	正常对照位点
CD41–42	–TTCT	41–42M	41–42N
CD43	GAG → TAG	43M	
IVS–Ⅱ–654	C → T	654M	654N
–28	A → G	–28M	–28N
–29	A → G	–29M	
–32	C → A	–32M	
CD71–72	+A	71–72M	71–72N
βE	GAG → AAG	βEM	βEN
CD17	AAG → TAG	17M	17N
CD14–15	+G	14–15M	无
CD27–28	+C	27–28M	
5′UTR；+40–43	–AAAC	CAPM	
Initiation codon	ATG → AGG	IntM	
IVS–Ⅰ–1	G → T	IVS–Ⅰ–1M	
IVS–Ⅰ–5	G → C	IVS–Ⅰ–5M	
–30	T → C	–30M	
CD31	–C	31M	
CD122	CAC → CAG	WSM	WSN

位点名称	检测的突变类型	突变位点	正常对照位点
CD125	CTG → CCG	QSM	QSN
CD142	TAA → CAA	CSM	CSN
3.7 右缺失	右侧缺失（缺失一个 α 基因）	$-\alpha^{3.7}$	
4.2 左缺失	左侧缺失（缺失一个 α 基因）	$-\alpha^{4.2}$	QSN、CSN 和 WSN
SEA 缺失	东南亚型 （缺失片段包含 2 个 α 基因）	$--^{SEA}$	

注：14-15M、27-28M、CAPM、IntM、IVS-Ⅰ-1M、IVS-Ⅰ-5M、-30M、31M 为少见临床突变类型，本系统未设置正常对照，检测结果不能区分纯合突变或杂合突变，若检出上述突变位点，请进一步测序分析确认基因型。

7　常见基因型列表

地中海贫血基因型及位点对照表，见表9-5。

表9-5　地中海贫血基因型及位点对照表

基因型	位点信息（示例）
正常	N/N，$\alpha\alpha/\alpha\alpha$
β-地贫杂合子	654M/N，$\alpha\alpha/\alpha\alpha$
β-地贫纯合子	654M/M，$\alpha\alpha/\alpha\alpha$
非缺失型 α-地贫杂合子	N/N，$\alpha^{CS}\alpha/\alpha\alpha$
非缺失型 α-地贫纯合子	N/N，$\alpha^{CS}\alpha/\alpha^{CS}\alpha$
缺失型 α-地贫杂合子	N/N，$-\alpha^{3.7}/\alpha\alpha$
缺失型 α-地贫纯合子	N/N，$-\alpha^{3.7}/-\alpha^{3.7}$
β-地贫复合非缺失型 α 地贫杂合子	654M/N，$\alpha CS\alpha/\alpha\alpha$
β-地贫复合缺失型 α 地贫杂合子	654M/N，$-\alpha^{3.7}/\alpha\alpha$
非缺失型 α 地贫复合缺失型 α 地贫	N/N，$\alpha^{QS}\alpha/-\alpha^{3.7}$
β-地贫双重杂合子	N/N，$\alpha^{CS}\alpha/\alpha^{QS}\alpha$
非缺失型 α 地贫双重杂合子	N/N，$\alpha^{CS}\alpha/\alpha^{QS}\alpha$
缺失型 α 地贫双重杂合子	N/N，$-\alpha^{3.7}/-\alpha^{4.2}$

注："N"代表正常，"M"代表突变。

8　结果解释

8.1　所有临床样品 9 个正常位点应至少有 5 个位点有蓝色斑点出现，否则可能实验不成功，该样品应重检。

8.2 $-\alpha^{3.7}$、$-\alpha^{4.2}$ 和 $--^{SEA}$ 正常对照为 QSN、CSN 和 WSN

当样本为缺失型 α 纯合或双重杂合时，QSN、CSN 和 WSN 均不显色；当样本为缺失型 α 杂合（不复合非缺失型 α 突变）时，QSN、CSN 和 WSN 均显色；当样本为缺失型 α 杂合（复合非缺失型 α 突变）时，QSN、CSN 和 WSN 中的两个正常点显色，同时 QSM、CSM 和 WSM 中对应的一个突变点显色。

8.3 α- 地中海贫血为常染色体隐性遗传病，是 α 珠蛋白基因缺失或缺陷使 α 珠蛋白链的合成受到部分或完全抑制而引起的溶血性贫血，广东 α- 地中海贫血基因携带率为 8.53%，广西 α- 地中海贫血基因携带率为 17.55%。

8.4 β- 地中海贫血为常染色体隐性遗传病，是 β 珠蛋白基因突变导致 β 珠蛋白合成抑制而引起的溶血性贫血。突变能导致 β^+（β- 珠蛋白能合成但合成量减少）和 β^0（β- 珠蛋白完全不能合成），广东 β- 地中海贫血基因携带率为 2.54%，广西 β- 地中海贫血基因携带率为 6.43%。

8.5 检测结果如出现基因缺失或突变，建议咨询遗传或临床专家。

9 方法局限性

9.1 α- 地中海贫血基因检测采用 GAP-PCR 法检测 3 种常见缺失（$-\alpha^{3.7}$，$-\alpha^{4.2}$，$--^{SEA}$）以及 PCR- 反向点杂交法检测 3 种常见的突变（CD122，CD125，CD142），但不排除其他缺失及突变的发生，剩余风险为 3.97%。

9.2 β- 地中海贫血基因检测采用 PCR 结合反向点杂交法，检测 17 个常见突变位点（β^0 包括 Int，CD41-42，CD31，CD14-15，CD17，CD71-72，IVS-Ⅰ-1，CD43，CD27-28；β^+ 包括 IVS-Ⅱ-654，-28，-29，-30，-32，CAP，IVS-Ⅰ-5，βE），但不排除其他突变的发生，剩余风险为 2.02%。

10 报告单示例

地中海贫血基因检测报告单示例，见表9-6。

表9-6 地中海贫血基因检测报告单示例

*** 医院 临床分子诊断室检验报告				临床分子诊断室 实验号：***	
姓名：	年龄：	性别：	标本号：	标本状态：	
病区：	床号：	诊疗卡号：	标本来源：	申请医生：	
检测项目：地中海贫血基因检测					
检测项目		检测结果	参考值	检测方法	
α- 地中海贫血基因型分析（缺失型）		未检测到缺失	未检测到缺失	Gap-PCR 法	
α- 地中海贫血基因型分析（点突变型）		未检测到缺失	未检测到缺失	PCR- 结合反向点杂交法	
β- 地中海贫血基因型分析		未检测到缺失	未检测到缺失	PCR- 结合反向点杂交法	

续表

建议与解释：

1. α–地中海贫血为常染色体隐性遗传病，是 α 珠蛋白基因缺失或缺陷使 α 珠蛋白链的合成受到部分或完全抑制而引起的溶血性贫血，广东 α–地中海贫血基因携带率为 8.53%；

2. α–地中海贫血基因检测采用 GAP–PCR 法检测 3 种常见缺失（$-\alpha^{3.7}$，$-\alpha^{4.2}$，$--^{SEA}$）以及 PCR– 反向点杂交法检测 3 种常见的突变（CD122，CD125，CD142），但不排除其他缺失及突变的发生，剩余风险为 3.97%；

3. β–地中海贫血为常染色体隐性遗传病，是 β 珠蛋白基因突变导致 β 珠蛋白合成抑制而引起的溶血性贫血。突变能导致 β^+（β– 珠蛋白能合成但合成量减少）和 β^0（β– 珠蛋白完全不能合成），广东省 β–地中海贫血基因携带率为 2.54%；

4. β–地中海贫血基因检测采用 PCR 结合反向点杂交法，检测 17 个常见突变位点（β^0 包括 Int，CD41–42，CD31，CD14–15，CD17，CD71–72，IVS– Ⅰ –1，CD43，CD27–28；β^+ 包括 IVS– Ⅱ –654，–28，–29，–30，–32，CAP，IVS– Ⅰ –5，βE），但不排除其他突变的发生，剩余风险为 2.02%；

5. 检测结果如出现基因缺失或突变，建议咨询遗传或临床专家。

采集时间：	接收时间：	报告时间：
检验者：	审核者：	检测仪器：

注：本报告只对此份标本负责，仅供临床参考，特定参考区间请结合临床实际情况及相关诊疗标准予以评估，如有疑问请 7 天内与检验科联系。

地址：	电话：	网址：

第 * 页，共 * 页

附录 9-4　*CYP2C19* 基因型检测报告程序

1　目的

规范 *CYP2C19* 基因检测的结果报告流程。

2　范围

适用于 *** 公司 *CYP2C19* 基因检测试剂盒（基因微阵列芯片法）检测结果报告。

3　职责

3.1　实验室负责人

负责制定、批准实验室检验结果报告标准程序、年度审核结果报告内容及格式。

3.2　报告审核、批准人员负责检测结果和报告内容的审核、批准、修改。

3.3　具有相应能力的技术人员负责结果判读、结果录入、录入结果核校、基本资料的核对。

4　工作程序

4.1　结果判读

检测完成后，使用专用芯片扫描仪扫描芯片，并通过识读软件自动分析得到芯片图和检测结果。

芯片样点应形状规则，无明显拖尾；芯片上表面化学修饰质控探针、阳性质控探针、内标质控探针应呈阳性反应，阴性质控探针和空白对照呈阴性反应，否则为无效结果；如检测位点有多个重复，每个重复的结果应一致。

芯片点样图与结果对应表，结果判读见表9-7。

表9-7　芯片点样图与结果对应表

阳性探针	结果
①③	*1/*1（636GG，681GG）
①②④	*1/*2（636GG，681GA）
①②③	*1/*3（636GA，681GG）
①④	*2/*2（636GG，681AA）
①②③④	*2/*3（636GA，681GA）
②③	*3/*3（636AA，681GG）

4.2　质控结果审核

试剂盒内阳性对照品结果应为对应的基因型"检出"，阴性对照品结果为"未检出"，室内质控品的结果应与预期结果一致，如质控结果失控，应及时查找失控原因，填写失控记录，并对样本进行复查。

4.3　样本结果审核

核对芯片样本编号与录入系统的患者样本编号是否一致；如可获取患者本项目的历史结果，应与历史结果进行比对；如果同批试验中样本具有一定的数量，应注意本次试验中不同基因型样本数占总样本数的比例与所报道的当地的不同基因型频率是否一致，如果出入太大，应分析检测过程是否存在错误，适当时应复查样本。

4.4　结果报告

结果报告应包括明确的基因型以及检测的位点信息，例如，636位点①探针呈阳性反应，681位点①探针呈阳性反应，则636G和681G为"检出"，636A和681A为"未检出"，基因型为*1/*1，适当时，可显示完整的芯片图片。*CYP2C19*基因6种基因型及检测位点：*1/*1（636GG，681GG）、*1/*2（636GG，681GA）、*1/*3（636GA，681GG）、*2/*2（636GG，681AA）、*2/*3（636GA，681GA）、*3/*3（636AA，681GG）。

5　结果解释

*CYP2C19*基因型检测结果的解释应包括以下内容：

5.1　表现型

检测范围内的基因型对应的酶代谢活性以及各种基因型在人群中的比例，见表9-8。

表 9-8　*CYP2C19* 基因型与表现型

基因型	代谢速率	中国人频率
*1/*1（636GG，681GG）	酶活性高，快代谢	42.4%
*1/*2（636GG，681GA）	酶活性中，中等代谢	43.4%
*1/*3（636GA，681GG）		
*2/*2（636GG，681AA）	酶活性低，慢代谢	14.2%
*2/*3（636GA，681GA）		
*3/*3（636AA，681GG）		

5.2　用药指导

检测人基因组 *CYP2C19**2、*CYP2C19**3 多态性，主要应用于氯吡格雷、S- 美芬妥英、奥美拉唑、伏立康唑、地西泮（安定）、去甲安定等药物的代谢，目前重点应用于指导氯吡格雷的个体化用药。美国 FDA 和美国心脏病学会建议，对于 *CYP2C19* 慢代谢基因型患者需考虑改变用药方案，具体意见为：*CYP2C19**1/*1 基因型个体应用氯吡格雷可使用常规剂量；*CYP2C19**2 或 *3 基因型个体对氯吡格雷疗效降低，*CYP2C19**2 或 *3 纯合子个体应用氯吡格雷效果差，建议换用普拉格雷或替卡格雷。具体建议见表 9-9。

表 9-9　*CYP2C19* 基因型与氯吡格雷用药

CYP2C19 基因检测		
快代谢 （*1/*1）	中间代谢 （*1/*2、1/*3）	慢代谢 （*2/*2、*2/*3、*3/*3）
1. *CYP2C19* 基因对氯吡格雷药效无影响； 2. ACS 及 PCI 术后使用常规氯吡格雷剂量（75mg/d）	1. 高血栓患者可考虑增加剂量； 2. PCI 术后一定时间内使用双倍氯吡格雷剂量（150mg/d），之后改用 75mg/d 常规剂量； 3. 或考虑使用阿司匹林加氯吡格雷双联疗法； 4. 换用替格瑞洛或普拉格雷	1. 氯吡格雷无效风险大大增加，易发生心血管事件； 2. 优先考虑换用新药替格瑞洛或普拉格雷； 3. PCI 术后联用其他抗血小板药，如西洛他唑，或换用阿司匹林加西洛他唑方案

此外，对于抗抑郁药阿米替林的使用，可参考 CPIC 指南建议：*CYP2C19* 快代谢型和中间代谢型基因型患者应用常规起始剂量的阿米替林，而 *CYP2C19* 慢代谢型个体阿米替林的起始剂量应降低至常规剂量的 50%，并进行治疗药物监测；抗真菌药伏立康唑的使用参考 FDA 批准药物的说明书，建议使用前检测 *CYP2C19* 基因型。

5.3　检测局限性

本检测报告仅对于上述 2 个位点等位基因进行分析，并未涵盖其他基因突变位点；代谢速度仅根据此三位点基因型判断；由于系统误差，本实验存在假阳性、假阴性风险，请结合临床综合分析。本测定结果仅供医生参考，不能作为制订、修改、调整用药方案的唯一依据。

5.4　参考文献

Paré G，Mehta S R，Yusuf S，et al.Effects of *CYP2C19* genotype on outcomes of clopidogrel treatment［J］.N Engl J Med，2010，363（18）：1704-1714.

6　报告单示例

*CYP2C19*基因型检测报告单示例，见表9-10。

表9-10　*CYP2C19*基因型检测报告单示例

*** 医院临床分子诊断室检验报告				
地址：	电话：		邮编：	
姓名：	科室：	条码号：		标本状态
性别：	床号：	申请医生：		标本类型
年龄：	患者编号：	检验项目：*CYC2C19*基因型检测		
基因名	检测位点	基因型	结果	检测方法
CYP2C19	636 GG，681 GG	*1/*1	检出	基因芯片法
	636 GG，681 GA	*1/*2	未检出	基因芯片法
	636 GA，681 GG	*1/*3	未检出	基因芯片法
	636 GG，681 AA	*2/*2	未检出	基因芯片法
	636 AA，681 GG	*3/*3	未检出	基因芯片法
	636 GA，681 GA	*2/*3	未检出	基因芯片法
结果建议与解释				
基因型	代谢速率	中国人频率	结果解释	
*1/*1	酶活性高，快代谢	42.4%	该基因型氯吡格雷活性代谢产物的血药浓度正常，按正常维持药量即可	
*1/*2	酶活性中，中等代谢	43.4%	该基因型氯吡格雷活性代谢产物的血药浓度低，易发生氯吡格雷抵抗现象，建议增加氯吡格雷维持剂量或改用其他血小板拮抗剂，并对患者进行密切的血小板抑制率检测	
*1/*3				
*2/*2	酶活性低，慢代谢	14.2%		
*2/*3				
*3/*3				
以下内容仅供参考				
1. 氯吡格雷是一种前体药物，在体内经 *CYP2C19* 代谢后产生活性产物，达到抗血小板作用。临床部分患者存在氯吡格雷抵抗现象与个体 *CYP2C19* 基因型相关。 2. 本检测报告仅对于上述位点等位基因进行分析，并未涵盖其他基因突变位点；代谢速度仅根据此两位点基因型判断；由于系统误差，本实验存在假阳性、假阴性风险，请结合临床综合分析。 3. 本测定结果仅供医生参考，不能作为制定、修改、调整用药方案的唯一依据。 4. 参考文献 Paré G，Mehta S R，Yusuf S，et al.Effects of *CYP2C19* genotype on outcomes of clopidogrel treatment［J］.N Engl J Med，2010，363（18）：1704-1714.				
采集时间：　　　　接收时间：　　　　报告时间：				
检验者：　　　　审核者：　　　　批准者：				
检测仪器：				
* 本报告仅对送检标本负责（第 * 次打印，打印时间：）第 * 页，共 * 页				

附录 9-5 表皮生长因子受体基因突变检测报告程序

1 目的
规范高通量测序方法检测表皮生长因子受体（*EGFR*）基因突变的报告流程。

2 范围
适用于 *** 公司 *EGFR* 基因突变检测试剂盒（高通量测序法）检测结果报告。

3 职责

3.1 实验室负责人
负责制定、批准实验室检验结果报告标准程序、年度审核结果报告内容及格式。

3.2 报告审核、批准人员负责检测结果和报告内容的审核、批准、修改。

3.3 具有相应能力的技术人员负责报告单基本资料的核对、生物信息学分析、结果录入、结果核对。

4 结果报告程序

4.1 数据质控
（1）下机原始数据：使用 Illumina Sequencing Analysis Viewer v1.8 软件分析每批次数据测序质量 Q30 碱基占比，如批次数据 Q30 碱基占比 ≥ 75% 则质控通过；如批次数据 Q30 碱基占比 <75%，则质控不通过。

（2）序列比对质控：使用分析软件的数据质控模块计算每个样本的 Q30 碱基占比、序列比对至参考基因组比例、目标区域的平均测序深度等参数。如果 Q30 碱基占比 ≥ 75%，序列比对至参考基因组比例 ≥ 90%，平均测序深度 ≥ 700X，则样本数据质控通过。如数据质控不通过，则判定实验失败，需要重新实验。

4.2 数据预处理
使用 Illumina 公司的 bcl2fastq v2.19 软件将 MiSeqDx 测序生成的 BCL 文件转化成样本对应的 FastQ 文件。使用分析软件的数据预处理模块（基于 Trimmomatic–0.36 软件）去除建库过程中引入的接头序列以及低质量碱基片段。

4.3 数据比对
使用分析软件的序列比对模块（基于 BWA v0.7 和 GATK v4.0 软件）将 FastQ 文件中的碱基序列比对至 hg19（GRCh37）人类参考基因组上生成 BAM 文件，并根据基因组坐标对 BAM 文件进行排序，然后对基因组复杂区域进行序列比对优化。

4.4 突变分析
使用分析软件的变异鉴定模块（基于 GATK v4.0 和 VarScan v2.3 软件）分析样本中的点突变和插入缺失突变，使用分析平台的融合分析模块（基于 Delly v0.7 及 socrates v1.1 软件）分析样本中的融合，分析参数设置要求序列比对质量 ≥ 30，碱基质量 ≥ 20。

4.5 突变注释
使用分析软件的注释模块（基于 ANNOVAR v20160425 软件和 VEP v83 软件）对鉴定

出的点突变、插入缺失和基因融合进行 HGVS 格式和 COSMIC 数据库（v71）、CLINVAR 数据库（v20171231）、dbSNP 数据库（v138）、1000Genomes 数据库（v201508）、ExAC 数据库（v0.3）注释。

4.6 突变筛选

通过突变功能预测模块（基于 PolyPhen-2 软件）对检测过程发现的突变进行筛选，过滤掉不影响蛋白结构和功能的突变，并为突变进行分级。也可通过构建内部数据库过滤掉常见的假阳性位点。

4.7 结果报告

结果报告应包括：结果阳 / 阴性（检出 / 未检出与靶向治疗相关突变）、检出的突变位点信息（标准命名、突变所在外显子区域）、突变百分比、突变意义等级，如果标本为组织标本，应报告经病理医师确认的肿瘤细胞所占百分比。

对于临床意义不明的突变或与主诉无关的意外发现的突变应在检测前充分沟通，并根据知情同意要求进行报告和解释。

5　结果解释

5.1 靶向药物疗效分析

EGFR 热点突变与靶向药物疗效见表 9-11。

表 9-11　*EGFR* 热点突变与靶向药物疗效

外显子	突变位点	药物疗效	证据等级
Exon19	p.K745_A750del、p.K745_E749del、p.K745_A750>T、p.E746_E749del、p.E746_A750del、p.E746_T751>I、p.E746_T751del、p.E746_A750del、p.E746_T751del、p.E746_S752del、p.E746_T751>A、p.E746_S752>A、p.L747_T751del、p.E746_S752>D、p.L747_P753delL、p.L747_E749del、p.L747_S752delL、p.L747_A750>S、p.L747_T751>S、p.L747_T751delL、p.L747_P753>S	一代、二代 EGFR-TKIs 敏感	临床意义明确，等级 A
Exon21	L858R、L861Q	一代、二代 *EGFR-TKIs* 敏感	临床意义明确，等级 A
Exon18	G719X	一代、二代 *EGFR-TKIs* 敏感	临床意义明确，等级 A
Exon20	S786I	一代、二代 *EGFR-TKIs* 敏感	临床意义明确，等级 A
Exon20	T790M	一代、二代 *EGFR-TKIs* 耐药，三代 *EGFR-TKIs* 敏感	临床意义明确，等级 A
Exon19	L747S、D761Y	一代、二代 *EGFR-TKIs* 耐药	临床意义明确，等级 A

续表

外显子	突变位点	药物疗效	证据等级
Exon21	T854A	一代、二代 *EGFR-TKIs* 耐药	临床意义明确，等级 A
Exon20	C797S	三代 *EGFR-TKIs* 耐药	临床意义明确，等级 A

5.2 检测局限性

5.2.1 本方法不能检出 *EGFR* 基因或外显子以外区域的突变，也无法检出突变基因百分比 <0.6% 的突变；由于检测结果与组织取材有关，当检测结果为阴性时，不能完全排除其他部分存在目标突变的可能。

5.2.2 临床实践表明，并不是所有携有 *EGFR* 突变的 NSCLC 患者都对酪氨酸激酶抑制剂有效，*EGFR-TKI* 的有效性因突变类型而不同。

5.3 参考文献

［1］National Comprehension Cancer Network（NCCN）.Clinical Practice Guideline on Oncology.Non-small Cell Lung Cancer.Version 3.2018.

［2］李金明，高通量测序技术.科学出版社，2018.

6 报告单示例

EGFR 基因突变检测报告单示例，见表 9-12。

表 9-12 *EGFR* 基因突变检测报告单示例

*** 医院临床分子诊断室检测报告			
地址：	电话：	邮编：	
姓名：	科室：	条码号：	标本状态：
性别：	床号：	申请医生：	标本类型：外周血浆
年龄：	患者编号：	临床诊断：	

检验项目：*EGFR* 基因突变检测（高通量测序）

检测基因	检出突变	外显子	突变百分比	突变意义
EGFR	NM_005228.4：c.2236_2250del15（p.E746_A750del）	Exon19	2%	临床意义明确

结果建议与解释：

1. 该样本外显子 19 检测到缺失突变，命名为：NM_005228.4：c.2236_2250del15（p.E746_A750del）。
2. 该 19 外显子缺失突变阳性患者可能对 EGFR-TKIs 药物敏感，包括厄洛替尼，吉非替尼，阿法替尼，埃克替尼。
3. 其他突变（如发现）：临床意义不明、良性或可能良性突变不报告，如患者需要，实验室可提供。

续表

声明： 1. 本检测仅涵盖 *EGFR* 基因外显子区域的突变，其他位点不在本检测范围内。 2. 本测定结果仅供医生参考，不能作为诊断和制订、调整用药方案的唯一依据，请结合临床和其他检测综合分析。 3. 本检测的检测下限为 __%，当突变基因百分比小于 __% 时，不排除会出现假阴性结果；阴性结果不排除其他部分发生突变的可能。 4. 方法由本实验室建议，属于实验室自建方法，尚未经国家药品监督管理局批准。	
附录： 1. 方法、技术参数表、数据质量、测序图 2. *EGFR* 基因突变与相关药物简介 3. 参考文献	
采集时间： 接收时间： 报告时间： 检验者： 审核者： 批准者： 检测仪器： * 本报告仅对送检标本负责（第 * 次打印，打印时间： ）第 * 页，共 * 页	

附录 9-6 无创产前基因检测报告程序

1 目的

规范高通量测序方法进行无创产前基因检测（NIPT）的报告流程。

2 范围

适用于 *** 公司胎儿染色体非整倍体（T21、T18、T13）检测试剂盒（高通量测序法）检测结果报告。

3 职责

3.1 实验室负责人

负责制定、批准实验室检验结果报告标准程序、年度审核结果报告内容及格式。

3.2 报告审核人员负责检测结果和报告内容的审核、修改，临床报告由具有相应产前诊断资质的临床医师签发。

3.3 具有相应能力的技术人员负责结果基本资料的核对、生物信息学分析、结果录入、结果核对。

4 结果报告程序

4.1 数据质控

下机原始数据质量需满足：Total reads>10M reads（每个样本），Average Q30 score>90%，190K/mm^2<Average Density<250K/mm^2，Average Error Rate<2%；2）比对后使用分析软件的数据质控模块计算每个样本的 Q30 碱基占比、序列比对至参考基因组比例、目

标区域的平均测序深度等参数。如果 Q30 碱基占比 ≥ 90%，序列比对至参考基因组比例 ≥ 90%，则样本数据质控通过。如数据质控不通过，则判定实验失败，需要重新实验。

4.2　数据预处理

使用 Illumina 公司的 bcl2fastq v2.19 软件将 MiSeqDx 测序生成的 BCL 文件转化成样本对应的 FastQ 文件。使用分析软件的数据预处理模块（基于 Trimmomatic-0.36 软件）去除建库过程中引入的接头序列以及低质量碱基片段。

4.3　数据比对

使用分析软件的序列比对模块（基于 BWA v0.7 软件）将 FastQ 文件中的碱基序列比对至 hg19（GRCh37）人类参考基因组上生成 BAM 文件，并根据基因组坐标对 BAM 文件进行排序，然后对数据进行 GC 校正、重复序列去除等步骤对数据进行优化。

4.4　Z 值计算

分别根据每个样本 21、18、13 号染色体唯一比对上人类参考基因组的 reads 数以及样本中唯一比对总 reads 数来计算样本 Z 值。

$$Z 值计算公式：Z 值 = （GR_{ij} - \mu_j）/\sigma_i。$$

GR_{ij}：样本中某一条特定染色体的唯一比对 reads 数占唯一比对总 reads 数的比值；

μ_j：正常样本库二倍体统计出来的 GR 均值；

σ_i：正常样本库二倍体统计出来的 GR 标准差。

4.5　结果解释

如果检测结果为高风险，需进行遗传咨询及介入性产前诊断进一步确诊。若检测结果为低风险，则说明胎儿患这三种筛查目标疾病的风险较低，但不排除胎儿其他异常的可能性，应进行胎儿系统超声检查及其他产前检查。

4.6　检测局限性

4.6.1　本检测结果仅供临床参考，不能作为最终诊断结果。

4.6.2　本检测不适用的受检人群为：孕周 <12+0 周；夫妇一方有明确染色体异常；接受过移植手术、干细胞治疗、1 年内接受过异体输血、4 周内接受过引入外源 DNA 的细胞免疫治疗等；胎儿超声检查提示有结构异常须进行产前诊断；有基因遗传病家族史或提示胎儿罹患基因病高风险；孕期合并恶性肿瘤（除良性子宫肌瘤外；医师认为有明显影响结果准确性的其他情形。

4.6.3　孕妇重度肥胖（体重指数 >40）、通过体外受精 - 胚胎移植方式受孕、双胎妊娠等筛查效果可能有一定程度下降，本检测结果仅供参考。

4.6.4　鉴于方法学限制，本检测可能出现假阳性或假阴性结果。胎盘嵌合、受检者自身染色体异常等可能造成假阳性或假阴性结果。

4.6.5　本检测无法检测到由以下因素所引起的异常：染色体嵌合型；染色体多倍体（三倍体、四倍体等）；染色体平衡易位、倒位、环状；单亲二倍体（UPD）；单 / 多基因病等异常。

5　报告单示例

NIPT 项目检测报告单示例，见表 9–13。

表 9-13　NIPT 项目检测报告单示例

*** 医院孕妇外周血胎儿游离 DNA 产前检测
临床报告单

地址：　　　　　　　　　电话：　　　　　　　　　　　邮编：

送检单位：　　　　　　　送检医师：　　　　　　　　标本编号：

孕妇姓名：　　　　　　　年龄：　　　　　　　　　　住院 / 门诊号：

末次月经：＿＿＿＿年＿＿＿月＿＿＿日　　　　　　筛查孕周：

标本采集时间：＿＿＿年＿＿＿月＿＿＿日　　　　　标本类型：

标本检测时间：＿＿＿年＿＿＿月＿＿＿日　　　　　标本状态：

检测项目：胎儿染色体非整倍体（T21、T18、T13）检测

检测项目	检测值（Z）	参考范围	高风险 / 低风险	检测方法
21 三体	−0.28976	（−3<Z<3）	低风险	高通量测序
18 三体	−1.30933	（−3<Z<3）	低风险	高通量测序
13 三体	1. 55009	（−3<Z<3）	低风险	高通量测序

结果描述及建议：

检测结果为低风险，说明胎儿罹患本检测目标疾病的风险很低，但不排除其他异常可能性，应当进行胎儿系统超声等其他检查。

说明：

1. 本报告仅针对 21- 三体综合征、18- 三体综合征和 13- 三体综合征 3 种常见胎儿染色体异常，无法检测到由以下因素所引起的异常：染色体嵌合型；染色体多倍体（三倍体、四倍体等）；染色体平衡易位、倒位、环状；单亲二倍体（UPD）；单 / 多基因病等异常。

2. 该技术不适用的检测孕妇人群为：孕周 <12^{+0} 周；夫妇一方有明确染色体异常；1 年内接受过异体输血、移植手术、异体细胞治疗等；胎儿超声检查提示有结构异常须进行产前诊断；有基因遗传病家族史或提示胎儿罹患基因病高风险；孕期合并恶性肿瘤；医师认为有明显影响结果准确性的其他情形。

3. 鉴于当前医学技术发展水平和孕妇个体差异等因素，本检测可能出现假阳性或假阴性结果。

4. 孕妇重度肥胖（体重指数 >40）、通过体外受精 - 胚胎移植方式受孕、双胎妊娠等筛查效果可能有一定程度下降，本检测结果仅供参考。

5. 本检测结果不作为产前诊断结果。如检测结果为高风险，建议受检者接受遗传咨询及相应产前诊断；如检测结果为低风险，说明胎儿罹患本检测目标疾病的风险很低，但不排除其他异常可能性，应当进行胎儿系统超声等其他检查。

6. 医疗机构不承担因孕妇提供信息资料不实而导致检测结果不准确的责任。

检测机构：　　　　　　　检测者：　　　　　　　审核者：

检测仪器：

日期：＿＿ 年 ＿＿ 月 ＿＿ 日

医师签名：

发放日期：＿＿ 年 ＿＿ 月 ＿＿ 日

* 本报告仅对送检标本负责（第 * 次打印，打印时间： ）第 * 页，共 * 页

（王　意　熊玉娟　潘小平　黄宪章）

第十章　临床分子诊断检验结果发布

临床分子诊断检验已成为临床不可或缺的疾病诊断、治疗、监测和预后判定等的重要手段。为能更好地服务于医学，满足临床人员或客户需求，提高整体服务质量，临床分子诊断实验室需建立适合其技术特点的报告发放和管理制度。制度要明确报告发布的程序和职责，规范报告修改的流程，保证更好的报告质量。此外，如实验室有条件建立自动选择与报告系统，也应制定相应的自动选择与报告程序。

第一节　临床分子诊断检验结果发布

一、总则

通过审核的临床分子诊断结果报告，可以纸质报告单形式或通过实验室的信息管理系统发放。临床分子诊断实验室须制定程序，规范结果批准与发布的流程，并严格按照流程操作，同时也要考虑到特殊情况出现时应备有的应急措施。

二、临床分子诊断检验结果的发布要求

临床分子诊断检验结果批准和发布要求主要包括以下内容：

1. 检验周期要求　实验室负责人根据本实验室实际情况，针对每个项目的实际检测流程和临床需求，与临床相关人员及医教处等共同商榷制定分子诊断各检验项目的检验周期。根据运行情况，后期可做调整。

相关指南关于检验周期的特殊要求：《孕妇外周血胎儿游离 DNA 产前筛查与诊断技术规范》（国卫办妇幼发〔2016〕45 号）规定：对于孕妇外周血胎儿游离 DNA 检测，自采血至发放临床报告时间不超过 15 个工作日，其中发出因检测失败须重新采血通知的时间不超过 10 个工作日。

2. 特殊检验结果的发布要求　鉴于分子诊断实验室检测项目（高通量测序、分子病理、病毒核酸检测等技术）的特点，可能出现某种疾病传染的风险，例如结核、HIV 核酸检测。设置"传染病"阈值，大于此阈值的结果，按特殊检验结果的规定处理。

实验室管理层与检验申请方及医教处等，应根据国家法律或地方行政法规要求，结合本实验室具体仪器性能及试剂原理等条件，协商设置适用本医院或本实验室的"传染病"阈值以及制定检验结果发布流程和要求。当出现此类超出此阈值的特殊检验结果时，均应明确结果发布与接收的流程、对象、记录，以及出现漏报的处理方法等。在结果发布过程中受阻的情况（如不能联系到接收者等）均应如实记录。定期对结果发布流程及要求进行评审，不断完善报告发布流程。

知识链接

《All Common Checklist》（CAP Checklist，2017）

特殊结果发布：实验室应制定书面程序，规定当指定检验结果超过设定的、对治疗决策很重要的域值时，应立即通知临床医生（或负责患者护理的其他临床人员），并且保留相关记录。

注：危急值是指那些可能影响患者发病率或死亡率的结果。每个实验室都可以定义与其患者群体相关的阈值。实验室可以为特定患者亚群建立不同的阈值。阈值应由实验室主任与所服务的临床医生共同协商确定。

当获得属于危急值的结果后立即通知相应的临床人员，并保留通知记录。这些记录必须包括：日期，时间，实验室的通知/负责者，被通知者（不可仅记录被通知者的名字）和检验结果。通知过程中出现的任何问题都应该积极调查，以防止问题再次发生。

受委托实验室可以直接向临床人员或原委托实验室报告危急值。受委托实验室应与原委托实验室签订书面协议，指明委托实验室向谁报告危急值。

当通过电话交流危急值时，应请求并记录结果的"回读"。

注意：通过电子方式（传真或计算机）传送危急值是可以接受的。若危急值是通过电子方式传输的，实验室必须确认接收结果的接收方（例如通过电话确认），但是不需要回读。

---

3. 不合格样品检验报告的要求　不合格样品可能影响检验结果，当出现特殊情况不能退检时（抽血困难、患者不在本地、沟通后临床仍坚持检测的），应在最终报告中备注并说明问题性质，必要时给出警示，防止检验结果被误用。实验室应保留记录，方便后续结果追溯，同时应积极接受临床咨询和反馈，尽可能减少不良影响。

4. 报告发布延迟的要求　实验室应将检验报告在规定的检验周期内发布，并制定相应的程序文件，规定当不能在规定周期内发布检验报告时，应按照文件流程，采取相应措施，必要时通知授权接收者或申请者。同时应对所发现的问题采取相应的纠正措施，并保留采取措施的相关记录。这一程序应由临床医生与实验室人员，参考相关法规要求，共同协商制定。

5. 委托检验结果的发布要求　检验结果描述清晰，并按照相关规范要求与流程进行转录，确保转录的委托检验结果准确无误。受委托实验室保留相关记录。

6. 临时报告检验结果的要求　特殊情况下，需要进行分级报告或某些可能影响临床诊疗的重要结果时，需以临时报告形式发送结果，并应最终附有正式报告发送给授权接收者或检验申请者。正式报告应该具有标准化的属性，使授权接收者或检验申请者能够清楚地了解检查结果、检查程序的结论以及所用方法的有效性和局限性。

7. 口头报告检验结果的要求　非正常情况下，需口头传达结果的，应保留所有口头报告的记录。实验室应制定通过电话或电子等方式发布结果的程序，确保检验结果信息仅传送到授权的接收者，所有口头报告结果应跟随一份书面报告。

8. 报告发布机密性要求　在报告发布的整个过程中应保护患者信息隐私，包括个人基本信息（姓名、年龄、身份证号等）与检测结果信息。需要制定和采用合适有效的措施来保证涉及个人隐私的医学资料的私密性和安全性。

《遗传病相关个体化医学检测技术指南（试行）》（原国家卫生和计划生育委员会医政医管局 2015 年印发）指出：任何的遗传学检测报告都应注意保护患者和其他家庭成员的隐私。因此，建议检测实验室为临床医生和先证者（家族中首先被确认的遗传病患者）提供不同版本和不同信息的实验检测报告。

《孕妇外周血胎儿游离 DNA 产前筛查与诊断技术规范》（国卫办妇幼发〔2016〕45 号）规定：相关医疗机构应当严格保护孕妇隐私，严禁泄露受检者信息，采取措施确保信息安全。检测数据应当进行安全备份，并与互联网物理隔离。

9. 报告发布过程中结果记录保存要求　实验室应根据当地卫生行政管理部门要求，明确各种不同检测与测序数据的保存类型和时间。检测结果的查询通常可根据患者姓名、样品编号、检测项目和送检日期进行查询。检测报告发放后收到检测报告投诉需记录并统计、分析原因，避免二次错误。

《测序技术的个体化医学检测应用技术指南（试行）》（原国家卫生和计划生育委员会医政医管局 2015 年印发）建议测序原始或早期的数据保存时间不少于 2 年。对于包含序列变异信息的 VCF 文件和包含医学解释的正式报告，应该保存更长时间，建议长期保存。测序数据可以本地或云计算中心方式保存，但需要采取制定和采用合适有效的措施来保证涉及个人隐私的医学资料的私密性和安全性。

《孕妇外周血胎儿游离 DNA 产前筛查与诊断技术规范》（国卫办妇幼发〔2016〕45 号）规定：采血机构负责保存知情同意书，产前诊断机构负责保存检测申请单第一联。检测机构负责保存检测申请单第二联、实验室检测核心数据信息和剩余标本。标本、信息和资料的保存期限应不少于 3 年。

10. 其他要求　对于可能需要特殊咨询的感染性（HIV 或结核核酸检测等项目）或患病高风险疾病检验（分子病理方面，例如肿瘤突变基因检测等），在未经充分咨询之前，严禁直接将有严重含义的结果告知患者。

三、报告修改要求

实验室应建立报告修改程序，规范报告修改流程。得到授权人员才可按照相关要求修改报告，禁止随意、超越权限和不良目的的修改报告。保存修改记录（包括修改的原因、时间、保留修改前后的结果、修改人、批准人等）。定期对报告的修改程序进行审核，不断完善报告修改流程。

实验室制定的修改程序应包括以下要求：

1. 修改后的报告标记为修订版，并参照原报告患者识别。

2. 修改记录应显示修改时间和日期，及修改人的姓名。

3. 修改后，记录中仍保留原始报告的条目，包括患者识别、基本信息。

4. 使用者应知晓报告的修改。

5. 已用于临床诊疗且后续被修改过的结果应保留在后续的累积报告中，并清晰标记为已修改。

6. 如报告系统不能显示修改、变更或更正，应保存修改手工记录。

附录 10-1　临床分子诊断检验结果发布程序

1　目的

规范临床分子诊断检验结果报告发布的过程，包括结果发布周期、特殊结果处理、报告修改、结果解释与补发等一系列流程。

2　范围

适用于检验结果发布的全过程。

3　职责

3.1　实验室管理层负责检验结果发布程序的评审。

3.2　报告审核和批准人员负责报告的发布、更改、补发和附加试验。

3.3　具有相应能力的技术人员负责结果的解释和说明。

4　总则

4.1　当接收到的原始样品质量不适于检验或可能影响检验结果时，应在报告中说明。

4.2　当检验结果（包括送至受委托实验室检验的样品的结果）处于规定的"高风险"或"传染病"区间内时：必要时通知医师（或其他授权医务人员）或上报医院相关科室，并作好相关登记。

4.3　结果清晰、转录无误，并报告给授权接收和使用结果信息的人。

4.4　如结果以临时报告形式发送，则应将最终报告发送给检验申请者。

4.5　应有过程确保经电话或电子方式发布的检验结果只送达至授权的接收者。口头提供的结果应跟随一份书面报告。应有所有口头提供结果的记录。

5　检验结果报告周期

5.1　报告周期的制定

由医教处、检验科及临床相关人员共同协商后分别制定不同项目的检验周期，在严格按照相关操作规程，保证检验结果质量的基础上，应尽可能地缩短检验周期，满足临床需求。

5.2　报告周期内不能发出的报告

5.2.1　制定相应的程序文件，规定当不能在规定的检验周期内报告检验结果时，应按文件要求，必要时通知申请者。质量负责人负责跟踪、记录临床医生对该周期的反馈意见，并对所发现的问题采取相应的纠正措施。

5.2.2　当不能按检验周期规定的时间报告检验结果，延迟报告又可能影响患者诊治时，应通知申请者并说明延迟报告的原因及预计可能发出报告的时间；若在短时间内延迟报告的原因不能解除，应将受检标本送至受委托实验室进行检验，检验完成及时通知申请者；若某一项目频繁发生延迟报告，可与申请者协商，对检验周期进行重新评审。

6　报告修改

6.1　修改后的报告标记为修订版，并标记修改时间，原始报告的条目仍保留。

6.2　修改报告应电话通知临床医生或报告使用者，同时填写报告修改记录表，记录修改内容、修改时间、通知时间、接收人等。

6.3　如原结果已被用于临床诊疗，则修改前的结果保留，并清晰标记为已修改。

6.4　如报告系统不能显示修改、变更或更正，应保存修改手工记录。

7　检验报告传达方式

7.1　检验报告传达要求

报告呈现形式既要具有专业性，又要清晰明了，使临床医生和患者能够正确理解检测结果。当患者信息在不同组织或个体间（如医生与医生、科室与科室之间、检验科与临床科室之间）传递时应注意其机密性，不得随意泄露检验报告信息。原则上，门诊患者的检验报告由患者在自助终端打印或到门诊咨询台索取；住院患者的检验报告由临床各科室自行打印或由检验科打印后专人送至各临床科室；体检中心的检验报告由 LIS 系统将结果发送给体检系统。

7.2　常规检验报告传达方式

检验报告应在公示的检验周期内送达服务对象。患者报告必须有申请检验的医生（或者其他法定授权人）的名字或者医生的相关信息；原则上，所有报告必须发放给申请医生、患者本人或者其他法定授权人等。对于申请检验医生或主管医生频繁改变的患者报告，申请检验的医生或主管医生可通过电脑系统或其他途径识别与其申请相对应的检验报告。

7.3　特殊检验结果的传达方式

临床分子诊断实验室特殊检验结果主要为"传染病"相关检验结果，例如 HIV 核酸检测、结核分枝杆菌核酸检测等，实验室应根据国家法规或地方要求，建立适用本医院的结果发布流程和要求，应对"传染病"检验阳性结果进行复核无误后报告。

8　报告的查询

8.1　为了加强检验报告的管理，确保结果的保密性，在查询检验报告时，需提供诊疗卡。

8.2　如果代理他人取检验报告或查询检验报告时，需要提供代理人身份证和被代理人的诊疗卡。

8.3　门诊患者自助打印 / 查询系统可通过刷卡和手工输入诊疗卡号两种方式查询并打

印报告。

8.4 如不能自助打印，可与实验室工作人员联系。

9 报告结果的咨询

9.1 原则上由医疗咨询小组提供报告结果的解释服务。相应专业主管技师及其以上职称人员也可为检验报告的结果提供解释和说明。

9.2 实验室应遵循相关专业组织的建议和指南进行报告的解释。

9.3 检测结果的解释应客观，既要具有专业性，又要清晰明了，使临床医生和患者能够正确理解检测结果。

9.4 对所报告野生型、突变型和多态性方面，应具备充分的信息（来源文献、基因数据库等）。

9.5 检验的临床性能特征

其诊断的灵敏度和特异性、（各种）目标人群中其阳性和阴性预测值或似然比以及预期临床应用。

9.6 实验室如遇到检测结果与检验临床目的无关的偶然性遗传学发现，应及时与申请医生、患者和患者家人进行沟通并说明情况，或根据知情同意要求进行选择性报告。

9.7 检测方法的技术局限性应该明确表述。

10 外部结果处理

实验室不接受患者或医生提出的，将外部实验室的结果整合到本检验信息系统或检验报告单里的要求。

11 附加检验

附加检验后的检验报告中加"附加检验"的备注，以提示临床医护人员。

12 检验报告的补发

应制定相关的程序和标准，规定报告补发需要用户提供合理的补发申请，实验室根据用户需求适当地补发报告。实验室应制定相关的程序和标准规范此过程。补发报告应送达授权的接收人，注意保护用户的隐私。补发报告时不能对原始报告进行任何修改，且应有可与原报告区别辨别标识。

13 临时或口头报告

根据用户的需要，可以提供检验结果的临时性报告和口头报告（如患者情况危急，医生急需知道其中的某些检验指标等情况），临时报告和口头报告之后还应提供最终的正式报告，临时报告和口头报告的结果要和最终正式报告保持一致。

14 报告的电话通知和邮寄

当患者要求或因特殊情况需电话通知患者或向患者邮寄检验报告时，由咨询台负责办理。

15　检验报告的保存

所有报告均以电子形式或登记结果形式存档保存，至少保存 5 年，所有纸质报告至少保存 2 年。登记信息应包括标本的唯一性标识、患者基本信息、检验项目及结果等内容，以备快速检索。已经发布给报告使用者的检验报告按照使用者的要求以及病例管理规定进行保存。测序原始图像数据可以不用长期保存，建议测序原始或早期的数据保存时间不少于 2 年。对于包含序列变异信息的 VCF 文件和包含医学解释的正式报告，建议长期保存。

16　支持性文件

LAB–PF–***《临床分子诊断检验结果报告程序》

17　质量记录

《临床分子诊断传染病报告登记表》，见表 10–1。

表 10–1　临床分子诊断传染病报告登记表

部门：					版本：				生效日起：				
页码：					审核者：				批准者：				
检验项目	姓名	性别	年龄	科室	样本类型	唯一编码	检测结果	送检医生	检测者	复核者	检测时间	签收者	备注

第二节　临床分子诊断检验结果的自动选择和报告

一、总则

对于样本量与规模较大的实验室，可采用检验结果自动选择和报告系统。提高工作效率的同时也可减少人为错误，降低风险。实验室须建立文件化的标准和程序规范检验结果的自动选择和报告流程，确保检验结果质量。

二、临床分子诊断检验结果的自动选择与报告要点

（一）检验结果的自动选择和报告系统的建立

实验室根据临床需求及实验室自身实际情况，制定实施合适的结果自动选择报告的标准。结果自动选择和报告系统需具备如下特征：

1. 对可能干扰检测结果的样品状态的自动识别。

2. 监控室内质控状态。

3. 识别与患者历史数据比较有变化时需复核的结果。

4. 具备高风险或传染病的报告标准。

5. 识别数据中自相矛盾或与临床信息矛盾的结果。

6. 识别与历史结果比较，少见或罕见的结果或组合。

7. 识别设备仪器警示并将警示信息导入自动选择和报告的标准中。

8. 自动选择报告的标准应经批准、易于获取并可被员工理解。

9. 检验结果的自动选择和报告系统应经过评估和验证。

制定结果自动选择和报告系统的标准后，需经讨论和审核，并通过模拟与验证后方可授权批准发布。相关人员上岗前须进行培训和考核，通过考核后方可使用。同时建立针对结果自动选择和报告系统的应急处理措施，并做好记录。定期对自动选择和报告的标准进行维护，不断完善系统，确保满足临床和实验室要求。

（二）检验结果自动选择和报告的复核

在报告发布前，复核结果时，检验系统应可识别自动选择的结果，并包括日期和时间信息等；若对自动选择和报告系统有异议时，应设置可快速暂停自动选择和报告功能。

附录 10-2　临床分子诊断检验结果的
自动选择和报告管理程序

1　目的

对于规模大和自动化程度高的实验室为提高检验效率，可使用自动选择和报告系统，使用此系统须建立文件化的标准和程序来确保降低影响结果的风险。

2　范围

适合实验室建立结果自动选择和报告系统。

3　职责

3.1　实验室管理层负责自动选择和报告的项目和仪器的设置。

3.2　检测人员、报告审核和批准人员负责自动选择和报告的执行。

4　制定自动选择和报告的标准

4.1　建立自动识别合格的标本和正确的前处理程序，避免出现不合格标本上机检测。

4.2　项目室内质控通过。

4.3　自动报告中不出现"危急值"或"传染病"结果。

4.4　自动报告中相关联的项目不出现不合理或矛盾的结果。

4.5　与历史数据相比较，患者结果变化在允许范围内，实验室可设置变化允许范围。

4.6　自动报告中不出现少见或者罕见的结果。

4.7　检测过程中仪器设备不出现警示信息。

5　自动选择和报告系统的建立和使用

5.1　自动选择和报告标准制定后需经过实验室与临床人员全面的讨论、审核与批准，标准要易于理解与获取。

5.2 完成信息系统标准的设置与调试后，还须通过验证和模拟，正确使用后，方可能切换使用。

5.3 必须对相关人员进行培训，并通过必要的模拟和考核，确保上岗人员理解和正确使用后，才可上岗使用。

5.4 系统应建立快速暂停结果自动选择和报告应急的程序以便应急处理。

5.5 结果复核时应能够识别由自动选择和报告系统发出的报告，并有详细的日期和时间记录。

6 自动选择和报告系统的定期审核

定期对自动选择和报告系统进行审核，包括报告使用者的反馈意见。

7 支持性文件

LAB-PF-***《临床分子诊断检验结果报告程序》

LAB-PF-***《临床分子诊断实验室检验结果发布程序》

（王红梅 王 意 何 敏）

第十一章 实验室信息管理

实验室应能访问满足用户需要和要求的服务所需的数据和信息。实验室应有文件化程序以确保始终能保持患者信息的保密性。信息管理包括以计算机及非计算机系统保存的数据和信息的管理。

实验室信息系统（laboratory information system，LIS）是用于收集、处理、记录、报告、存储或检索检验数据和信息的系统，可包括作为实验室设备功能的计算机系统和使用通用软件（如生成、核对、报告及存档患者信息和报告的软件、文字处理、电子制表和数据库应用）的独立计算机系统。

第一节 临床分子诊断实验室
信息系统职责和权限

一、总则

实验室应确保规定信息系统管理的职责和权限（包括可能对患者医疗产生影响的信息系统的维护和修改），并应规定所有使用系统人员的职责和权限。

二、实验室信息系统的职责和权限

1. 不管是纸质版还是电子版的信息系统，实验室信息系统都要对访问、输入、修改、发布数据、结果和报告的职责和权限进行设置，这可以帮助提高信息的安全性，避免非授权人员使用和防止篡改或丢失数据，定期进行安全审查可发现系统的漏洞和可能出现的违背信息安全政策的行为。

2. 实验室在规定所有使用系统人员的职责和权限时，应特别注意从事以下活动的人员：访问患者的数据和信息；输入患者数据和检验结果；修改患者数据或检验结果；授权发布检验结果和报告。

> ### 知 识 链 接
>
> 《Laboratory General Checklist》（CAP Checklist，2017）
>
> 在人员权限设置时，可依据"最小必要（minimum necessary）"原则，即人员权限应当限定在执行其指定职责时所需的最小范围内，最大限度地减少对患者数据的非必要的访问。

第二节　临床分子诊断实验室信息系统管理

一、总则

实验室信息系统应能满足临床医生检验医嘱和报告单查询，以及实验室检验前、检验中、检验后全过程的信息化、质量监测指标分析等需求。本节从实验室信息的来源和分类，实验室信息的检索和传输，实验室信息的保密性，LIS 的应急预案等方面对临床分子诊断实验室信息系统管理进行介绍。

二、信息系统管理

（一）实验室信息的来源和分类

1.实验室信息的来源　实验室信息包括实验室产生和使用的全部信息和数据，如检验报告、财务数据、质控数据、供应商目录和健康信息等各种类型的数据，还包括信息管理过程中实验室的任务、服务、员工、患者安全业务、服务交付的形式、资源和技术等。

实验室大部分活动所涉及的资料都可纳入相应的信息管理系统，包括政策法规、技术标准和要求、检测方法和步骤、仪器试剂资料、项目收费标准、患者信息与检测数据，以及用户对所发出检测报告的反馈信息等。

2. 根据承载介质分类　实验室信息根据承载介质不同，可分为电子数据、纸质数据和声音数据。电子数据包括电子报告、电子签名、电子邮件、网站和网络查询结果、手机短信报告、录像和电子照片及其他个人网络设备等。纸质数据包括实验室的正式报告、复印件、传真、照片等。声音数据包括面对面对话、电话通知、录音留言等。

（二）实验室信息的传输和检索

实验室要有书面政策规定数据的获取、展示、传输和保留要求，在需要时能从实验室的储存和检索系统获取健康信息。所有患者档案信息及结果数据应作备份，避免仪器故障引起数据丢失。

实验室传输数据和信息需要在法规要求和实验室规定的时间范围内。应确定信息系统中的患者结果数据和档案信息的保存时限。保存时限和检索查询方式应征求临床医护人员意见。

（三）实验性信息的保密性和安全

实验室要制定政策确保健康信息的安全，包括信息的获取、使用和公开，以保证和监控健康信息的完整，防止遗失、毁坏、非授权的修改、无意的改动和意外破坏等。实验室通过限制权限，确保只有需要提供实验室服务的人员才能使用信息。

实验室要制定政策或申明来保护健康信息的隐私；实验室使用健康信息必须在法律和规章允许的范围内；实验室公开健康信息必须要在患者授权或其他法规规定的范围内。

（四）实验室信息系统的使用和管理

1. 培训　实验室应制定使用信息系统的人员、新上岗员工的培训与考核计划。使其掌握如何使用新系统及修改过的旧系统、以及信息系统应急预案等。应对员工的操作能力，至少对信息系统新增功能、信息安全防护和执行信息系统应急预案的能力进行定期评估。

2. 验证　实验室要有书面的政策和程序验证实验室信息系统的如下功能（数据获取、数据展示、数据传输、数据保存），而且验证要文件化。验证包括安装前验证，以及在软件改进、安装新软件、软件数据恢复后的验证等。

3. 数据核查　实验室要制定程序核查实验室相关健康信息的准确，定期核查数据在处理及存储过程中是否出现错误，包括数据在仪器和 LIS、LIS 与医院信息系统之间的传输过程、从外部接收和拷贝的数据、相关信息和注释、人工记录和转录的数据信息、开展新的检验项目或应用新的自动化设备等方面。应定期核查 LIS 内的最终检验报告结果与原始输入数据是否一致，应有防止数据传输错误的程序文件和记录。实验室可以灵活决定核查的内容和频率。

4. 记录　实验室要书面详细记录初始安装和调试后的数据，记录实验室信息系统修理和维护过程等以便于回顾。

当信息系统在异地或分包给其他供应商进行管理和维护时，实验室管理层应负责确保系统供应商或操作员符合准则、应用说明和实验室质量体系文件的全部适用要求。

（五）实验室信息系统的应急预案

实验室应制定应对突发事件的紧急预案，信息系统的中断可能影响检验的进程和结果的质量，应急预案可以减少信息系统中断和故障造成的影响，以便在特殊情况下，保证最少的停工时间和最小的数据丢失，且能及时有效地报告患者检测结果。

预案中需要包括信息系统中断后供员工使用的替代程序。实验室应测试应急预案的运行，指导员工进行数据备份、并测试数据恢复程序。

附录 11-1　临床分子诊断实验室信息系统管理程序

1　目的

对实验室计算机和非计算机系统保存的数据和信息的管理，包括对检测数据和信息的采集、处理、记录、报告、储存和检索的管理，以保证实验室信息的完整性、保密性和适用性以及实验室信息系统（LIS）的正常运行。

2　范围

计算机及非计算机系统保存的数据和信息。

3　职责

3.1　技术主管、质量负责人共同负责检验科信息管理授权和职责的建立，报检验科主任批准，并负责信息和 LIS 的管理、监督以及应急处理。

3.2　授权检测人员负责检测数据和信息的采集、处理、记录、转录、发布和检索，并负责将信息和 LIS 使用过程中存在的问题及时反映给组长。

3.3　各组组长负责本组数据和信息的正确性、完整性、保密性和适用性，并进行 LIS 的日常保养和维护，收集计算机软、硬件的使用意见和建议，反映给信息管理员和（或）信息处和 LIS 开发者进行处理。负责 LIS 与本组仪器数据传输准确性的验证。

3.4　LIS 开发者负责其软件各项功能的开发和完善，以符合实验室的需要；编写使用手册，指导检验科工作人员使用。

3.5　信息管理员负责检验科 LIS 软件的使用和管理。负责与信息处、LIS 开发者的联系与沟通。负责 LIS 的维护和保养、LIS 与其他系统间数据传输准确性的验证、检验科信息系统应急预案的制订和实施、LIS 使用中存在问题的收集和解决。

3.6　医院信息处负责计算机软硬件的安装、维护、升级、管理以及网络的安全。

4　工作程序

4.1　实验室信息的分类和管理

4.1.1　实验室信息可以按照承载介质不同分为：电子数据、纸质数据和声音数据等。

4.1.2　纸质信息的管理：实验室的正式报告、复印件、传真和照片的管理要符合实验室的授权职责管理，只对实验室授权人员发布打印的正式报告及复印件、传真和照片的结果负责。

4.1.3　电子信息的管理：实验室按照专业组和公共区计算机划分，各自指定专人负责电子信息的管理，包括电子书籍、试剂出入库系统、电子文档、网络下载信息等。LIS 电子信息的管理在后文详细阐述，LIS 安装电脑严禁使用移动设备。非 LIS 电子信息由指定人员负责定期整理、备份和清理，受控电子文档只能由授权人员使用和复制。

4.1.4　声音信息的管理：面对面对话、电话通知、录音留言等实验室声音信息内容不作为有效报告，必要时只能由授权的报告发布人员通过声音信息方式告知服务对象，并做好备份或纸质记录。对于临床咨询、沟通和投诉等声音信息，要求做好纸质记录并存档。

4.2　LIS 信息的管理

4.2.1　计算机环境要求

4.2.1.1　计算机及其相关设备应放置在合适的位置，计算机设备应该清洁、维护好，并且所在位置的环境能够受控，保持环境的通风，保证其正常使用和工作方便。所有的电线要被适当的定位和（或）被保护以免受道路影响，并确保无火灾隐患。

4.2.1.2　要充分地保护计算机系统免受电源中断和电压波动的影响，可以使用不间断电源或相似的保护装置（如隔离变压器）以防止丢失数据。这些保护装置最好可以定期检测以及适当的关闭，以保护计算机系统。

4.2.2　LIS 的安全性

4.2.2.1　检验科主任分配员工使用 LIS 的权限，明确能访问、输入结果、修改结果、授权发布结果的员工。只有被授权的员工才能对计算机系统中的相关文件进行管理和更改，部分员工只有浏览和常规使用的权限。任何人不得超越权限使用计算机和 LIS。原则上，只有检验科主任、各专业组长、技术 / 质量主管、质量监督员才有更改结果、患者信息及账单的权限，只有系统管理员才有改变计算机程序的权限，普通检测人员有接收、回退标本以及查询、审核、批准、录入患者结果的权限，标本接收人员只有查询、接收、回退、更改账单等的权限。

4.2.2.2　外来人员使用计算机须经检验科负责人同意。

4.2.2.3　经授权的专用计算机及经授权使用的 LIS 的个人用户和密码，必须自行妥善管理，防止他人盗用，定期更改密码。密码需要一定的复杂性（如文字数字的组合），在不成功登录三次后，应锁定该用户名。在不使用 LIS 时，及时退出登录。当工作人员离开计算机暂时不用系统时但未及时退出时，系统应自动限制用户登录，只有输入正确密码后才可进入操作界面。

4.2.2.4　禁止在计算机上运行与医疗无关的程序，未经信息处许可禁止安装或卸载计算机软件。

4.2.2.5　信息处负责网络系统的安全，负责杀毒软件的更新。

4.2.2.6　禁止在医疗计算机上使用软盘、可移动磁盘等移动设备。

4.2.2.7　如果计算机通过网络连接到外部互联网，那么应该有足够的网络安全措施确保患者数据安全，如使用"防火墙"和数据加密软件等。

4.2.2.8　只有检验科信息系统管理员才有资格进入系统管理模块，对系统进行增减或修改，并且系统后台应可查询相关记录。

4.2.2.9　所有计算机系统使用者在系统修改之后和新系统安装之后都需得到足够培训。

4.2.3　数据输入和检验报告

4.2.3.1　检验者对工作中仪器设备数据传输、手工录入的数据，进行核对，以保证数据传输的完整性，防止处理过程中出现错误。

4.2.3.2　检验科主任或被授权人员应定期对由 LIS 传输到病历中检验数据的内容和格式的正确性进行审核。

4.2.3.3　在由计算机发出报告之前，为确保数据正确性，须经授权的审核人员对输入计算机的数据进行审核。

4.2.3.4　报告系统应提供可能会影响检验结果准确性的样本质量的备注（如乳糜血、溶血样品等），以及关于结果解释的备注。

4.2.3.5　实验室信息系统应有一套跟踪审核记录，对接触或修改过患者数据、控制文件或计算机程序的所有人员进行记录。

4.2.4　数据传输验证

4.2.4.1　数据传输验证的目的是保证数据传输的完整性和准确性，以防止数据在传输、存储以及处理过程中出现错误。

4.2.4.2　变更时需要验证的情况：新接入的仪器、新项目或其他新的信息系统接入

LIS，仪器软件故障或者重新安装后，LIS 系统数据传输方式变更，LIS 数据库升级或者维护后。

4.2.4.3　定期验证：通常是一年一次。验证对象为仪器与 LIS 之间，LIS 与医院其他系统之间（如体检系统，医生、护士工作站）。如果医院其他系统直接调用 LIS 程序而不存在数据传输的情况下，则不需要验证。

4.2.4.4　验证内容：医院信息系统医嘱项目传入 LIS 的一致性，LIS 项目下载至仪器的一致性，仪器结果传入至 LIS 的一致性，LIS 最终检验报告结果（包含参考区间/参考值）传输至医院其他系统（如体检系统）的一致性，仪器修正因子、计算公式的准确性。

4.2.4.5　验证人员：各个组长负责验证 LIS 项目下载至仪器的一致性，仪器结果传入至 LIS 的一致性，仪器修正因子、计算公式的准确性。信息系统管理员负责验证 LIS 最终检验报告结果（包含参考区间/参考值）传输至医院其他系统（如体检系统）的一致性。

4.2.4.6　验证原始记录：验证要保留原始数据。原始数据保留方式包括仪器打印的原始数据，仪器截屏或拍照，LIS 界面截屏或拍照，医院其他系统截屏或拍照，仪器原始数据的电子备份。

4.2.4.7　验证报告：验证最终要形成电子报告，并将验证的原始记录附在报告中。打印一份保存在档案中。

4.2.5　数据结果查询与储存备份

4.2.5.1　LIS 的数据（包括检验结果、生物参考区间、检验报告的报告备注、样品备注、技术备注）在既往至少 24 个月内，应该可以"在线"检索患者和实验室数据。

4.2.5.2　数据库数据的维护、存储和备份由实验室信息系统开发商和医院信息处处理。

4.2.6　实验室信息系统数据的修改、结果报告的重打印见《检验结果批准和发布程序》。

4.2.7　多个同样型号分析仪的数据维护

当使用多个同样型号的分析仪时，检测结果应可追溯回具体的检测仪器。这可由信息系统查询得到。

4.2.8　LIS 中的文件管理

对保存于计算机系统中的受控文件由检验科主任授权专人管理，在网络中发布同样要得到相应人员的批准。

4.2.9　传输范围控制

系统应该为仪器与 LIS 的接口设备的数据传输建立可接受的传输范围，当超过此范围时，结果不传输或有报警，检验人员必须查询仪器原始结果并处理。

4.3　软硬件维护

4.3.1　各组组长每年对计算机软硬件进行一次核查，保证其功能正常。负责日常保养，发现问题立即通知信息处维护人员进行处理，并记录。

4.3.2　在每次备份或恢复数据文件后对系统进行检查，以确保没有发生意外改变。

4.3.3　在计算机系统发生故障或对其进行停机维护时，要尽量减小对患者医疗护理服务的影响。必要时，对急需要发出的门诊和急诊报告，以手工方式发出临时报告，待系统恢复正常后,收回临时报告,再发出正式报告。

4.3.4 当计算机软硬件需要变更时,如计算机的更换、LIS 程序的增减等,应由相关负责人向专业组长提出,专业组长报网络信息系统管理小组,由其对所需变更进行评估后决定是否推荐变更。当需要变更时,信息系统管理员应上报检验科主任,由检验科主任审核批准后,如检验科信息系统管理员可以解决的由其解决,若解决不了的,上报医院设备处或 LIS 系统公司,由设备处或 LIS 公司按要求进行变更。这些变更的申请记录应在系统停用后保存至少两年。

4.3.5 在系统数据文件恢复后,应该验证系统的完整性(操作系统、应用软件和数据库)。必须检查计算机系统以确保没有发生可能会影响临床结果报告的变更。可通过评审计算机里具有代表性的患者报告,或者通过产生一些测试报告然后评审报告的有效性等方式进行验证。检验科主任对验证过程全程负责。不管数据中心是否在本地,当硬件或软件有故障时,所有为数据中心服务的设备都必须验证其系统完整性。

4.3.6 计算机错误信息处理

检验科每个工作日必须由专业组人员监测本组计算机系统性能和运行环境以及出现的错误信息,以确保数据贮存容量和系统的性能能够满足需求,可通过监测计算机贮存容量、网络系统和计算机反应时间以及系统资源利用的可接受阈值等来实现。计算机错误信息来源很多,包括系统错误、低磁盘空间警报、数据库错误、超出环境影响限度等。计算机错误信息通常预示着需要立即引起注意并采取措施。当出现异常情况时,应立即上报专业组长,若组内解决不了,上报信息系统管理员、信息处、LIS 公司专业技术人员等,请求支援解决,同时做好记录。

4.3.7 服务器备份

信息处备有另一套服务器,每天备份所有信息系统数据,以保证当有意外的破坏事件(如火灾、水灾)、软件破坏和(或)硬件破坏发生时,所有数据和服务可及时恢复,同时采取相应措施限制破坏事件的发展。

4.3.8 贮存数据的媒介的维护

当有贮存数据的媒介(如磁盘、光碟)时,应做适当的标记如"临床分子诊断组数据磁盘"等,同时贮存于档案室相应专业组的档案里,需要时,加锁或加密以保护其免受破坏和未经授权的使用。

4.3.9 端口的监控

网络设备应该可以显示哪台设备使用的是哪个特定端口,电线和端口应可被监控以便在网络故障时能够快速找到仪器、端口等相关设备。

4.4 检验科主任对计算机、LIS 的评估

检验科主任每十二个月应该对计算机、LIS 系统等进行评估,评估内容包括但不限于计算机软硬件与工作需求的符合性,信息系统操作的实用性,信息系统的功能包括常规使用、统计功能、行政管理、质控应用等功能,信息系统数据、患者信息传输的准确性以及风险评估等。必要时,需信息处、LIS 公司人员协助完成。当严重影响患者安全时,应及时处理乃至更换软硬件或信息系统。

4.5 LIS 系统的具体操作详见《临床实验室信息管理系统作业指导书》。

4.6 计划内与计划外停机维护与使用参见《信息系统应急处理程序》。

5　支持性文件

LAB-PF-***《文件编写与控制管理程序》

LAB-PF-***《网络信息系统应急处理程序》

LAB-PF-***《临床实验室信息管理系统作业指导书》

6　质量记录

表 11-1《实验室信息系统 / 计算机故障维修 / 停机维护记录表》

表 11-2《信息系统数据传输验证记录表》

表 11-3《计算机 / 信息系统每月维护检查表》

表 11-4《计算机 / 信息系统年度评估表》

表 11-1　实验室信息系统 / 计算机故障维修 / 停机维护记录表（20　年度）

使用部门：　　　　　　版本号：　　　　　　　　　　　表格编号：

故障 / 停机维护现象描述： 　　　　　　　　　　　　　　　　发现人：　　　　日期：
故障 / 停机维护原因分析： 　　　　　　　　　　　　　　　　责任人：　　　　日期：
故障 / 停机维护处理及处理结果： 　　　　　　　　　　　　　　处理人 / 经手人：　　　　日期：
验证方法及效果验证： 　　　　　　　　　　　　　　　　验证人：　　　　日期：
审核 / 批准意见： 　　　　　　　　　　　　　　审核 / 批准人：　　　　日期：

表 11-2　信息系统数据传输验证记录表（20　年度）

使用部门：　　　　　　版本号：　　　　　　　　　　表格编号：

标本号	项目名称	仪器（或医院信息系统系统）结果	LIS 结果	是否符合（Y/N）

验证结论：　　　　　　验证签名：　　　　　　　日期：

表 11-3　计算机 / 信息系统每月维护检查表（20　年度）

使用部门：　　　　　　　版本号：　　　　　　　　　表格编号：

维护内容								
电脑外观有无损坏，是否清洁								
运行环境 / 防水 / 防火检查								
内网硬件有无损坏 / 接口封条是否完好								
电脑系统是否运行良好								
是否安装违规软件 / 卸载工作软件								
电源是否安全、电压是否稳定								
电脑贮存容量 / 系统资源是否足够								
电脑电线是否正常且受保护								
电脑系统杀毒 / 系统重装维护								
电脑 / 仪器 /LIS 数据传输测试 / 清理								
电脑 / 仪器 /LIS 接口软件 / 设置备份								
维护检查日期								
签名								

表 11-4　计算机 / 信息系统年度评估表（20　年度）

使用部门：　　　　　　　版本号：　　　　　　　　　表格编号：

评估时间段：
评估内容： 1. 计算机软件是否符合要求，包括杀毒软件、防火墙等？ 2. 计算机硬件是否符合要求，包括硬盘空间、网络流量、系统资源利用等？ 3. 信息系统操作是否具可操作性？是否简单易行？ 4. 信息系统功能是否符合要求？包括日常使用、行政管理、统计、质控应用等。 5. 数据信息传输的准确性是否符合要求，是否有效？包括仪器与 LIS 系统数据传输的准确性、LIS 与电脑数据 / 患者信息传输的准确性、LIS 与医院信息系统数据 / 患者信息传输的准确性等。
评估结论：　　　　　　评估人：　　　　　　　　日期：
审核意见：　　　　　　检验科主任签名：　　　　日期：

附录 11-2　临床分子诊断实验室信息系统应急处理程序

1　目的

为保证当医院信息处或相关部门需要对硬件部分如网络线路、交换机、服务器等或应用程序更新进行非故障停机检修时，或当医院信息系统因各种故障原因造成停机或瘫痪时，能够保证检验科日常工作正常有序，确保及时向服务对象提供准确可靠的检测结果，特制定此程序。

2　范围

实验室工作计算机及网络信息系统。

3　职责

3.1　成立信息网络安全故障应急处理小组，由检验科主任负责检验科信息系统安全领导，检查督促各项安全措施的落实情况，指导制定网络非故障停机和故障停机应急预案并指挥本科室演练。

3.2　信息处负责计算机软硬件的安装、维护、升级、管理以及网络的安全及故障的维修。

3.3　LIS 开发者负责其软件各项功能的开发和完善，并协助信息处进行故障的维修。

3.4　检验科信息管理员具体负责网络信息系统应急预案的制订和实施。

3.5　各组组长负责本组网络信息系统应急处理，妥善处理各项工作，确保检验程序正常运行。

3.6　检测人员负责检测数据的采集、处理、记录，具体实施应急处理程序。

4　工作程序

4.1　信息系统非故障停机处理程序

4.1.1　非故障停机时间建议安排在零点左右，此时标本量少，容易处理。

4.1.2　门急诊、住院部各临床科室应准备各项检验申请单，以备信息系统非故障停机使用，手工开单时书写要求应符合规定。

4.1.3　非故障停机前各专业组进行演练，确保检验仪器能在无网络情况下正常工作和正常输出报告。

4.1.4　非故障停机期间处理措施

4.1.4.1　临床医生手工开单，门急诊患者先交费后检查，住院患者先检查后补收费。

4.1.4.2　送检标本必须使用信息系统非故障停机检验专用登记本详细记录患者信息、检验项目、送检时间并注明检验编号。

4.1.4.3　检验申请单、采样试管、仪器检验编号与登记本编号一致。

4.1.4.4　仪器自动检测项目改为单机模式检测，不能采用电脑输入结果时需先向临床医护人员电话报告检验结果，并在非故障停机检验专用登记本上登记。能够将检验结果输入电脑时需采用电脑打印报告。

4.1.4.5　及时将检验结果通过电话通知值班医生或主管医生。

4.1.5　非故障停机结束后处理措施

4.1.5.1　非故障停机结束后信息处应及时通知检验科人员，检验科人员及时恢复仪器接口通讯，确认网络正常运行后，恢复计算机操作，按正常检验流程进行标本检测。

4.1.5.2　值班的检验人员负责整理非故障停机检验专用登记本、原始数据单，并交由各专业组长安排专人于 24 小时内把患者信息、检验结果录入数据库，同时对住院患者补收费。

4.1.5.3 各专业组处理完毕后，把最后处理结果向质量负责人汇报，必要时向应急小组汇报。

4.1.5.4 质量负责人负责保存专用登记本，以备下次非故障停机时使用。

4.2 信息系统故障停机处理程序

4.2.1 故障停机应急预案的启动

4.2.1.1 根据发生网络故障时影响的业务范围、持续的时间等划分故障的等级。按照各专业组受影响的程度，以下检验业务为重点保障对象：门诊检验，急诊检验，标本不能长时间保存的检验等。根据卫生管理部门要求，应急预案应在网络发生故障15分钟内不能恢复的情况下立即启动。

4.2.1.2 各专业组发现网络故障应在第一时间向科室信息系统管理员和科主任汇报，科室信息系统管理员立即通知信息处网络人员迅速排查原因，若预计在15分钟内不能排除时，立即向科室信息网络安全故障应急处理小组汇报，下达科室应急预案的启动命令。

4.2.2 信息系统故障停机期间处理措施

4.2.2.1 信息系统故障停机发生在非正常上班期间，值班人员按非故障停机应急处理方案处理。

4.2.2.2 信息系统故障停机发生在正常上班期间，检验科应立即在门诊检验窗口张贴通知或通过其他方式，告知患者医院网络出现故障，并进行解释和维持秩序。

4.2.2.3 临床医生用手工开单，门急诊患者先交费后检查，住院患者先检查后补收费。

4.2.2.4 患者需要办理出院手续时，各专业组统计患者欠费项目、金额交标本接收组做好登记后通知临床科室。

4.2.2.5 各专业组根据信息系统网络故障应急流程对急诊标本和常规标本进行相应处理，争取所有报告及时、准确发出。

4.2.2.6 科室应急处理小组根据各专业组紧急程度，合理调度人员，保证急诊检验、门诊检验、标本不能长时间保存的检验在规定时间内发报告。

4.2.2.7 急诊检验结果和危急值结果及时通知临床医生。

4.2.2.8 常规批量标本不能按时检测的妥善保存，尽快检验。

4.2.2.9 检验科管理层根据情况派专人做好解释工作。

4.2.2.10 信息系统故障停机期间检验科应及时与信息处、医教处、护理部等相关科室沟通，协调解决与检验流程相关问题。

4.2.3 信息系统恢复后的处理措施

4.2.3.1 信息系统恢复后信息处应立即通知检验科应急处理小组，科室信息系统管理员协助恢复仪器接口通讯，确保检验科LIS与医院信息系统正常对接，系统正常运行。

4.2.3.2 各专业组恢复计算机操作，按原来正常检验流程进行标本检测。

4.2.3.3 各专业组安排专人补录在网络故障停机期间操作产生的各种信息，包括患者信息、检验结果，同时对住院患者补收费。

4.2.3.4 各专业组处理完毕后，及时整理记录，交质量负责人审核后报科主任，并及时交由文档管理员归档保存。

4.2.3.5 故障停机期间的标本特殊标记，妥善保存，以备复查。

4.2.3.6 检验科应急处理小组总结经验教训，制定整改措施。

5 支持性文件

LAB-PF-***《记录控制和管理程序》

LAB-PF-***《实验室信息管理程序》

附录 11-3 测序技术软件选择和
数据比对分析相关指南汇总

该附录汇总了国内一些指南及专家共识针对测序软件的选择和数据比对分析的意见和建议，还列举了一些面向公众开放的 NGS 数据分析软件包。

一、《测序技术的个体化医学检测应用技术指南（试行）》

1. Sanger 测序软件选择 因为 Sanger 测序是一个有广泛基础的成熟技术，有许多高质量商业软件包可用于序列数据的展示和检验。这些软件可以从仪器制造商和第三方获得。它们最显著的差异在于可用性功能（例如，数据显示，操作的易用性和类型，文件存储和检索，以及自动处理）。值得注意一个差异在于识别混合碱基所用的算法。其对高质量的，均衡的数据，这通常不是一个问题，但对于低质量的数据区域会有不同的结果。也存在为特定应用而设计的程序包（例如，HLA 分型或病毒抗性分型），增强了其与应用直接相关的功能。这里建议实验室确认软件包提供的功能符合实验室的工作流程，应用于临床检验结果分析的软件设置要进行性能验证。

2. NGS 测序软件选择 实验室应考虑他们的特定需求和资源，以选择分析软件。现有许多种开源的公开可用软件和商业软件可用于 NGS 数据分析。大多数制造商会提供与仪器配套的完整分析套件，这些程序可用性较高，因为他们针对仪器进行了优化。制造商也适应开源软件和格式，使其更容易整合可替代的相关开源软件。开源软件比大多数商业软件包可提供更高的定制程度；然而，这些开源软件的实现可能需要实验室现有条件之外的专业的信息技术和计算资源。另外，许多软件包可能需要扫描 NGS 的变异图谱，特别是结构的变化，包括插入、缺失和易位。然而，软件的新的分支或可替代软件包，需要更多的生物信息学支持，质量控制和维护。现有大量的公共软件包，可以替代或增强制造商软件算法的结果。这里提供了部分程序清单，但这个名单在不断扩大，希望深入研究生物信息学分析的用户应该查阅最新文献，联系开发者，并为包括提升特定临床应用在内的复杂提升做好准备。根据详细的 RNA-seq 流程，使不同的组件协同工作是很正常的。一个典型的情况可能是，制造商提供的变异检测算法存在一些不足，但不是没有。例如，对 CNV 或微卫星的发现和基因分型可能是不充分的，需要一个额外的算法来增强数据的结果。

选择一个数据分析软件包时，需要考虑的一般要点包括：

（1）文档和程序是否有很好的维护？

（2）输入/输出的数据类型是否常见？

（3）程序是否使用可接受的数据存储和传输的方法？

（4）程序是否提供了一个测试集，可以用于校准输出？

（5）程序和文档示例与预期使用情况是否密切相关？

（6）程序安装和连接其他程序的难度如何？

（7）程序是否依赖于其他需要集成到以流程中的组件，这些组件与其他组件是否存在冲突？

（8）流程中每个安装的程序，或者需要取代的程序，通常有许多数量和使用示例需要进行评估；然而，应该认识到整个流程也需要重新评价。

（9）是否存在该程序与同类程序中其他程序比较的评价或校准？

3. NGS测序下游的信息分析和测序数据管理 要完成NGS平台下游的信息分析工作，需要配备强有力的信息技术平台，包括强大的数据储存和运算能力的计算设备，并满足空间环境、网络信息存取等要求。另外还需考虑，在检测完成之后，实验室长期保留原始数据是质量管理过程中的重要一环；因为目前对于能否仅保存变异列表文件（如VCF）还有争议，因为在信息分析流程或参考基因组序列改变时，只有保留原始数据才可能重新进行信息分析。如果VCF文件之外，同时保留包含质量信息和比对文件。

NGS数据的比对和分析需要大量的计算基础设施。可以与已知的参考序列进行比对；或者在无参考序列情况下，将读段连接在一起形成大的叠连群，即从头测序。当存在已知的高质量参考序列式，一般应采用与参考序列比对的方法，因为从头方法计算更复杂并有更高错误率。NGS产生的文件都比较大。例如，一个未压缩的30倍覆盖的全基因组测序结果约有500GB的数据。200倍覆盖的外显子测序通常需要50GB的磁盘空间。这种大文件的分析不仅需要足够的磁盘空间，而且要求更多的计算机内存（RAM）。用户在评估NGS的计算需求时应意识到这些问题。

二、《临床分子病理实验室二代基因测序检测专家共识》（《临床分子病理实验室二代基因测序检测专家共识》编写组，中华病理学杂志，2017）

1. NGS数据的信息分析可分为两个主要步骤：一是对测序数据进行质控分析及过滤。二是对通过质控的序列进行变异位点鉴定分析并注释。所用各种生物信息分析软件，都要通过适量标准品测序数据进行验证，证明所用软件及参数可达到临床报告的要求。

2. NGS生物信息分析流程的质量管理包括以下方面：

（1）NGS数据存储：实验室需要在生物信息分析过程中对原始数据及最后的结果数据进行标准化存储，并要保存相应的年限以备检查。

（2）版本可追溯性：每份病例数据分析报告中，生物信息数据分析流程所涉及软件、算法、参数及数据库的版本必须可溯源。

（3）异常记录：实验室需要建立一个异常记录文档，用来记录偏离NGS生物信息分析标准分析流程的检测。

3. NGS数据有如下要求

（1）NGS数据存储格式标准为了规范和管理各类数据，各个实验室需按照编号进行数据管理，所有数据按照国际标准格式进行存储。必须建立本地变异数据库（用于检验变异真实性）。

（2）NGS 数据存储传输及共享安全标准实验室需要制定规章制度以确认测序数据在内部、外部存储及传输过程中的安全性和机密性。正常人群的变异数据应该共享。

三、面向公众开放的 NGS 数据分析软件包

1. 短读段映射 短读段映射（short read mapping）相关软件及网址如下：

（1）Bowtie（http：//bowtie.cbcb.umd.edu）

（2）BWA（http：//bio-bwa.sourceforge.net/）

（3）SOAPaligner/soap2（http：//soap.genomics.org.cn/soapaligner.html）

（4）Maq（http：//maq.sourceforge.net/）

（5）RMAP（http：//rulai.cshl.edu/rmap/）

（6）SeqMap（http：//www-personal.umich.edu/jianghui/seqmap/）

（7）SHRiMP（http：//compbio.cs.toronto.edu/shrimp/）

（8）SSAHA2（http：//www.sanger.ac.uk/resources/software/ssaha2/）

（9）SNAP（http：//snap.cs.berkeley.edu/）nk

2. 变异识别 变异识别（variation call）相关软件及网址如下：

（1）Cortex（http：//cortexassembler.sourceforge.net/）

（2）SNVMIx（http：//compbio.bccrc.ca/software/snvmix/）

（3）ExomeCNV

（https：//secure.genome.ucla.edu/index.php/ExomeCNV_User_Guide）

（4）GATK（http：//www.broadinstitute.org/gatk/）

（5）SAMtools Pileup（http：//samtools.sourceforge.net/pileup.shtml）

（6）STRiP

（http：//www.broadinstitute.org/gatk/guide/topic？ name=third-party-tools）

（7）BreakDancer（http：//gmt.genome.wustl.edu/breakdancer/1.2/index.html）

（8）TIGRA-SV

（http：//gmt.genome.wustl.edu/tigra-sv/0.1/index.html）

3. 注释分析 注释分析（annotation analysis）相关软件及网址如下：

（1）idb2.R（http：//compbio.charite.de/contao/index.php/ibd2.html）

（2）Genome MuSiC

（http：//gmt.genome.wustl.edu/2012/04/27/genome_music_0.3_released.html）

（3）mutationSeq（http：//compbio.bccrc.ca/software/mutationseq/）

（4）SnpEff（http：//snpeff.sourceforge.net/）

（5）SomaticSniper（http：//gmt.genome.wustl.edu/somatic-sniper/current/）

4. 剪切位点检测 剪切位点检测（splice junction detection）相关软件及网址如下：

（1）HMMSplicer（http：//derisilab.ucsf.edu/index.php？ software=105）

（2）MapSplice（http：//www.netlab.uky.edu/p/bioinfo/MapSplice）

（3）SOAPsplice（http：//soap.genomics.org.cn/soapsplice.html）

（4）SpliceMap（http：//www.stanford.edu/group/wonglab/SpliceMap/）

（5）Supersplat（http：//mocklerlab.org/tools/1）

（6）TopHat（http：//tophat.cbcb.umd.edu/）

5. 可变剪切的表达定量　可变剪切的表达定量（isoform expression quantification）相关软件及网址如下：

（1）ALEXA-Seq（http：//www.alexaplatform.org/alexa_seq/index.htm）

（2）Cufflinks（http：//cufflinks.cbcb.umd.edu/）

（徐建华　王丽娜）

第十二章 临床分子生物学检验不符合项

本章不符合项和观察项主要来源于中国合格评定国家认可委员会（CNAS）派出的评审组对国内医学实验室的评审结果，从中选出典型案例，通过对典型的规范性不符合项案例、规范性观察项案例以及不规范不符合项案例的分析，给实验室作为参考。为实验室自我识别问题并整改提供帮助，同时总结经验、举一反三改进工作，也为评审员和技术专家准确理解条款、规范不符合项描述、把握评审标准和尺度、掌握评审方法提供帮助。为了符合 CNAS 的保密要求，文中所涉及的实验室、人员、文件名称等均删去或以 ** 代替。

在每一节的不规范不符合项案例分析中，若不规范不符合项存在的问题是"判断结论不准确"，则"正确对应条款"用"N/A"表示；若是"条款应用不恰当"，则"原始对应条款"是该不符合项开具时对应的原始条款，"正确对应条款"则是修正后的正确对应条款。其他若有不适合的内容，则用"N/A"表示，如不符合项存在的问题如"判断结论不准确"，则"正确对应条款"、"规范性描述"和"整改内容提示"用"N/A"表示。

第一节　不符合项定义与分级

一、术语和定义

1. 不符合项定义　按照 CNAS-GL008：2018《实验室认可评审不符合项分级指南》，不符合项指实验室的管理或技术活动不满足要求。"要求"指 CNAS 发布的认可要求文件，包括认可规则、认可准则、认可说明和认可方案中规定的相关要求，以及实验室自身管理体系和相应检测或校准方法中规定的要求。在描述不符合项时应给出充分的证据，以确保可追溯性，应客观地说明发现的问题。

不符合项通常包括（但不限于）以下几种类型：①缺乏必要的资源，如设备、人力、设施等；②未实施有效的质量控制程序；③测量溯源性不满足相关要求；④人员能力不足以胜任所承担的工作；⑤操作程序，包括检测或校准的方法，缺乏技术有效性；⑥实验室管理体系文件不满足 CNAS 认可要求；⑦实验室运作不满足其自身文件要求；⑧实验室未定期接受监督评审、未缴纳费用等。

2. 观察项定义　指对实验室运作的某个环节提出需关注或改进的建议。

观察项通常包括以下几种类型：①实验室的某些规定或采取的措施可能导致相关的质量活动达不到预期效果，但尚无证据表明不符合情况已发生；②评审组对实验室管理体系的运作已产生疑问，但在现场评审期间由于客观原因无法进一步核实，对是否构成不符合不能作出准确的判断；③现场评审中发现实验室的工作不符合相关法律法规（例如环境保护法、职业健康安全法等）要求；④对实验室提出的改进建议。

二、不符合的分级及分类

1. 根据不符合项对实验室能力和管理体系运作的影响，CNAS 将不符合项分为严重不符合项和一般不符合项。

（1）严重不符合项：影响实验室诚信或显著影响技术能力、检测或校准结果准确性和可靠性，以及管理体系有效运作的不符合。严重不符合项可能导致现场跟踪验证、暂停、不予认可或撤销实验室的认可资格或相关检测或校准项目。严重不符合项往往与实验室的诚信和技术能力有关。例如：

实验室提交的申请资料不真实，如未如实申报工作人员、检测或校准经历、设施或设备情况等；评审中发现实验室提供的记录不真实或不能提供原始记录；实验室原始记录与报告不符，有篡改数据嫌疑；实验室不做试验直接出报告；实验室在能力验证活动中串通结果，提交的结果与原始记录不符，或不能提供结果的原始记录；人员能力不足以承担申请认可的检测或校准活动；实验室没有相应的关键设备或设施；实验室对检测或校准活动未实施有效的质量控制；实验室管理体系某些环节失效；实验室故意违反 CNAS 认可要求，如超范围使用认可标识，涉及的报告数量较大；实验室在申请和接受评审活动中存在不诚信行为；实验室发生重大变化不及时通知 CNAS，如法人、组织机构、地址、关键技术人员等变动。

（2）一般不符合项：偶发的、独立的对检测或校准结果、质量管理体系有效运作没有严重影响的不符合项。如果一般不符合项反复发生，则可能上升为严重不符合项。

在实验室认可评审中经常发现一般不符合项，如：设备未按期校准；试剂或标准物质已过有效期；对内审中发现的不符合项采取的纠正措施未经验证；检测或校准活动中某些环节操作不当；原始记录信息不完整，无法再现原有试验过程等。

2. 在实验室内部审核中，通常按照性质把不符合项分为三类：

（1）体系性不符合项（文－标不符）：体系性不符合是指制定的质量管理体系文件与有关法律法规、认可准则、合同等的要求不符。

（2）实施性不符合项（文－实不符）：实施性不符合是指未按文件规定实施。

（3）效果性不符合项（实－效不符）：质量管理体系文件虽然符合认可准则或其他文件要求，但未能实现预期目标。文件规定不完善、原因分析不到位等都会导致效果性不符合。

还有一类问题虽未构成不符合，但证据不足或有发展成不符合的趋势。这类问题可作为"观察项"向受审方提出，以引起重视并作出风险评估，决定是否需要导出相应的预防措施。

第二节 不符合项的提出与处理

一、不符合项的提出

1. CNAS 评审组可在文件评审、现场评审中提出不符合项，并分析其对实验室能力和管理体系有效运作的影响，评估其严重程度，以作出合理的认可推荐意见。在描述不符合项时应给出充分的证据，以确保可追溯性；应客观地说明发现的问题，不可带有主观的推测；对事实的描述应为不符合项分级提供足够的信息。

注：以上对不符合项的描述要求也适用于观察项。

2. 当评审组无法判定评审发现是否为严重不符合项时，评审组应将发现的事实提交评审主管，获得评审主管的指导。

3. 当评审主管认为评审组对认可推荐意见不准确时，评审主管经与评审组和实验室核实后，有权重新作出认可推荐意见，并通报实验室和评审组长。

二、CNAS 对不符合项的处理措施

1. 初评

（1）对严重不符合项的处理措施：如果评审组发现严重不符合项时，评审组可根据评审总体发现作出以下推荐意见：

1）现场跟踪验证。

2）不推荐认可相关检测或校准项目。

3）不推荐认可。

如果评审中发现实验室存在诚信问题，评审组应于评审后立即将评审报告提交 CNAS 秘书处。

（2）对一般不符合项的处理措施：实验室应在 3 个月内采取纠正措施并完成纠正。

2. 监督或复评审

（1）对严重不符合项的处理措施：如果评审组判定不符合项构成严重不符合项时，评审组可根据评审总体情况作出以下推荐意见：

1）限期实验室在 1 个月内采取纠正措施并完成纠正，并进行现场跟踪验证。

2）暂停或撤销相关检测或校准项目。

3）暂停或撤销认可资格。

对暂停或撤销部分认可项目或认可资格的推荐意见，评审组应在评审后立即将此信息通报 CNAS 秘书处。

（2）对一般不符合项的处理措施：对于一般不符合项，CNAS 要求实验室在 2 个月内完成整改。

如果实验室未在规定的期限内完成整改，评审组应在评审报告中说明此情况，建议暂停对该机构的认可或部分能力的认可，直至其完成纠正措施并验证有效性。

三、实验室对不符合项整改的基本要求

对于评审员开具的不符合项，经实验室确认后，实验室可按立即纠正、原因分析、采取纠正措施以及纠正措施有效性的验证等步骤整改。

1. 实验室整改的基本步骤可包括：

（1）立即将发现的不良现象加以控制或消除。

（2）举一反三，排查其他地方是否存在类似问题，一并纠正。

（3）调查分析产生问题的原因。

（4）针对原因提出纠正措施。

（5）彻底付诸实施，控制纠正措施的执行情况。

（6）验证纠正措施的有效性。

2. 对不符合项进行整改时，应注意以下几个方面：

（1）一般只针对所提出的不符合项进行，但若有其他问题也应指出。

（2）原因是否彻底分析清楚，是否抓住要害。

（3）实施过程中有无困难，是否需要其他部门配合和支持。

（4）涉及文件更改、体系调整的是否已有效执行。

（5）是否在要求的时限内完成。

（6）最终的效果如何（要重新抽样检查确认）。

（7）有无必要记录，记录控制得如何。

（8）没有完成或无法完成的项目要提交实验室管理者进行决策。

第三节　临床分子诊断规范性
不符合项案例分析

一、总则

本节列举了临床分子诊断规范性不符合项案例、所对应条款及关于整改内容的分析，供实验室对照参考。

二、规范性不符合项示例

案例 1

［不符合项描述］实验室未能提供 2016 年 4 月 HBV DNA 室内质控结果的记录。

［不符合条款］CNAS-CL02：4.13 k。

［条款要求］实验室记录包括质量控制记录。

［整改内容提示］记录应包括室内质控记录，实验室必须及时记录。应在对影响检验质量的每一项活动产生结果的同时进行记录。

案例 2

［不符合项描述］HBV DNA 检测试剂盒中的阳性对照、标准品放置在试剂准备区；2017 年 11 月 17 日安排的现场试验中，跟踪观察见操作人员区域界定不清，如将未使用完

的试剂盒从标本制备区又放回试剂准备区，各工作区的工作服放置在同一房间。

［不符合条款］CNAS-CL02：5.2.6。

［条款要求］相邻实验室部门之间如有不相容的业务活动，应有效分隔。在检验程序可产生危害，或不隔离可能影响工作时，应制定程序防止交叉污染。

［整改内容提示］检验过程存在危险物质，如分枝杆菌、放射性核素；未隔离将会影响工作，如扩增核酸；需要安静且不受干扰的工作环境，如细胞病理学筛检过程；需要控制工作环境条件，如大型计算机系统。整改过程可有如下步骤：①评估违规操作后给实验带来的污染风险，从而评估对已发报告的影响；②完善基因扩增工作流程 SOP，避免再次发生类似问题；③对人员进行培训考核，并定期评估其能力。

案例 3

［不符合项描述］实验室仪器校准未向制造商索取校准程序，厂方提供的报告未覆盖全部主要参数，如基因室 ABI7500（仪器编号：＊＊）2018 年的校准报表无荧光本底数据。

［不符合条款］CNAS-CL02：5.3.1.4。

［条款要求］实验室应制定文件化程序，对直接或间接影响检验结果的设备进行校准，内容包括使用条件和制造商的使用说明、定期验证要求的测量准确度和测量系统功能等。

［整改内容提示］①完善仪器校准 SOP 内容，应包括所有校准参数的记录，如光路系统校准中包括目标区校正、背景校正和纯荧光校正；②仪器校准应有实验室工作人员陪同并进行相关条件检查；③检查其他仪器是否有类似问题，如果有的话，一并整改。

案例 4

［不符合项描述］ABI7500 荧光定量 PCR 仪（仪器编号：＊＊）汞灯已使用超过 2000 小时，未按《ABI7500 荧光定量 PCR 仪操作规程》（文件编号：＊＊）要求进行更换。

［不符合条款］CNAS-CL02：5.3.1.5。

［条款要求］实验室应制定文件化的预防性维护程序，该程序至少应遵循制造商说明书的要求。

［整改内容提示］实验室的设备维护计划应该按照仪器说明书的建议建立要求，并定期进行维护。当未能按照厂家要求进行维护或者更换相关的关键部件，实验室应该验证其有效性，并记录。

案例 5

［不符合项描述］2018 年 6 月 2 日实验室报告编号 001 荧光定量 PCR 仪在进行 HBV 核酸检测时发生故障，工程师维修后重新校准验证，但实验室无校准验证记录。

［不符合条款］CNAS-CL02：5.3.1.5。

［条款要求］设备故障修复后，应首先分析故障原因，如果设备故障影响了方法学性能，可通过以下合适的方式进行相关的检测、验证：①可校准的项目实施校准验证，必要时，实施校准；②质控物检测结果在允许范围内；③与其他仪器的检测结果比较；④使用留样再测结果进行判断。

［整改内容提示］实验室仪器发生故障后，当更换了关键部件后，应重新校准，并通过合适的方式如校准验证、检测质控品、比对试验、留样再测等验证其性能的可接受性，并保存记录。

案例 6

［不符合项描述］HBV 核酸检测试剂无批间比对程序及记录。

［不符合条款］CNAS-CL02：5.3.2.3。

［条款要求］每当试剂盒的试剂组分或试验过程改变，或使用新批号或新货运号的试剂盒之前，应进行性能验证。

［整改内容提示］HBV 核酸检测试剂等分子检测试剂批间差异有可能较大，应建立批间比对程序，批号改变时，应做批间比对。新批号试剂和（或）新到同批号试剂应与之前或现在放置于设备中的旧批号、旧试剂平行检测以保证患者结果的一致性。用于定性检验的试剂，选择阴性和弱阳性的样品进行试剂批号比对；用于定量检验的试剂，验证方法和要求参照 CNAS-CL02-A009：2018 附录 A.6。不同批号、相同批号不同试剂盒、同一试剂盒内的不同组分不应混用，如果混用则实验室应提供混用的方法及确认程序和结果。

案例 7

［不符合项描述］现场评审发现分子病理诊断标本无唯一性标识。

［不符合条款］CNAS-CL02-A008：5.4.4.3。

［条款要求］样品容器应至少有两种标识（例如，患者姓名和另一种标识信息）。送检标本应至少有一种标识（不能单独使用患者姓名作为标识），两种更佳，实验室接收后在送检标本上所作的新标识不应毁去标本原有的标识。每个标本及每个容器均应分别标识。对样品容器和标本的标识方法应文件化。

［整改内容提示］实验室应该制定程序，说明如何对分子病理标本进行标识。样品容器应至少有两种标识（例如，患者姓名和另一种标识信息）。送检标本应至少有一种标识（不能单独使用患者姓名作为标识），两种更佳，实验室接收后在送检标本上所作的新标识不应毁去标本原有的标识。每个标本及每个容器均应分别标识。对样品容器和标本的标识方法应文件化。

此外由临床医师或组织/细胞病理人员进行的细胞学样品采集，应记录采集者的姓名、科室/单位、采集过程和采集日期，对于有特殊要求的检查（例如需进行雌孕激素受体免疫组化检测的样品）应记录采集及固定时间；采集过程记录除操作过程、患者情况外，应包括对所采集样品的性状和数量的描写。

案例 8

［不符合项描述］在现场观察 PCR 室采用扩增方法检测 HBV 等感染性项目时，操作人员不能提供分管后追溯原始样本的文件化规定和编码规则的依据。

［不符合条款］CNAS-CL02：5.4.6。

［条款要求］取自原始样品的部分样品应可追溯至最初的原始样品。

［整改内容提示］实验室应在原始样本与分管后的样品试管上标识唯一性标识，以防止混淆标本。

案例 9

［不符合项描述］HBV 核酸检测项目性能验证未按检测试剂说明书提示的性能指标及标准进行验证。

［不符合条款］CNAS-CL02：5.5.1.2。

［条款要求］实验室应从制造商或方法开发者获得相关信息，以确定检验程序的性能特征。实验室进行的独立验证，应通过获取客观证据（以性能特征形式）证实检验程序的性能与其声明相符。

［整改内容提示］对于分子检测性能指标的验证，检验方法和程序的分析性能验证内容应参考试剂盒说明书上明确标示的性能标准进行验证。

案例 10

［不符合项描述］HPV 核酸检测项目用于检测患者标本前未做测定下限验证。

［不符合条款］CNAS-CL02-A009：5.5.1.2。

［条款要求］定性检测项目验证内容至少应包括测定下限、特异性、准确度（方法学比较或与"金标准"比较）、抗干扰能力等。

［整改内容提示］定性检测项目验证内容至少应包括下限、特异性、准确度（方法学比较或与"金标准"比较）、抗干扰能力等。定量检测方法和程序的分析性能验证内容至少应包括精密度、正确度、线性、测量和（或）可报告范围、抗干扰能力等。

案例 11

［不符合项描述］2018 年 10 月 6 日 HBV 核酸检测项目在进行 PCR 扩增时，未按 SOP 的扩增程序运行，实验室不能提供证实所用扩增程序适合预期用途的证据。

［不符合条款］CNAS-CL02：5.5.1.3。

［条款要求］当对确认过的检验程序进行变更时，应将改变所引起的影响文件化，适当时，应重新进行确认。

［整改内容提示］如果使用了改变过的程序，则应该确认其程序符合要求。如果使用配套系统，则应验证其性能，包括正确度，精密度，可报告范围。如果改变了检验程序，使用非配套系统，则应该验证其正确度、精密度、可报告范围、分析干扰和参考区间，必要时，还应验证其灵敏度等。

案例 12

［不符合项描述］2018 年 10 月实验室在进行 HBV 核酸定量检测时仅使用一个浓度水平的室内质控物。

［不符合条款］CNAS-CL02-A009：5.6.2.1。

［条款要求］定量检测项目，每次实验应设置阴性、弱阳性和阳性质控物。

［整改内容提示］定量检测项目，每次实验应设置阴性、弱阳性和阳性质控物。定性检测项目，每次实验应设置阴性、弱阳性和（或）阳性质控物。如为基因突变、基因多态性或基因型检测，则应包括最能反映检测情况的突变或基因型样品，每批检测的质控至少应有一种基因突变或基因型。

案例 13

［不符合项描述］分子诊断组参加国家卫生和计划生育委员会临床检验中心的 2016 年

室间质评分析中，质控物 1023 和 1012 号标本的 HPV 项目失控（应为阳性，报告为阴性），没有针对失控原因采取适当的纠正措施。

［不符合条款］CNAS–CL02：5.6.3.1。

［条款要求］实验室应参加适于相关检验和检验结果解释的实验室间比对计划（如外部质量评价计划或能力验证计划）。实验室应监控实验室间比对计划的结果，当不符合预定的评价标准时，应实施纠正措施。注：实验室宜参加满足 GB/T 27043（ISO/IEC 17043）相关要求的实验室间比对计划。

［整改内容提示］实验室应该制定室间质评程序，包括如何进行室间质评标本的检测，结果的回报，以及不合格结果的原因分析及纠正措施等，需要时，还应对合格的结果进行趋势性分析。

案例 14

［不符合项描述］未能提供 PCR 实验室信息管理系统检验数据备份和数据传输准确性验证程序及记录。

［不符合条款］CNAS–CL02：5.10.3。

［条款要求］用于收集、处理、记录、报告、存储或检索检验数据和信息的系统应：

（1）在引入前，经过供应商确认以及实验室的运行验证；在使用前，系统的任何变化均获得授权、文件化并经验证；

注：适用时，确认和验证包括：实验室信息系统和其他系统，如实验室设备、医院患者管理系统及基层医疗系统之间的接口正常运行。

（2）文件化；包括系统每天运行情况的文档可被授权用户方便获取；

（3）防止非授权者访问；

（4）安全保护以防止篡改或丢失数据；

（5）在符合供应商规定的环境下操作，或对于非计算机系统，提供保护人工记录和转录准确性的条件；

（6）进行维护以保证数据和信息完整，并包括系统失效的记录和适当的应急和纠正措施；

（7）符合国家或国际有关数据保护的要求。

实验室应验证外部信息系统从实验室直接接收的电子及相关硬拷贝（如计算机系统、传真机、电子邮件、网站和个人网络设备）的检验结果、相关信息和注释的正确性。当开展新的检验项目或应用新的自动化注释时，实验室应验证从实验室直接接收信息的外部信息系统再现这些变化的正确性。

［整改内容提示］PCR 实验室等其他实验室均应制定信息系统程序，内容包括如何备份数据，什么时候备份，以及数据传输准确性的验证，如仪器到 LIS、LIS 到医院信息系统等各个环节的验证，定期进行验证并记录。

第四节 临床分子诊断不规范 不符合项案例分析

一、总则

在医学实验室评审中，由于医学实验室认可起步比较晚，评审员对认可准则的理解不透彻或经验不足等原因，导致评审开具的不符合项和观察项等有不规范的现象。

本节列举了临床分子诊断不规范性不符合项案例的分析，给实验室在实际工作中参考。这些不规范不符合项，有些是事实描述不清，文中给出了规范性的描述及整改提示；有些是条款应用不恰当，文中给出了应正确对应的条款及整改提示；有些则不属于不符合项，实验室在工作过程中注意持续满足相关要求即可。

二、不规范不符合项归类

不规范不符合项存在的问题主要有如下情况：评审员主观要求；描述不简洁；概括性描述，无客观事实；描述不准确；事实不明确；证据不充分；依据不准确；证据不客观；判断结论不准确（应为观察项，判断为不符合项）；多条款要求，应拆分；不是最小条款；语句不通顺；事实描述不清楚；事实描述逻辑不清楚；不可追溯；直接引用准则条款；直接引用准则要求；事实描述中增加要求；只描述要求，无不符合项事实；描述中出现假设情况；专业判断不正确；替实验室找原因；其他。

我们可把这些情况大致归纳为以下六类：

1. 未描述客观事实直接叙述结论、引用条款或提出要求，未描述现场相关发现。

2. 事实描述不清缺乏对现场发现的客观描述，事实要点（5W+1H）不完整、语言表达不顺畅、逻辑不清楚，造成无法追溯。

3. 事实描述不简洁对现场发现描述不够精练，核心事实不突出；额外增加分析、总结等内容。

4. 判断依据不客观未严格依据准则及相关领域应用指南进行判断，主观引用国际/国内标准、业内书籍及其他非强制标准作为证据，或仅根据个人经验进行判断。

5. 判断结论不准确对准则理解不够深入，尺度掌握不佳，造成错误判定不符合项，或观察项判定为不符合项（如"宜"条款）；另外，将法规要求与准则混淆。

6. 条款应用不恰当应用条款不准确或同时应用多个条款。

三、不规范性不符合项示例

案例1

［原始描述］查2018年11月1日荧光定量PCR仪（仪器编号：**）的检测数据传输至LIS后进行了修改，未提供授权证明。

［存在问题］条款应用不恰当。

［原始对应条款］CNAS-CL02：4.13。

［正确对应条款］CNAS-CL02：5.10.2。

［条款要求］实验室应确保规定信息系统管理的职责和权限，包括可能对患者医疗产生影响的信息系统的维护和修改。实验室应规定所有使用系统人员的职责和权限，特别是从事以下活动的人员：①访问患者的数据和信息；②输入患者数据和检验结果；③修改患者数据或检验结果；④授权发布检验结果和报告。

［案例分析］本案例是关于信息系统信息修改的授权问题，而不是记录的内容。

［整改内容提示］计算机和 LIS 应该对各个权限进行规定并授权，如修改数据、查询结果、修改账单、安装软件、修改程序等。授权可在个人技术档案中体现，也可在信息系统中规定，方式可多种多样。

案例 2

［原始描述］实验室沈 ** 从事荧光定量 PCR 仪（仪器编号：**）操作及报告单审核、报告，未能提供 PCR 专业培训记录及 PCR 仪操作的授权。

［存在问题］条款应用不恰当。

［原始对应条款］CNAS-CL02：5.1.5。

［正确对应条款］CNAS-CL02：5.3.1.3。

［条款要求］设备应始终由经过培训的授权人员操作。

［案例分析］5.1.5 是要求实验室应为工作人员提供培训以及需要培训的内容，而该不符合项是要求提供人员培训和授权等记录。应归入 5.3.1.3。

［整改内容提示］实验室的关键设备应始终由经过培训的授权人员操作。实验室还应对关键仪器的操作以及信息系统的权限进行授权。

案例 3

［原始描述］PCR 实验室冰箱冷冻室储存质控品和阳性标本，但无监控记录。

［存在问题］事实描述不清。

［对应条款］CNAS-CL02：5.2.6。

［条款要求］有相关的规定要求，或可能影响样品、结果质量和（或）员工健康时，实验室应监测、控制和记录环境条件。应关注与开展活动相适宜的光、无菌、灰尘、有毒有害气体、电磁干扰、辐射、湿度、电力供应、温度、声音、振动水平和工作流程等条件，以确保这些因素不会使结果无效或对所要求的检验质量产生不利影响。

［案例分析］描述中提及的设备应有唯一性标识。

［规范性描述］实验室未能提供用于储存质控品和阳性标本 HBV DNA 的冰箱冷冻室（仪器编号：**）的监控记录。

［整改内容提示］储存标本的冰箱应实时记录温度，即使是检验后的标本，为了复核或者复查，仍要记录温度。

案例 4

［原始描述］PCR 实验室对 HBV DNA 阳性标本检测后保存无专人严格管理，存在安全隐患。

［存在问题］判断结论不准确。

［对应条款］CNAS-CL02：5.7.2。

［条款要求］实验室应制定文件化程序对临床样品进行识别、收集、保留、检索、访问、储存、维护和安全处置。

［案例分析］不一定需要专人管理，建议开观察项。

［整改内容提示］对检测后的感染性血清学阳性标本应妥善保存，应保存于符合要求的冰箱里，最好设置专人严格管理，防止标本丢失。

案例 5

［原始描述］PCR 仪未有备用仪器。

［存在问题］判断结论不准确。

［对应条款］CNAS–CL02：5.3.1.1。

［条款要求］实验室应配备其提供服务所需的全部设备（包括样品采集、样品准备、样品处理、检验和储存）。

［案例分析］准则中未规定每台设备需配备备用机，该不符合项证据不充分，是评审员超准则要求。

案例 6

［原始描述］PCR 仪（编号 **）无 2017 年校验报告。

［存在问题］条款应用不恰当。

［原始对应条款］CNAS–CL02：5.3.1.5。

［正确对应条款］CNAS–CL02：5.3.1.4。

［条款要求］要求设备应定期进行校准。

［案例分析］该不符合项是校准问题，而不是维护保养。

［整改内容提示］PCR 仪等仪器的校准应该遵照厂家建议或者相关行业标准进行校准。

案例 7

［原始描述］PCR 检测项目质控品分装后缺少信息，如：未有记录分装人签字；同样情况自配试剂（如次氯酸钠、75% 酒精）标识信息量不足，如：配制人、配制日期、有效期等。

［存在问题］条款应用不恰当。

［原始对应条款］CNAS–CL02：5.3.2.4。

［正确对应条款］CNAS–CL02：5.3.2.7。

［条款要求］应保存影响检验性能的每一试剂和耗材的记录。

［案例分析］5.3.2.4 是库存系统的要求问题，但该不符合项是试剂的分装信息的记录问题。

［整改内容提示］实验室应制定程序规定试剂的使用记录和分装记录。试剂应记录分装人员、到货时间、投入使用时间等信息，自配试剂还应有配制人、试剂成分和名称、配制日期、有效期、贮存要求等信息。

案例 8

［原始描述］PCR 仪（仪器编号：**）仪器操作 SOP 文件未按实际工作流程编写，照抄了厂方的程序。

［存在问题］判断结论不准确。

［原始对应条款］CNAS–CL02：5.5.3。

［条款要求］检验程序应文件化，并应用实验室员工通常理解的语言书写，且在适

当的地点可以获取。任何简要形式文件（如卡片文件或类似应用的系统）的内容应与文件化程序对应。只要有程序文件的全文供参考，工作台处可使用用作快速参考程序的作业指导书、卡片文件或总结关键信息的类似系统。检验程序可参考引用产品使用说明的信息。

　　［案例分析］只要厂商的程序符合要求，并被证明其程序适合其预期用途，SOP 就应该按照厂商要求制定。当厂家说明书符合要求，语言可被工作人员理解时，也可以使用厂家的说明书，但应受控。该不符合项证据不充分。

（黄宪章　何　敏　王丽娜　柯培锋）

参考文献

1. 庄俊华，黄宪章，翟培军. 医学实验室质量体系文件编写指南. 第 2 版. 北京：人民卫生出版社，2015.
2. 庄俊华，徐宁，陈茶，等. 医学实验室质量体系文件范例. 第 2 版. 北京：人民卫生出版社，2015.
3. 中国合格评定国家认可委员会. CNAS-CL36：医学实验室安全认可准则，2007.
4. 中国合格评定国家认可委员会. CNAS-CL02：（ISO 15189：2012，IDT）医学实验室质量和能力认可准则，2012.
5. 中国合格评定国家认可委员会. CNAS-CL02-A009：医学实验室质量和能力认可准则在分子诊断领域的应用说明，2018.
6. 中国合格评定国家认可委员会. CNAS-CL02-A003：医学实验室质量和能力认可准则在临床化学检验领域的应用说明，2018.
7. 中国合格评定国家认可委员会. CNAS-CL02-A010：医学实验室质量和能力认可准则在实验室信息系统的应用说明，2018.
8. 中国合格评定国家认可委员会. CNAS-GL008：实验室认可评审不符合项分级指南，2018.
9. 中华人民共和国国务院令（第 380 号）. 医疗废物管理条例，2003.
10. 中华人民共和国国务院令（第 424 号）. 病原微生物实验室生物安全管理条例，2018.
11. 中华人民共和国卫生部令（第 36 号）. 医疗卫生机构医疗废物管理办法，2003.
12. 中华人民共和国卫生部令（第 73 号）. 医疗机构临床实验室管理办法，2006.
13. 中华人民共和国卫生部（卫办医政发〔2010〕194 号）. 医疗机构临床基因扩增检验实验室管理办法，2010.
14. 中华人民共和国卫生部令（第 33 号）. 产前诊断技术管理办法，2003.
15. 国家卫生和计划生育委员会（国卫办妇幼发〔2016〕45 号）. 孕妇外周血胎儿游离 DNA 产前筛查与诊断技术规范，2016.
16. 国家卫生和计划生育委员会（国卫办医函〔2017〕1190 号）. 感染性疾病相关个体化医学分子检测技术指南，2017.
17. 国家卫生和计划生育委员会（国卫办医函〔2017〕1190 号）. 个体化医学检测微阵列基因芯片技术规范，2017.
18. 国家卫生和计划生育委员会（国卫医医护便函〔2015〕240 号）. 药物代谢酶和药物作用靶点基因检测技术指南（试行），2015.
19. 国家卫生和计划生育委员会（国卫医医护便函〔2015〕240 号）. 肿瘤个体化治疗检测技术指南（试行），2015.
20. 国家卫生和计划生育委员会医政医管局. 测序技术的个体化医学检测应用技术指南（试行），2015.
21. 国家卫生和计划生育委员会医政医管局. 遗传病相关个体化医学检测技术指南（试行），2015.
22. 尚红，王毓三，申子瑜. 全国临床检验操作规程. 4 版. 北京：人民卫生出版社，2015.
23. 李艳，李金明. 个体化医疗中的临床分子诊断. 北京：人民卫生出版社，2003.
24. 李金明. 高通量测序技术. 北京：科学出版社，2018.
25. 中国医师协会检验医师分会. 乙型病毒性肝炎检验诊断报告模式专家共识. 中华医学杂志，2017，97（18）：1363-1368.
26. 临床分子病理实验室二代基因测序检测专家共识编写组. 临床分子病理实验室二代基因测序检测专家共识. 中华病理学杂志，2017，46（3）：145-148.

27. 中国医师协会检验医师分会分子诊断专家委员会.临床基因检验诊断报告模式专家共识.中华医学杂志，2016，96（14）：1087–1090.

28. 续薇.医学实验室风险管理.中华检验医学杂志，2015，38（9）：589–591.

29. 夏良裕，程歆琦，刘茜，等.临床实验室生化免疫项目自动审核程序的建立与应用.中华医学杂志，2017，97（8）：616–621.

30. 黄辉，沈亦平，顾卫红，等.临床基因检测报告规范与基因检测行业共识探讨.中华医学遗传学杂志，2018（1）：1–8.

31. 戚庆炜.诊断性二代测序指南.协和医学杂志.2016，7（z1）：44–47.

32. CLSI.Quality Management for Molecular Genetic Testing：Approved Guideline.MM20–A，CLSIWayne，PA：CLSI，2012.

33. CLSI.Molecular Methods for Clinical Genetics and Oncology Testing；Approved Guideline.3rd ed.MM01–A3，CLSIWayne，PA：CLSI，2012.

34. CLSI.Molecular Diagnostic Methods for Infectious Diseases.MM03，CLSIWayne，PA：CLSI，2015.

35. CLSI.Nucleic Acid Sequencing Methods in Diagnostic Laboratory Medicine.2nd ed.MM09，CLSIWayne，PA：CLSI，2014.

36. CLSI.Quality Management System：Equipment；ApprovedGuideline.GMS13–A，CLSIWayne，PA：CLSI，2011.

37. Department of Health and Human Services，Centers for Medicare and Medicaid Services.Clinical laboratory improvement amendments of 1988；final rule.Fed Register.1993（Jan.19）：［42CFR493.1449］

38. Title 10–New York Codes，Rules and Regulations：Section 58–1.2–Laboratory director，2015.

39. New York State Department of Health Clinical Laboratory Standards of Practice：Human Resources Sustaining Standard of Practice 9（HR S9）：Continuing Education，2011.

40. CLSI.User protocol for evaluation of qualitative test performance；approved guideline.2nd ed.EP12–A2，CLSIWayne，PA：CLSI，2008.

41. Rabinovitch A.The College of American Pathologists laboratory accreditation program.Accreditation & Quality Assurance，2002，7（11）：473–476.

42. Abreu J T，Redondo R.Genotyping of infectious bursal disease virus strains by restriction fragment length polymorphism analysis of the VP1，VP2，and VP3 genes.Avian Diseases，2005，49（4）：500–506.

43. Gregg A R，Skotko B G，Benkendorf J L，et al.Noninvasive prenatal screening for fetal aneuploidy，2016 update：a position statement of the American College of Medical Genetics and Genomics.Genetics in Medicine，2016，18（10）：1056–1065.

44. Eileen M.Burd.Validation of Laboratory–Developed Molecular Assays for Infectious Diseases.Clin Microbiol Rev，2010，23（3）：550–576.

45. Lawrence J.Jennings，Maria E.Arcila，Christopher Corless et.Guidelines for Validation of Next–Generation SequencingeBased Oncology Panels.J Mol Diagn.，2017，19（3）：341–365.